# REVUE
# TRAVAIL-SANTÉ-SOCIÉTÉS
(RETSSO)

*École Nationale des Travailleurs Sociaux Spécialisés*

# REVUE
# TRAVAIL-SANTÉ-SOCIÉTÉS
## (RETSSO)

**N° 1**
**2ème semestre 2021**

**Directeur de publication**

**Dr Amadou NDOYE,**

*Directeur de l'ENTSS*

L'Harmattan Sénégal

10 VDN, Sicap Amitié 3, Lotissement Cité Police, DAKAR
senharmattan@gmail.com
senlibrairie@gmail.com
ISBN : 978-2-343-24159-3
EAN : 9782343241593

**ÉCOLE NATIONALE DES TRAVAILLEURS SOCIAUX SPÉCIALISÉS**
**(ENTSS)**
**Adresse :** Rue de Saint-Louis X Avenue Cheikh Anta Diop,
Point E Dakar,
BP 5057 Dakar Fann
**Téléphone :** (0021) 33 824 99 60
**Mail : entss@orange.sn - Site Web :** www.entss.sn

- Pr Alassane KANTE, Doyen de la Faculté des Sciences Juridiques et Politiques de l'Université Cheikh Anta Diop de Dakar
- Pr Jean Michel KLINGER, Président de l'École supérieure de Praxis sociale de Mulhouse.
- Dr. Ibrahima Lo, Directeur du Livre et de la Lecture.
- Dr Paul MAYOKA, Responsable développement international, Coordonnateur du Projet Erasmus+, IFRASS de Toulouse
- Madame Chantal MAZAEFF, Directrice générale de l'École supérieure de Praxis sociale de Mulhouse.
- Monsieur Moustapha MBODJ, Expert-consultant en analyse des politiques, ancien Directeur de l'ENTSS, Expert en Travail social
- Dr Amadou NDOYE, Directeur de l'ENTSS.
- Madame Awa Fall NIANG, Directrice de la Cellule interne d'Assurance Qualité du Rectorat de l'Université Cheikh Anta Diop de Dakar
- Monsieur Michael Robert, Responsable des relations internationales, Haute École Libre de Bruxelles Ilya Prigogine.
- Pr Abdoulaye SAMB, Doyen de la Faculté de Médecine, de Pharmacie et d'Odontologie-Stomatologie de l'Université Cheikh Anta Diop de Dakar
- Dr Samba Cor SARR, Chef de Division de la Recherche du Ministère de la Santé et de l'Action sociale.
- Pr Papa Massène SÈNE, Expert en Culture.
- Pr Mamadou SIDIBÉ, Doyen de la Faculté des Sciences et Techniques de l'Université Cheikh Anta Diop de Dakar.
- Monsieur Abdoulaye THIAM, Ancien Directeur de l'ENTSS.

# Sommaire

# Sigles et abréviations

**AFD** : Agence française de Développement
**AFEMS :** Association des Femmes Médecins du Sénégal
**AFS** : Association française de Sociologie
**AIETS :** Association Internationale des Écoles de Travail social
**AGSAV** : Analyse globale de la Sécurité alimentaire et de Vulnérabilité
**ANSD :** Agence nationale de la Statistique et de la Démographie
**ANSS :** Agence nationale de Sécurité sanitaire de la Guinée
**ASC :** Association sportive et culturelle
**ATSS :** Association des Travailleurs sociaux du Sénégal
**BAREF :** Bonnes Actions rapides et faisables
**BEAC :** Banque des États de l'Afrique Centrale
**CCC :** Communication pour un Changement de Comportement
**CDGE :** Comités départementaux de Gestion des Épidémies
**CEA :** Commission économique de l'Afrique
**CEDEAO :** Communauté des États De l'Afrique de l'Ouest
**CEFEB** : Centre d'Études économiques, financières et bancaires
**CEMAC :** Communauté économique et monétaire de l'Afrique Centrale
**CGCT :** Code général des Collectivités territoriales
**CHU :** Centre hospitalier universitaire
**CMU :** Couverture Maladie universelle
**CNGE** : Comité national de Gestion des Épidémies
**CNSA :** Conseil National de Sécurité alimentaire

**CNSEE :** Centre National de la Statistique et des Études économiques (Congo)
**CNUCED :** Conférence des Nations unies sur le Commerce et le Développement
**COSAS :** Coalition pour la Santé et l'Action sociale
**COUS** : Centre des Opérations d'Urgence sanitaire
**COVID-19** : Corona Virus Disease 2019
**CPRS** : Centre de Promotion et de Réinsertion sociale
**CPRS :** Centre de Promotion et de Réinsertion sociale
**CRDI :** Centre de Recherche pour le Développement international
**CRGE :** Comités régionaux de Gestion des Épidémies
**CRPSV :** Comité régional de Pilotage, de Supervision et de Validation
**CRS :** Centres de Réadaptation sociale
**CSU :** Couverture sanitaire universelle
**CTE :** Centre de Traitement des Épidémies
**D.E.A :** Diplôme d'Études approfondies
**D.S.T.S :** Diplôme supérieur en Travail social
**DAS :** Direction de l'Action sociale
**DESS** : Diplôme d'Études supérieures spécialisées
**DGAS :** Direction générale de l'Action sociale
**DMC :** Dakar Médical City
**DPEE :** Direction de la Prévision et des Études économiques
**DPRS :** Direction de la Planification, de la Recherche et des Statistiques
**DS :** Districts sanitaires
**DSRP :** Documents de Stratégie pour la Réduction de la Pauvreté
**DSTS** : Diplôme supérieur en Travail social
**EBAD :** École de Bibliothécaires, Archivistes et Documentalistes
**ENAES :** École nationale des Assistants et Éducateurs sociaux
**ENTSS :** École nationale des Travailleurs sociaux spécialisés
**ENTSS** : École nationale des Travailleurs sociaux spécialisés
**EPS :** Établissements publics de Santé
**FAD :** Fonds africain pour le Développement
**FAO :** Organisation des Nations unies pour l'Alimentation et l'agriculture
**FITS :** Fédération internationale des Travailleurs sociaux
**FMI :** Fonds Monétaire International
**FMPOS** : Faculté de Médecine, de Pharmacie et d'Odontologie
**FONSIS :** Fonds souverain d'Investissements stratégiques
**GAR :** Gestion axée sur les Résultats

**GHS:** Global Health Security

**GICAM :** Groupement Inter-Patronat du Cameroun

**GIE :** Groupement d'Intérêt économique

**GP** : Gestion de Projet

**IDE :** Investissements directs étrangers

**IDH :** Indice de Développement humain

**IGA :** Indice général de l'Activité

**INS :** Institut national de la Statistique (République du Congo)

**IRESSEF :** Institut de Recherche en Santé, de Surveillance épidémiologique et de Formations

**ITA** : Ingénieur des Travaux d'Aménagement du territoire

**ITR** : Institutions techniques de Recherche

**MEFP :** Ministère de l'Économie des Finances et du Plan

**MEPC :** Ministère de l'Économie du Plan et de la Coopération

**MITTD :** Ministère des Infrastructures des Transports terrestres et du Désenclavement

**MOPP** : Maîtrises d'Ouvrages publics et privés

**MSAS :** Ministère de la Santé et de l'Action sociale

**MTTA :** Ministère du Tourisme et des Transports aériens

**OCB :** Organisations communautaires de Base

**OCDE :** Organisation de Coopération et de Développement économiques

**OCHA/BCAH :** Bureau de la Coordination des Affaires humanitaires

**ODD :** Objectifs de Développement durable

**OIT :** Organisation internationale du Travail

**OMC :** Organisation mondiale du Commerce

**OMS :** Organisation mondiale de la Santé

**ONG :** Organisation non gouvernementale

**ONU :** Nations unies

**OPEP :** Organisation des Pays exportateurs de Pétrole

**PAALAE :** Association Panafricaine pour l'Alphabétisation et l'Éducation des Adultes

**PAM :** Programme alimentaire mondial

**PATS:** Personnel administratif, technique et de service

**PNDS:** Plan national de Développement sanitaire

**PNUD :** Programme des Nations unies pour le Développement

**PRES :** Programme de Résilience économique et social

**PRES :** Programme de Résilience économique et social

**PSE :** Plan Sénégal Émergent

**PTF** : Partenaire technique et financier

**PTF** : Partenaires techniques et financiers

**PUARC :** Programme d'Urgence d'Appui à la Riposte COVID-19

**QG :** Quartier général

**RCA :** République Centrafricaine

**RDC :** République Démocratique du Congo

**RGE :** Recensement général des Entreprises

**RM :** Régions médicales

**RSI :** Règlement sanitaire international

**SARS :** Syndrome respiratoire aigu sévère

**SDAS :** Service départemental de l'Action sociale

**SIDA :** Syndrome d'Immunodéficience acquise

**SNEIPS :** Service national de l'Éducation et de l'Information Pour la Santé

**SRAS :** Service régional de l'Action sociale

**TS** : Travailleur social

**UCAD :** Université Cheikh Anta Diop

**UEMOA :** Union économique et monétaire ouest-africaines

**UNESCO** : Organisation des Nations unies pour l'Éducation, la Science et la Culture

**UGB** : Université Gaston Berger de Saint-Louis du Sénégal

**UNICEF :** Fonds des Nations unies pour l'Enfance

**UNICONGO :** Union patronale et interprofessionnelle du Congo

**USA :** États-Unis

**VIH :** Virus de l'Immunodéficience humaine

**VRS :** Village de Reclassement social

# Préface

*Voilà une Revue scientifique comme on pouvait l'espérer. La première livraison est centrée sur la COVID-19 et sur la propagation de cette maladie. Elle s'installe au cœur des questions brûlantes, encore urgentes pour tout un chacun, tout en gardant la tête froide, en prenant du recul, informant, sensibilisant, enseignant, questionnant et formant. Au-delà de l'état des lieux et du bilan critique, elle propose des perspectives inédites, voire quelques suggestions et/ou recommandations pertinentes. Elle nous donne à réfléchir sur des chemins ouverts.*

*En décidant de publier cette Revue, l'École nationale des Travailleurs sociaux spécialisés (ENTSS) s'est lancée dans un pari ambitieux. Ce pari, elle est en train de le réussir. En effet, elle s'est attelée à nous faire comprendre et à établir une situation générale de référence scientifique, axée sur la pandémie de COVID-19 et de ses déterminants environnemental, culturel, sanitaire et socio-économique. Ce potentiel scientifique a très tôt bénéficié de l'appui et de l'engagement de professeurs d'universités, travailleurs sociaux, sociologues, psychologues, psychosociologues, économistes, médecins, etc. Cette démarche scientifique pluridisciplinaire, dynamique et itérative a permis une mise en commun de ressources individuelles et collectives.*

*L'élaboration de cette Revue a capitalisé des expériences de bonnes pratiques, de mise en œuvre et d'analyse empiriques sur des thématiques corolaires à la pandémie de COVID-19, dans le monde et au Sénégal en particulier, depuis son apparition en mars 2020. Ses objectifs sont d'écrire, d'analyser pour comprendre les implications profondes des bouleversements provoqués par la crise sanitaire mondiale sur le vécu quotidien des populations et de notre système de santé. La publication de cette Revue peut aider à établir un tableau diagnostic global de référence, assorti des dimensions suivantes : sociales, économiques, sanitaires, culturelles, psychologiques, politiques et géopolitiques.*

*Cette Revue est une œuvre scientifique qui peut servir de référence aux acteurs de la santé, des sphères décisionnelles, des programmes et projets de développements, des secteurs éducatif, environnemental et socio-économique. En outre, elle ouvre des portes intéressantes en matière de gestion et d'évaluation des politiques publiques.*

*On peut espérer que cette livraison accompagne les espoirs d'un dépassement des contraintes économiques, sociales et environnementales actuelles causées par la pandémie de COVID-19.*

*Je voulais exprimer, au nom de son Excellence Monsieur Macky Sall, Président de la République du Sénégal, et de son gouvernement, mes remerciements aux membres du Comité scientifique de la Revue, à la Direction de l'ENTSS et à tous les auteurs dont les articles ont permis la réalisation de cette importante œuvre. Je leur exprime toute ma reconnaissance pour avoir mis à la disposition du Ministère de la Santé et de l'Action sociale cet outil lumineux et efficace.*

*Je lance un appel, suite à la publication de ce premier numéro et des échanges qu'il va susciter, qu'un puissant mouvement de réflexion voit le jour afin de renforcer notre autonomie stratégique en matière de santé publique et de travail social.*

Le Ministre

Abdoulaye Diouf SARR

**Monsieur Abdoulaye Diouf SARR**
**Ministre de la Santé et de l'Action sociale**

# 1

# La place du travailleur social dans le développement local en contexte de pandémie : la COVID-19, au Sénégal, entre adaptations et ruptures

Monsieur Oumar El Foutiyou BA[1]

## Introduction

Le développement est un concept très large qui est bien souvent référé aux desiderata des uns et des autres. Aussi n'est-il pas étonnant de retrouver plusieurs acceptions de cette notion restituée avec des qualificatifs véhiculant la compréhension ou l'idéologie du locuteur. Ainsi se comprend-il que certains parlent de développement économique, pendant que d'autres s'étendent sur le développement durable alors que d'autres encore privilégient le développement local. D'ailleurs, on peut se demander si ces différentes conceptions ne se

[1] **Monsieur Oumar El Foutiyou BA** est un Haut Fonctionnaire et un Écrivain ayant publié une quinzaine d'ouvrages. Titulaire de 3èmes cycles en Économie, Gestion de Projet et Social, il a occupé des fonctions de Secrétaire général de Ministère, de Conseiller technique et de Directeur.

complètent pas, voire ne sont pas consubstantielles, tant les approches du développement sont aujourd'hui caractérisées par une interpénétration des domaines d'action et une transversalité des interventions.

Naturellement, lorsque les questions de développement sont évoquées dans le cadre d'une réflexion, le champ couvert et les préoccupations s'y rapportant supposent l'existence de dynamiques humaines. Celles-ci, comme il est convenu, ne sauraient occulter l'expertise du Travailleur social (TS), objet de la présente production scientifique qui intervient dans un contexte de pandémie mondiale.

Pour bien apprécier la place de l'intervenant social dans le développement local, il est nécessaire de définir les contours de ce concept central de développement local, de cerner les frontières de l'habilitation du TS dans le développement local, de déterminer dans quelle mesure l'intervention sociale peut contribuer au développement local avant de terminer par quelques perspectives.

L'analyse n'a pas pour objectif de se centrer sur la Coronavirus Disease 2019 (COVID-19), mais la considérer comme une préoccupation adverse du développement et dont la prise en compte sera le fil rouge de cette communication.

## I. Quelques approches du concept de développement local

Selon SAVEY Suzanne de l'Université de Montpellier III, le développement local serait la valorisation de l'espace d'une société territoriale, à travers une démarche consensuelle. Quant à PRÉVOST Paul, (in Cahiers de recherche de l'Institut de recherche et d'enseignement pour les coopératives de l'Université de Sherbrooke), il considère le développement local comme une manière de tirer avantage de ses possibilités pour façonner sa réalité.

On peut multiplier à l'infini les conceptions puisque le développement local est approché au travers d'une foultitude de définitions. Ce qui demeure constant, cependant, c'est le fait que celles-ci fassent entrer en ligne de compte soit des aspects techniques soit des aspects politiques, si l'on s'en rapporte à certains travaux de l'Agence française de Développement (AFD) repris par le Centre d'Études économiques, financières et bancaires (CEFEB).

L'approche technique réfère le développement local à un processus consensuel visant le développement global en rapport avec les besoins des acteurs à la base alors que l'approche politique est référée à une volonté émise par des décideurs d'enclencher des dynamiques locales afin d'arriver à un développement global d'un territoire. En auscultant, au plus près, ces définitions, on voit bien que toutes les deux approches mettent en jeu des *processus*, des *acteurs*, un *territoire* et un *projet*.

Le *territoire* est un espace au sens sociologique du terme dans lequel les *acteurs*, populations notamment, se reconnaissent. Le *processus* est un continuum de négociations d'acteurs à partir duquel sont générés les axes de politique publique. Enfin, le *projet* est la traduction d'une vision consensuelle des acteurs locaux dans un espace donné que constitue le *territoire*. PRÉVOST ne dit pas autre chose quand il énonce que des lignes de force, partagées en grande partie par de nombreux auteurs (GREFFE, 1984 ; GOUTTEBEL, 2001 ; PECQUEUR, 1989 ; TREMBLAY, 1994 ; VACHON, 1993) sur le sujet, sont apparues.

Ces lignes de force sont :

- ✓ Il n'y a pas de modèle unique de développement local ;
- ✓ Le développement local comporte une dimension territoriale ;
- ✓ Le développement local s'appuie sur une force endogène ;
- ✓ Le développement local fait appel à une volonté de concertation et à la mise en place de mécanismes de partenariat et de réseaux ;
- ✓ Le développement local intègre des dimensions sociales et économiques.

Il apparaît, au regard de ces éléments, que le concept de développement local est multiforme et renferme plusieurs dimensions incluant, notamment, le contexte actuel de crise induite par l'avènement de la COVID. Toujours est-il que l'approche du développement local implique, *de facto*, une stratégie participative et une responsabilisation des citoyens envers la collectivité.

Au regard de ces clarifications conceptuelles, il paraît justifié de se demander si, après tout, le TS n'est pas l'animateur naturel du développement local !

## II. Étendue du champ social couvert dans le cadre du développement local

Au Sénégal, la gestion du développement local s'exerce dans le cadre de la décentralisation, celle-ci étant ici comprise comme une politique visant à ramener l'État au niveau du citoyen à travers des Collectivités territoriales aux compétences propres dont les instances se caractérisent par leur souplesse, leur accessibilité et leur proximité. Cette politique, initiée bien avant les indépendances, a connu un approfondissement depuis 1996, année qui a consacré le transfert de la gestion de 9 domaines de compétences, dont le secteur de l'Action sociale, aux Collectivités territoriales, qui rejoint les compétences générales jusque-là exercées par ces institutions.

L'examen des derniers textes juridiques en date sur la décentralisation (Codes de 1996 et 2013) laisse apparaître que la gestion du social se résume à des dispositions inscrites dans les budgets des Collectivités territoriales et relatives (i) à l'encadrement des cibles à travers une perspective unilatéraliste de courte vue au niveau des Centres de Promotion et de Réinsertion sociale (CPRS) et (ii) à la prise en charge des effets des calamités et/ou de certains groupes sociaux considérés comme vulnérables.

Ces Collectivités étant le cadre de déclinaison des politiques publiques définies au niveau central, il est, dès lors, possible de considérer, par extension, que les servitudes auxquelles elles sont assujetties s'étendent également à la protection des mineurs. Évidemment, d'autres aspects peuvent être évoqués puisqu'il existe une tradition notoire d'intervention des professionnels du Social dans l'Éducation (dans le moyen et dans le secondaire) et dans la Santé (dans les structures de soins) même si les approches sont de nature différenciée au niveau de ces deux secteurs[2].

[2] Au niveau scolaire, les Travailleurs sociaux s'évertuent à identifier les influences négatives (familiaux, économiques, persécutions de pairs…) pouvant impacter les enfants dans leurs résultats scolaires en vue d'y apporter remédiation alors qu'au niveau de la Santé, ce qui est surtout en jeu relève de la prise en charge des malades en proie à la vulnérabilité.

Toujours est-il que le territoire local s'avère constituer un espace de décisions où les compétences du TS peuvent être solidement éprouvées puisque le champ d'intervention reste large aussi bien du point de vue du commerce juridique que du point de vue des matières devant être prises en charge. Ces aspects se révèlent encore plus prégnants dans un contexte de pandémie avec une crise aux multiples conséquences générée par un phénomène inédit qui a fortement déteint sur la vie des populations.

## III. Posture/adaptation du TS dans le contexte de développement local

En tant que facilitateurs des transactions sociales, les TS, eu égard à leur action sur les communautés, les groupes et les individus, constituent des leviers de changement importants dans le développement d'une nation, d'une collectivité, d'un territoire donné. C'est à ce titre qu'ils sont amenés à adopter certaines postures dans le cadre de la gestion du développement local, particulièrement en cette période où sévit la COVID. L'impact transversal de la crise sur diverses couches de la population et aussi sur les dynamiques de développement (référées à la santé, à l'économique, à l'organisation sociétale…) appelle, en effet, des adaptations.

On en citera trois parmi tant d'autres :

### 1. Première posture : celle d'acteur de planification locale

Toute politique, programme ou projet d'obédience sociale doit associer le Travailleur social (TS) aux stades de la formulation, de la mise en œuvre et de l'évaluation. Il ne devrait pas en être autrement au regard de l'énorme retard de développement enregistré par les Pays en Développement, en particulier le Sénégal, durant les années d'ajustement. Ce retard a fini de convaincre les décideurs étatiques et les institutions de Bretton Woods (Banque mondiale et Fonds monétaire international) de la réalité de la filiation du Social au progrès global d'une nation. Il est, en effet, admis que si le développement se veut durable, il doit d'abord être humain, d'où le concept d'équité sociale forgé par les écologistes.

C'est pourquoi il est raisonnablement permis de s'interroger sur les chances de succès des nombreuses initiatives[3] lancées par les Pouvoirs publics en faveur du Social depuis plus d'une dizaine d'années, en particulier dans le cadre du Plan de développement du pays, en l'absence d'une valorisation des praticiens sociaux[4] dont il y a lieu de craindre un certain relâchement, à force d'avoir été marginalisés ou supplantés par d'autres acteurs[5] s'arrogeant leurs légitimes prérogatives.

Mais il ne s'agit pas que du Plan, car le référentiel de politiques publiques laisse entrevoir d'autres instruments de gestion du développement qui suscitent au moins autant de questionnements en ce sens qu'ils relèvent d'initiatives et d'ancrages locaux. En effet, les plans stratégiques, opérationnels et/ou sectoriels de collectivités territoriales gagneraient en texture et en qualité pour peu que, dans leur approche, ils accordent une place plus importance à la dimension sociale et aux intervenants sociaux dont l'expertise serait intégrée de manière plus affirmée dans les démarches et contenus de développement.

Les intervenants sociaux en général, et ceux relevant de l'Administration en particulier (Développement communautaire, Action sociale, Centre de Promotion et de Réinsertion sociale, Action éducative en milieu Ouvert…), devraient donc peser de toute leur force afin qu'une vision renouvelée des approches de développement local mettant le social au centre des préoccupations des décideurs soit instaurée. Les autres acteurs (Associations, Organisations non gouvernementales…) seraient dès lors plus enclins à y contribuer.

---

[3] Mise en place d'une Délégation à la Protection sociale et de la Solidarité nationale avec un programme de bourses familiales, adoption de la Couverture maladie universelle, avancées institutionnelles sur le champ social…

[4] L'abattement salarial, subi depuis 2003, fait des diplômés du social des parents pauvres du pays puisqu'une erreur subsistant dans leur statut, datant de 2012, les prive d'indemnités conséquentes auxquelles leur donnent droit les attributions clairement listées dans le décret régissant leur cadre, et ce, en dépit des instructions de deux Chefs d'État

[5] Nommés paradoxalement à l'effet de gérer le secteur social ou les projets requérant une expertise dans le social

## 2. Deuxième posture : celle de catalyseur/organisateur du développement

Cette position est intéressante en soi pour les intervenants sociaux indépendants (des structures extérieures à l'Administration ou TS agissant en tant qu'individus). Le contexte de pauvreté et de fragilité[6] qui sévit, dans un pays tel que le nôtre, aurait dû favoriser l'émergence d'associations fortes, disposant d'une légitimité locale, s'investissant dans la résolution des difficultés que les communautés, groupes ou individus vivent au quotidien.

Force est de constater que ce qui aurait dû constituer un atout ne l'est pas encore. Une des explications réside dans le fait que beaucoup d'intervenants sociaux, au lieu de s'orienter vers une prise en charge plus active des problèmes sociaux, en mettant en avant leurs compétences spécifiques, se réfugient plutôt dans une passivité qui les confine aux fonctions subalternes.

Autrement, on aurait recensé d'innombrables associations et individualités bienfaisantes enfourchant le credo porteur de l'action sociale, une voie dans laquelle nous en appelons les futurs sortants des écoles s'investissant dans le champ social. L'histoire récente a montré que Barack OBAMA a délaissé une belle et riche carrière de financier pour embrasser celle noble et risquée d'intervenant social dans les quartiers difficiles de Chicago. Ce fait suffit pourtant à susciter des vocations. Il convient donc de se demander ce qui empêche, par exemple, les sortants de l'École nationale des Travailleurs sociaux spécialisés (ENTSS), si imbus d'organisation communautaire, de techniques de résolution de problèmes, de modèles d'intervention en milieu délinquant, de modèle d'interaction mutuelle… de s'investir en faveur des populations au niveau local !

Une telle posture ne forcerait-elle pas l'admiration et ne conduirait-elle pas l'État, les Partenaires techniques et financiers (PTF) et les Institutions techniques de Recherche (ITR) à mieux considérer l'expertise sociale, à financer le développement social, voire à l'inscrire dans leurs priorités ! D'ailleurs, il n'est même pas exclu que les populations, tout démunies qu'elles soient, rétribuent les services des

---

[6] Depuis les indépendances, les crises se succèdent aux crises (pétrole, dette, détérioration des termes de l'échange, ajustement structurel et, aujourd'hui, pandémie de la COVID…)

intervenants sociaux qui les aideraient à s'organiser et à solutionner leurs difficultés partagées (gestion des enfants, multiples besoins de développement…).

À ce sujet, l'expérience des comités de santé a fini de montrer à quel point les citoyens, usagers contribuables du Service public, sont prêts à rémunérer la disponibilité de services de qualité.

### 3. Troisième posture : celle d'interface entre pouvoir local et communautés, groupes et individus.

Dans cette mise en situation, le TS constitue un vecteur de bonne gouvernance. C'est une position hybride, intéressante en soi, qu'il peut enfourcher en étant dans ou en dehors du système de prise en charge des politiques publiques. Il peut bénéficier d'appuis multiformes, de la part des PTF, dans cette vocation naturelle qui est la sienne, conforté en cela par certaines théories des institutions de Bretton Woods qui ont fini de se rendre à Canossa en admettant la supériorité de l'approche institutionnelle du développement (privilégiant la gouvernance) sur celle assise uniquement sur l'existence de ressources naturelles.

En tant qu'agent œuvrant dans une dynamique de changement social axée sur la durée, le TS doit s'évertuer à conscientiser les communautés, groupes et individus sur leurs droits, remplir le rôle d'éveilleur de conscience et dessiller les yeux de ceux qui, nombreux, demeurent ignorants des principes juridiques régissant leur vie et qui, en réalité, renvoient au concept de gouvernance. Dans cette perspective, l'objectif ultime que doit viser le TS dans son rôle d'agent de changement serait d'agir sur les mentalités afin d'orienter les cibles vers une attitude de sentinelle soucieuse de la transparence et de la reddition des comptes, variables si chères aux promoteurs de la bonne gouvernance.

Comme illustration, on peut citer les expériences de budget participatif, dans et en dehors[7] du Sénégal, qui permettent d'influer positivement sur la programmation de l'agenda des politiques locales et pourraient donner l'occasion au TS de s'inscrire dans l'histoire en démontrant son utilité à la communauté.

---

[7] L'expérience de Porto Alegre est devenue célèbre et a inspiré de nombreuses autres villes dans le monde

# Conclusion et perspectives

Il convient de retenir, au regard de l'importance et de la transversalité de la fonction sociale, que le TS est soumis à l'exigence d'être plus proactif, voire plus agressif, en déployant ses ailes et en se muant en agent de développement *stricto sensu*, sans restriction aucune. Aussi devrait-il, plus généralement, se positionner sur trois piliers essentiels du management des structures de l'État pour être à même d'agir, en temps opportun, sur les leviers essentiels, en particulier dans des contextes tels que celui de la COVID.

En l'occurrence, on peut citer parmi tant de leviers :

*a. Les espaces de décision*, notamment des stations où sa contribution apporte une meilleure orientation des politiques, programmes et projets de développement.

*b. Les modes de prise de décision* spécifiques à l'intervention sociale axés sur des cadres favorisant le dialogue social et le consensus. Sous ce rapport, il serait bienvenu de ressusciter l'esprit de nos arbres à palabres d'antan dans les instances modernes du type-conseil, comité, commission et autres.

Les TS, médiateurs, pourraient intervenir dans les espaces d'apaisement des contestations et susciter des initiatives fortes du type des *Grenelles* en France.

*c. Des contenus de décision* portant sur les enjeux de l'heure tels la politique de développement économique et social[8], la lutte contre la pauvreté, les études prospectives et d'autres secteurs ou préoccupations qui structurent la vie de la nation.

En termes de perspectives, il convient de relever, dans l'optique de faire du TS un acteur incontournable du développement local, l'exigence, pour eux, de s'appuyer d'abord sur l'institution qui les habilite puisque cela est connu, le système client emporte également l'environnement.

Une institution comme l'ENTSS pourrait soumettre à l'épreuve de nos réalités africaines certaines théories occidentales à travers les

---

[8] En particulier dans le contexte actuel de crise COVID où les besoins en matière de prise en charge et de promotion économique, mais aussi dans le domaine de l'accompagnement psychologique, devraient être énormes

contributions des étudiants et professeurs. Dans cette perspective, les thématiques et programmes de recherche pourraient être identifiés, ce qui permettrait à l'école de se connecter aux plus hautes institutions et de développer des partenariats tous azimuts, notamment avec les Collectivités territoriales, actrices incontournables du développement local.

Un autre élément de perspective serait de revoir les méthodes d'enseignement afin de mieux utiliser les compétences des professionnels de l'école, mais aussi d'encourager le savoir-faire et la créativité à travers l'acquisition de méthodes de travail plutôt que de favoriser des schémas de restitutions éculés. Il ne faut jamais perdre de vue que, dans le contexte professionnel, ce qui compte d'abord, c'est le savoir-faire.

Enfin, par rapport aux curricula, il faudra impérativement s'ouvrir par rapport aux réalités ambiantes telles que la planification du développement, la Gestion axée sur les Résultats (GAR) ou les dynamiques nouvelles de l'économie environnementale qui constituent, entre autres, des domaines salutaires à plus d'un titre, à l'effet d'enrichir les modes d'intervention des professionnels du social, car il y a lieu de le souligner, toutes ces dynamiques sont et resteront au cœur du référentiel des politiques sociales.

Nanti de tels atouts, il n'y a nul doute que le TS sera mieux préparé à affronter les challenges auxquels il devrait faire face, fût-ce en période de crise COVID !

# Ressources bibliographiques et Web


Code des Collectivités locales de 1996

Code des Collectivités territoriales de 2013

Décret 2012 – 1322 du 16 novembre 2012 portant statut particulier des fonctionnaires du travail social

TOUYA, Jean Claude, *Documents de Cours du Centre d'Études économiques, financières et bancaires*, année scolaire 2007-2008

http://www.cdecdequebec.qc.ca/pdf/diner/paulprevost2.pdf (France) (dernière consultation en décembre 2013)

http://ressources.ciheam.org/om/pdf/c03/CI940555.pdf (dernière consultation en 2013)

2

# Rôle du travailleur social face à la pandémie de COVID-19 au Sénégal : entre adaptation et ruptures, les leçons apprises

Docteur Arame Top SÈNE[1]

Les pratiques du travail social sont intimement liées à l'existence de politiques sociales qui constituent la base ou le support des travailleurs sociaux[2]. Au Sénégal, les politiques sociales sont inscrites au cœur des différents documents de référence et de politiques publiques. Les politiques sociales définies depuis 2012 sont inscrites dans le Plan Sénégal Émergent qui constitue le socle des différentes interventions et de politiques publiques.

La Direction de l'Action sociale, érigée en Direction générale, a entre autres charges la promotion et la protection des groupes vulnérables : personnes âgées, indigentes, handicapées, enfances

---

[1] **Dr Arame Top SENE,** Sociologue, Directrice générale de l'Action sociale au Ministère de la Santé et de l'Action sociale.

[2] Le travail social : Théories, méthodologies et pratiques, sous la direction de Elizabet Harper et Henri Dorvil, Presses Universitaires du Québec, Août 2013.

déshéritées, etc. La politique nationale d'action sociale ou de protection mise en œuvre par la Direction générale est exécutée au niveau central et déconcentré par les travailleurs sociaux sortis de l'École nationale des Travailleurs sociaux spécialisés ENTSS.

Pour rappel, le Sénégal a notifié un premier cas importé de COVID-19 le 2 mars 2020. Depuis, tous les services de l'État, plus particulièrement ceux du Ministère de la Santé et de l'Action sociale, sont mobilisés pour la riposte contre cette pandémie. Dès le début, le sous-secteur de l'Action sociale s'est positionné comme partie prenante dans la riposte contre la COVID-19 par le fait qu'au-delà des aspects purement sanitaires, l'essentiel des mécanismes de riposte reposait essentiellement sur les interventions sociales et comportementales et sur le soutien psychologique.

La définition de cette stratégie a mis les travailleurs au cœur de leur métier pour relever au moins **trois défis** :

- le défi de la prise en charge des victimes à travers une conception, une coordination de la riposte par une approche multisectorielle face à la COVID-19 ;
- le défi de la mise en cohérence des interventions et d'assurer l'optimisation des ressources, par l'élaboration d'un système de financement adéquat, innovant et durable en collaboration avec les partenaires ;
- le défi du respect des règles de protection sociale et du caractère privé de la vie des personnes, familles et groupes impactés par la COVID-19 à travers la prise en charge de leurs préoccupations et plaintes, lorsque leur intégrité physique et morale a été bafouée.

Dans la matérialité, cela s'est traduit par l'intégration du sous-secteur de l'Action sociale au Comité national de Gestion des Épidémies (CNGE) et la mise en place de deux comités :

- Un comité externe de suivi de la multisectorialité et du financement de la riposte avec les Partenaires,
- Un comité interne de suivi des interventions de la Direction générale de l'Action sociale DGAS et Partenaires.

Le premier a permis de traiter d'un cadre harmonisé de financement de la riposte avec tous les autres secteurs, tandis que le second fédère et capitalise toutes les actions menées en interne, en collaboration avec les partenaires, dont les plans d'action ont intégré celui de la DGAS.

Pour vaincre cette pandémie, l'action sur le terrain a montré qu'il fallait pouvoir **s'adapter et, au besoin, opérer des ruptures.** Mais s'adapter dans ce contexte, c'est se remettre en cause, c'est remettre en cause les bases même de notre socialisation, les bases de la quotidienneté de notre vie : socialiser sans se serrer la main, sans se rendre visite, sans organiser nos fêtes et cérémonies, s'éviter au maximum et au besoin garder nos distances les uns des autres. C'est un état d'esprit difficile, incompréhensible pour nous, Sénégalais, terre de Téranga et peuple négro-africain, imbu des valeurs traditionnelles, coutumières et arabo- musulmanes.

Mais c'est le prix à payer. Cette adaptation, c'est aussi une rupture, une rupture dans la manière de penser, de sentir et d'agir. Rupture de la pensée du sens commun (déni de la maladie), rupture dans la croyance d'un peuple élu par les dieux (il ne nous arrivera rien), mais surtout rupture dans la croyance des théories du complot qui laissent penser que tout ceci n'est qu'une simple machination, orchestrée par l'Occident, pour anéantir les Africains.

La pandémie de COVID-19 a permis de mesurer, à sa juste valeur, le rôle du secteur de l'Acton sociale, à travers notamment l'intervention sur le terrain des services sociaux spécialisés, mais surtout sur **le rôle des travailleurs sociaux spécialisés** qui constituent pour l'essentiel les effectifs de la Direction générale de l'Action sociale. Leur rôle a été surtout, de promouvoir, dans le contexte de la COVID-19, le changement de comportement des communautés face à cet ennemi invisible, dans un contexte de relations humaines rudement éprouvé. Dans cette pandémie, leur rôle a été d'évaluer la situation sociale et sanitaire en vue de mobiliser les communautés par des activités d'information et de sensibilisation, d'analyse des milieux, d'orientation et de conscientisation aussi bien des personnes malades que des familles impactées par la crise.

C'est pourquoi, à la place de la Croix-Rouge, on aurait recommandé la présence, dans les lieux de confinement, des travailleurs sociaux spécialisés, plus outillés, mieux formés pour effectuer le travail d'approche communautaire que la société attend d'eux. Ce sont eux les professionnels des relations sociales, les plus sensibles envers les groupes vulnérables, mais surtout envers les personnes confinées, qui ont tendance à développer des états de stress extrêmement angoissants et nécessitant l'appui et l'apport d'un professionnel formé à cet effet. Les travailleurs sociaux peuvent déployer une approche psychosociale rapidement pour les personnes malades et les personnes-contacts en situation de confinement, en mettant l'accent sur la vulnérabilité et la fragilité des groupes spécifiques, comme les personnes handicapées, les personnes âgées, les personnes fragilisées par d'autres pathologies, ainsi que les enfants et les adolescents.

La pandémie de COVID-19 a montré surtout le rôle transversal du travailleur social, obligé de planifier et d'intervenir sur plusieurs fronts et sur plusieurs théâtres d'opérations, avec une connaissance avérée des services de l'État à saisir, à l'occasion, les personnes à contacter, pour le référencement et les urgences à signaler rapidement, pour une prise en charge adéquate des impactés de la COVID-19.

Pour combattre la pandémie de COVID-19 avec succès, le travailleur social spécialisé doit être au premier plan, en faisant appel aux stratégies de changement du marketing social. À ce niveau, il faut surtout permettre à la population de changer de perception, de paradigmes, changer les manières de penser, de sentir et d'agir, en faisant de la maladie de la COVID-19, un problème « médico-sanitaire », mais plus un problème social, afin qu'il soit senti par tous. Le ressenti par toutes les couches de la population entraine à son tour l'ébranlement d'une dynamique communautaire établie sur la base d'un partenariat avec les leaders locaux (imams, chefs de village, présidents d'association, OCB, infirmiers, bajjanu gox, autorités locales).

À long terme, les stratégies de sensibilisation et de mobilisation communautaire vont entrainer un changement de comportement des populations face à la COVID-19 et ainsi permettre l'éradication de cette pandémie. Pour avoir compris très tôt la nécessité de **s'adapter** et au besoin d'opérer des **ruptures** face à cette pandémie, la Direction générale de l'Action sociale a montré qu'elle occupait une place importante dans le dispositif de riposte, avec, en résumé, les réalisations suivantes :

Sur le plan **psychologique**, et en collaboration avec la cellule psychosociale du ministère, le bilan présente les résultats suivants :

- Soutien psychologique apporté à tous les patients atteints de COVID-19 ainsi que les personnes en situation de confinement.
- État des lieux des cellules d'accompagnement psycho-social des districts.

- Formations des télés opérateurs sur les aspects psycho-sociaux de la COVID-19.
- 14 cellules psycho-sociales régionales fonctionnelles composées de psychiatres, d'assistants sociaux, de psychologues et de sociologues ont été installées.
- Au total, 11 régions sur les 14 que compte le Sénégal ont produit un rapport de prise en charge psychologique.
- Dans une perspective de décentralisation de la prise en charge psychologique et avec l'appui de l'OMS, 44 agents ont été formés à la prise en charge psychosociale.

**Sur le plan social :**

- La Direction générale de l'Action sociale a procédé à leur prise en charge par un appui en matériels (lits, matelas, draps, kits alimentaires) aux personnels sur place.
- La même procédure a été appliquée pour 26 personnes en provenance d'Espagne en passant par la Mauritanie (point d'entrée), notamment la mise en quarantaine au centre de formation de Ngaléne à Saint-Louis.
- **10 541 contacts suivis** répartis dans 95 sites et réceptifs agrées identifiés par les services déconcentrés de l'Action sociale sur l'étendue du territoire national ont bénéficié d'une prise en charge (kit alimentaire, kit hygiène, soutien psychologique).
- Dans le même sillage, la Direction générale de l'Action sociale a procédé à la prise en charge spécifique, par substitution provisoire de parentalité pour des bébés, enfants et adolescents évalués au nombre de **225**.
- Cette spécificité dans la prise en charge a aussi concerné les personnes âgées, les femmes et jeunes filles en situation de confinement par l'octroi de kits spéciaux de dignité.
- En ce qui concerne les ménages, **2121** ont reçu une aide alimentaire pour une quantité de **140 tonnes** de riz et diverses denrées de première nécessité.
- La DGAS a pris en charge le transport, l'habillement, l'hébergement et la restauration de **2250** cas guéris de la COVID-19 en collaboration avec les centres de traitement de l'épidémie des

hôpitaux de Diamniadio, Dalal Jamm, CHU Fann, la Clinique du Golf et des CTE de Thiès.

- Il en est de même pour le transport des malades guéris de Guéréo et de la base militaire de Thiès en collaboration avec la société Dakar Dem Dikk.
- Pour éviter le doute sur la guérison des personnes sorties d'hospitalisation et éviter la stigmatisation des communautés, la DGAS a fait le plaidoyer avec insistance pour la délivrance systématique des certificats de guérison.
- Octroi de 54 219 kits alimentaires aux personnes handicapées détentrices de cartes d'égalité des chances en collaboration avec le Ministère du Développement communautaire à raison de 66 000 francs CFA par unité, soit un coût total de 3,5 milliards de francs CFA,
- **14 243** personnes vivant dans les Villages de Reclassement social (VRS) ont bénéficié de l'aide alimentaire d'urgence en
- collaboration avec le Ministère du Développement communautaire
- **11 000 kits** hygiéniques réutilisables ont été offerts aux jeunes filles et femmes handicapées par Plan international dans 05 régions du Sénégal sous la supervision de la DGAS.
- 377 kits alimentaires ont été offerts aux enfants vulnérables dans le cadre du partenariat avec le Fonds des Nations unies pour l'Enfance (UNICEF) dans les régions de Thiès, Fatick, Louga et Saint-Louis
- Appui financier de **500 000 francs CFA** de la DAHW pour la prise en charge des cas COVID dans les VRS.
- Dans le domaine de la prise en charge **médico-sociale des groupes vulnérables** et particulièrement dans la prise en charge des soins coûteux chez les groupes vulnérables, 872 personnes nécessiteuses ont bénéficié d'appui aux soins coûteux dans les hôpitaux et centres de santé, 12 malades ont bénéficié d'appui en évacuation sanitaire à l'étranger.

Les activités de prise en charge continuent sur le terrain et pour cette deuxième vague, la DGAS compte investir les écoles, les marchés, l'administration pénitentiaire, les mosquées et les églises ainsi que tous lieux de rassemblement pour la dotation de kit d'hygiène et de masques de protection. Il s'agit surtout de transférer la riposte chez les communautés et pour cela, un deuxième plan de communication est en train d'être élaboré. Ces réalisations, effectuées sur l'ensemble du territoire national, ont permis, en confrontation avec les réalités du terrain, de tirer des leçons. Ce sont les constats d'apprentissage, car aussi bien dans la phase de préparation que dans celle de riposte contre la COVID-19, beaucoup de leçons ont été apprises, lorsqu'il s'est agi de mettre en œuvre les activités de préparation et de riposte, lorsqu'il s'est agi de confronter les idées, de partager avec d'autres acteurs, mis en jeu dans une interaction dynamique. Les constats d'apprentissage suivants peuvent être retenus.

**Il n'existe pas de cartographie des chocs et catastrophes qui peuvent survenir et les cibles qui peuvent être impactées.**

Sur le plan national, une cartographie des chocs n'existe pas et l'État semble être dans une position de réaction et d'adaptation aux chocs et catastrophes naturels plutôt que dans un schéma inscrit dans un protocole d'intervention. La leçon apprise ici est de savoir quels sont les chocs qui peuvent survenir et quels sont les services qu'ils peuvent freiner et quelles sont les catégories socioprofessionnelles qu'ils peuvent toucher. Et à partir de ce moment, comment développer un système de protection sociale basé sur des logiques assurantielles ?

**Le niveau de vulnérabilité au Sénégal semble très élevé et concerne principalement les acteurs du secteur informel.**

Il s'agit du niveau de vulnérabilité de nos populations dont la plupart ont montré des capacités de résilience très limitées lors du confinement ; cet aspect a été tellement évoqué dans les communautés que les autorités administratives ont été obligées de lever certaines restrictions progressivement. Ensuite, il y a la mise en évidence du rôle prépondérant du secteur informel qui a montré que la plupart des Sénégalais s'activant dans ce secteur vivaient au jour le jour. Enfin, il s'agit de la fiabilité des mécanismes de ciblage et d'identification des personnes vulnérables, dans la mesure où des imperfections majeures sont apparues sur le registre national unique, ce qui nécessite son toilettage et sa réactualisation.

**La protection sociale adaptative qui vise la résilience des communautés doit être mise en œuvre par l'opérationnalisation du programme 5 du système de protection sociale au Sénégal relatif aux chocs et catastrophes.**

Il faut forcément que le champ et les contours de la protection sociale soient redéfinis, car il a été mis en évidence des limites objectives du système de protection sociale au Sénégal qui est une nécessité humaine, sociale et économique et un droit pour toute personne. Cette pandémie nous apprend que la protection sociale adaptative doit être mise en œuvre par la matérialisation de l'orientation stratégique numéro 05 relative aux programmes de résilience des communautés.

**Les mécanismes de riposte face à la COVID-19, même s'ils sont adossés à un protocole d'intervention sanitaire, doivent tenir compte des réalités socio-culturelles de chaque pays.**

La pandémie de COVID-19 a mis en évidence les différences socioculturelles qui ont impacté dans les mécanismes de riposte. Le confinement ne se vit pas de la même manière en Europe qu'en Afrique et dans le contexte africain, le respect strict de la stratégie de confinement relève presque de l'impossible.

**Les communautés, même si elles ont été associées très tôt à la riposte, doivent être mieux outillées, mieux armées sur le plan de l'éducation afin de disposer, dans le long terme, d'un capital humain avec un niveau d'alphabétisation satisfaisant.**

Le déni de la maladie, le non-respect des gestes barrières, surtout chez les jeunes, la défiance des communautés vis-à-vis de l'autorité, montrent que la perception de la dangerosité de la maladie chez les communautés a été altérée. En définitive, la Direction générale de l'Action sociale a tiré un intérêt remarquable dans la mise en situation d'acteur sur le terrain et a tiré beaucoup de leçons qu'elle mettra à profit pour réorienter et, par la même occasion, bonifier l'action de l'État pour obtenir de meilleurs résultats. C'est tout aussi un immense plaisir exprimé par tous mes effectifs et mon personnel pour apporter notre vision des choses, dans le cadre de la lutte contre la pandémie de COVID-19.

# 3

# COVID-19 et politiques sociales dans le monde : le cas du Sénégal

Monsieur Babacar NDIAYE[1]

Le présent article est le fruit d'une méta-analyse portant sur maints travaux et pensées tentant d'établir des liens entre la COVID-19 et les politiques sociales. Autant l'éclosion de la pandémie a révélé, ici ou là, les imperfections des politiques sociales, autant ces dernières se sont montrées plus ou moins efficaces de part et d'autre à travers le Globe. Nous nous sommes donc appuyé sur les résultats d'études, d'essais sur la pandémie et des modèles d'analyse des politiques sociales déjà existants. Il convient de souligner avec force que les écrits convoqués dans ce texte attestent de l'intérêt que revêtent les politiques sociales dans toute tentative pour trouver une réponse adéquate à la pandémie. Plusieurs réflexions et apports scientifiques tendent à établir des liens irréfutables entre les politiques sociales et les caractéristiques épidémiologiques de la pandémie.

---

[1] **Monsieur Babacar NDIAYE,** chef du département de la formation permanente et de la recherche à l'ENTSS, coordonnateur du laboratoire politiques sociales et promotion de la santé, conseiller en travail social, professeur en analyse des politiques sociales, en analyse des politiques publiques et en promotion de la santé.

L'Association française de sociologie (AFS, 2020) estime, à ce propos, que la pandémie a reposé en « des termes inédits des questions de fond sur les dispositifs de protection sociale : qu'est-ce être protégé et se protéger collectivement sachant que l'exposition au risque sanitaire est incomparablement plus grave pour certains d'entre nous ». La revue Questions de santé publique *(2020)* dans « les inégalités sociales en temps de COVID-19 », s'appuyant sur les résultats de l'enquête « Épidémiologie et conditions de vie » (EpiCov), révèle des conditions de vie propices à la contamination dans les catégories défavorisées. La crise sanitaire se nourrit de ces inégalités tout autant qu'elle les révèle. Le concept de Syndémie tente d'ailleurs d'y apporter des clarifications en établissant des interactions entre au moins deux maladies, mais aussi entre elles et le contexte social et politique qui les abrite (Renaud Crespin, 2020).

Or l'un des objectifs majeurs des politiques sociales demeure la promotion de la cohésion sociale par l'entremise de la lutte et la réduction des inégalités sociales. D'ailleurs, se basant toujours sur les travaux de Singer et al (2017), Crespin (2020) laisse entendre que « … les solutions uniquement biomédicales ne sont pas suffisantes et qu'il convient de régler les causes des disparités sociales ». Ces quelques éléments offrent de façon préliminaire un aperçu sur l'importance de l'analyse des liens entre les politiques sociales et les épidémies, en particulier la COVID-19. Cerner ces liens nécessite par conséquent un détour au niveau des grandes orientations qui ont jalonné l'évolution des politiques sociales depuis la Seconde Guerre mondiale, l'état des lieux sur les mesures de protection avant et pendant la pandémie et, pour finir, les perspectives de politiques sociales de l'après- COVID-19.

Pour mieux analyser le rapport entre la pandémie et les fondements actuels et futurs des politiques sociales, il importe de faire un bref survol de l'historique des configurations et des ruptures en politiques sociales globales, depuis la Seconde Guerre mondiale que l'on peut résumer en trois temps successifs, correspondant respectivement aux consensus de Philadelphie, de Washington et post-Washington, chacun reposant sur une philosophie particulière des politiques sociales. Même s'il est évident que ces configurations de protection sociale sont plus une réalité occidentale qu'africaine, il convient, malgré tout, de constater que cela n'a pas manqué d'avoir des répercussions plus ou moins retentissantes sur les initiatives de protection sociale dans les pays du Sud de l'après-indépendance.

Il importe de souligner de prime abord que le changement de paradigme en politique sociale en particulier, et en politique publique en général, relève souvent de crises socioéconomiques et de changement de régime politique qui représentent des fenêtres d'opportunité pour les autorités au pouvoir. La COVID-19 s'inscrit dans ce sillage et demeure l'une des plus grandes crises que l'humanité n'ait jamais connues au regard de ses impacts dans tous les secteurs de la vie sociale. La période concordant avec le consensus de Philadelphie n'est autre que celle des "trente glorieuses" ou « l'âge d'or » des politiques sociales marquée en Occident par une forte croissance et un accès plus ou moins gratuit des services sociaux de base et ayant comme principale fenêtre d'opportunité la Seconde Guerre mondiale (Merrien, 2005).

Les politiques sociales avaient une tendance universaliste traduite par l'interventionnisme de l'État. Le Sénégal, à l'instar de la plupart des colonies, a commencé à mettre en place un système de protection sociale qui se voulait universaliste une quinzaine d'années plus tard, au lendemain des indépendances en Afrique. Sa configuration épousait plus ou moins les contours de celles de la métropole. Toutefois, malgré son hybridation, elle demeurait fondamentalement très corporatiste, bismarckien. Il sera mis fin par l'avènement de la crise pétrolière de 1973 et remplacé par le « consensus de Washington qui consacrera le triomphe du néolibéralisme.

Cette époque est marquée par des réformes néolibérales outrancières. Le social y est considéré comme un adjuvant et non comme une composante consubstantielle à l'économie, à la croissance économique. Les institutions de Bretton Woods (Banque mondiale et FMI) régentaient l'orientation des politiques sociales dans les pays sous-développés. Elle se traduit aussi par l'avènement de la « Nouvelle Gestion Publique », dérivée des modes de gestion du secteur privé, et la réduction de l'intervention de l'État. C'est le règne du marché « autorégulé ». Cette boulimie réformiste débouchera sur l'adoption de politiques d'ajustement structurelles (PAS) par ces pays.

Même s'il est énoncé que les réformes prônées en cette période n'ont qu'un impact négligeable dans le processus d'insertion de l'Afrique dans une économie mondiale libérale (Jean Coussy, 2006), il convient de noter que les politiques sociales en ont pris un coup incomparablement dévastateur dans les pays du Sud. L'accès à des services sociaux de base (éducation, santé, eau, etc.) par les populations était généralement très réduit, voire inexistant en certains endroits. À partir des années 2000 apparaît le consensus post-Washington caractérisé par une tentative de réconciliation du social avec l'économique. L'idéologie qui la sous-tend n'est ni pour la marchandisation du social ni contre la libéralisation. Elle promeut l'idée selon laquelle l'État doit intervenir en cas de besoin tout en ne déstabilisant pas les initiatives privées, l'entrepreneuriat privé. Il proclame un juste équilibre entre le social et l'économie de marché.

La relecture de ces trois temps de l'évolution des politiques sociales globales depuis 1945 nous permet de mieux appréhender les orientations des politiques sociales ou des systèmes de protection sociale dans le contexte de la COVID-19 et d'en déterminer des perspectives bien que Mamadou Aguibou Diallo (2014) nous laisse entendre que les modèles sociaux des pays africains échappent aux schémas d'analyse de ceux des pays occidentaux. En réalité, même hybrides, les politiques sociales en cours en Afrique peuvent être étudiées à travers les modèles d'analyse des politiques sociales en vogue.

Le Sénégal nous servira de prétexte pour apprécier d'abord les modèles de politiques sociales existant en Afrique au moment de l'éclosion de la pandémie d'autant que le Plan Sénégal Émergent présente plus ou moins des contours semblables à celui du Gabon... Pour mieux apprécier la qualité de la couverture sociale au Sénégal par l'entremise de la COVID-19, il importe d'abord d'en dessiner le pourtour tel que présenté dans le Plan Sénégal Émergent et, ce, par le biais de la typologie de politiques sociales élaborée par Giddens.

De prime abord, il importe de souligner que la politique sociale sénégalaise repose essentiellement sur deux mamelles : des politiques de sécurité sociale et des politiques d'aide et d'action sociale ; les unes reposant sur la logique assurantielle pendant que les autres s'appuient sur la logique assistantielle.

L'analyse du système de protection sociale du Sénégal à travers l'axe 2 du Plan Sénégal Émergent révèle, en effet, des caractéristiques du modèle de la troisième voie d'Anthony Giddens ou d'investissement social de par les fonctions de stock, de flux et d'amortisseur social. Le capital humain est un élément central dudit plan et renvoie à la fonction de stock qui met l'accent sur la prépondérance des compétences. D'ailleurs, depuis quelques mois et avec la résurgence du phénomène de l'émigration, l'État tente d'affiner et de réorganiser le dispositif de formation professionnelle. Par contre, le Sénégal éprouve du mal à assurer les transitions entre le monde de la formation et celui de l'emploi au regard de la population de chômeurs. En d'autres termes, la fonction de flux n'a toujours pas atteint ses lettres de noblesse, malgré la volonté résolue affichée par les autorités étatiques.

Quant à la fonction d'amortisseur, il faut souligner l'importance des programmes de filet de sécurité sociale mis en place au Sénégal dont les bourses de sécurité familiale, qui permettent en substance d'améliorer le taux de scolarisation, l'inscription à l'état civil et la couverture vaccinale, la Couverture maladie universelle (CMU) et d'autres programmes en faveur des couches vulnérables telles que les enfants, les femmes, les personnes en situation de handicap et les personnes âgées. En ce qui concerne la prise en charge sanitaire, il faut relever que la gratuité a permis à tous les malades de la COVID-19 d'accéder aux soins. Cette initiative de gratuité a indubitablement aidé à réduire le nombre de décès, contrairement à ce qui a prévalu au niveau de certaines grandes démocraties telles que les États-Unis où l'OBAMACARE battait de l'aile avec l'arrivée à la Maison Blanche de Trump. L'ouvrage *Blueprint for reform* propose un certain nombre de réformes pour la révocation de l'initiative de Barack Obama. La conséquence est que bon nombre de citoyens américains atteints de COVID-19 n'ont pas pu bénéficier de prise en charge faute de couverture sanitaire.

Au Sénégal, la mise en œuvre de ce dispositif de protection sociale énoncé dans le PSE a été rudement ébranlée par la COVID-19 qui est apparue au moment où il atteignait sa vitesse de croisière de par la couverture maladie universelle et les bourses de sécurité familiale entre autres. L'apparition de la pandémie a révélé, en effet, plusieurs failles ou insuffisances du système de protection sociale, dysfonctionnements qui sont repérables à travers la grille d'analyse des politiques sociales de Didier Tabuteau.

Analyser les politiques sociales en Afrique, notamment au Sénégal, à l'aide de la grille d'analyse de Didier Tabuteau laisse apparaître, à travers les cinq critères, les faiblesses dudit système de protection sociale qui ont présidé à l'éclosion d'initiatives de résilience, de philanthropie de proximité au sein des communautés face à la COVID-19.

Si nous nous focalisons sur le critère organique, l'étude des interventions en faveur des populations impactées révèle que les actions de solidarité mobilisées sont multiformes et non coordonnées puisque relevant de différents acteurs. Leur efficacité a souffert d'un manque de concertation entre acteurs. L'État, en plus des constituants habituels de sa politique sociale, a semblé remettre en question le consensus de Washington qui remet en cause le bien-fondé de l'interventionnisme de l'État en déployant une batterie d'aides au bénéfice de la quasi-totalité des catégories sociales et socioprofessionnelles. Bon nombre de bonnes volontés, d'associations de bienfaisance, d'ONG et de communes ont géré de façon autonome leurs contributions. Il faut signaler à ce propos que la contribution des organismes communautaires au développement et à la mise en œuvre de politiques sociales ne date pas d'aujourd'hui. Yves Vaillancourt (2014) le fait d'ailleurs remarquer en ces termes : co-production (lorsque les organisations du tiers secteur collaborent à la mise en œuvre des politiques) et de co-construction (lorsque celles-ci contribuent à leur élaboration). Ce constat dénote de l'impréparation de la plupart des systèmes de protection sociale de par le monde à l'assaut des vicissitudes de la mondialisation et d'aléas de l'envergure de la COVID-19. Aujourd'hui, la plupart des experts en politiques sociales sont d'avis, par le truchement de la pandémie, que les systèmes de protection sociale devraient principalement se fonder sur la logique de redistribution à tous, quelles que soient les ressources, grâce à l'avènement d'une société non marchande fondée sur la solidarité et le bénévolat (Bernard Gazier, 2020).

S'agissant du critère financier, il convient de constater, à l'instar de la diversité des acteurs participant à l'effort de guerre contre la COVID-19, que les ressources injectées dans la stratégie de résilience sont d'origines diverses. L'impôt et le bénévolat ou mécénat ont été les principales sources de financement de l'assistance sociale.

Concernant le critère périmétrique, il faut noter que plusieurs cibles ont pu bénéficier de l'effort de solidarité nationale. Plusieurs mécanismes ont permis de soutenir les corps professionnels évoluant surtout dans le privé, les ménages les plus vulnérables et les acteurs du secteur informel et les entreprises. L'aide est donc allée au-delà des cibles traditionnelles de l'assistance publique. Lefèvre (200) dira à ce propos que les bouleversements actuels annoncent donc de grandes recompositions dans l'architecture des solidarités. Le temps de l'urgence voit l'État reprendre un rôle central, à la fois de la main gauche (soigner, protéger) et sa main droite (ordonner, punir) y compris des gouvernements plus enclins depuis des années à valoriser la main invisible du marché.

L'analyse de la composante instrumentale laisse entrevoir des prestations en nature surtout à travers l'aide alimentaire de l'État, des communes et des bonnes volontés. La plupart des catégories professionnelles ont bénéficié quant à elles de prestations en espèces en plus des bourses de sécurité familiale au profit des couches les plus vulnérables. Les principes de convergence et les taux fixés en matière de déficit budgétaire ont été battus en brèche.

Le critère comportemental permet aux bénéficiaires de prestations de se conformer aux règles édictées en termes d'obligations à suivre ou de contrepartie à l'instar des ayants droit des bourses de sécurité familiale qui doivent impérativement inscrire leurs enfants à l'école, assurer le respect du calendrier vaccinal et l'inscription à l'état civil.

Toutefois, les initiatives prises par les gouvernants et des bénévoles ont plus ou moins dérogé à cette règle dans la mesure où malgré divers soutiens dont la distribution de kits alimentaires, les populations n'ont pas systématiquement, généralement, obéi ou adopté de façon volontaire les comportements escomptés par rapport au confinement, au port du masque et au lavage des mains avec de l'eau et du savon ou du gel et à la distanciation physique. Ce constat pourrait relever de ce qu'énonce la revue française de socio-économie en ces termes : « la casse de l'État social mise en lumière par la pandémie ». En réalité, sont regroupés sous ce titre des articles qui renseignent sur le « processus de délitement de l'État social ». Autrement dit, la pandémie a révélé la faiblesse des systèmes de protection sociale de par le monde et surtout de ceux d'Afrique.

Aujourd'hui, dans l'optique de la relance, des secteurs sociaux, vitaux ou secteurs de souveraineté tels que l'agriculture, la santé et l'éducation sont jugés prioritaires et bénéficieront de la générosité de l'État contrairement aux principes énoncés par le consensus de Washington et en phase avec ceux de Philadelphie reconnaissant le social comme un complément indispensable à l'économique.

L'analyse qui précède devrait déboucher sur des perspectives en politique sociale qui prennent en compte l'avènement très probable de crises sanitaires et autres ainsi que l'élargissement de la couverture sociale pour tous les citoyens à contrario de ce qui prévaut au moment de l'explosion de la COVID-19. Sous ce rapport, comme le stipule Bernard Gazier (2020), « la solution est double : d'une part, laisser faire la concurrence et la flexibilisation et, d'autre part, organiser pour tous un filet protecteur universel, tant du point de vue du revenu minimal que de l'accès à certaines prestations indispensables telles que la santé et l'éducation… ». C'est en d'autres termes la logique de l'allocation universelle avec ses deux versants, la redistribution sous conditions de ressources et la redistribution sans conditions de ressources. La mise en place d'un tel dispositif pourrait être facilitée par une volonté politique réelle et par les retombées des nouvelles ressources minières découvertes au Sénégal (gaz, pétrole, etc.).

Toutefois, cette solution double que nous appelons de tous nos vœux se heurterait au délitement, à la casse de l'État social et des solidarités traditionnelles en marche depuis des décennies et que la dépression ou la récession annoncée contribuerait à renforcer. Tel fut le cas lors de la grande dépression de 1929 qui avait réduit de façon substantielle les capacités financières des organismes communautaires et le bénévolat (Lefèvre, 2020). Quoi qu'il en soit, l'avènement d'une société non marchande fondée sur la solidarité et le bénévolat (Bernard Gazier, 2020) et redonnant à l'État sa place centrale dans la gestion de la question sociale sera incontournable dans l'après-COVID-19.

Le débat sur l'institution d'un revenu de base universel ou socle de protection sociale universel prôné par les Nations unies dans « le monde de l'après » est remis au goût du jour. Les concepts de Souveraineté (alimentaire et sanitaire) et de protectionnisme reviennent sur l'échiquier international eu égard aux effets dévastateurs de la pandémie et sa capacité à révéler l'impréparation des pays, surtout du point de vue des dispositifs sanitaire et de protection sociale existants.

Malgré les tentatives, ici et là, de prédiction des contours des systèmes de protection sociale à venir, il demeure difficile aujourd'hui d'avoir une position tranchée quant à l'architecture ou les configurations des politiques sociales de l'après-COVID-19, d'autant plus que personne ne peut présager aujourd'hui la fin de la pandémie et l'ampleur des effets dans plusieurs secteurs de la vie (économique, sanitaire et social entre autres).

# Bibliographie


Abelson, D. E. (2019). *Think tanks* et présidents américains : quelques leçons de la Maison-Blanche sous Bush, Obama et Trump. *Bulletin d'histoire politique*, *28* (1), 63–82. https://doi.org/10.7202/1068559ar

Coussy, J. (2006). États africains, programmes d'ajustement et consensus de Washington. Alternatives économiques. https://www.cairn.info/revue-l-economie-politique-2006-4-page-29.htm

Mamadou Aguibou Diallo (2014). La protection sociale au Sénégal : l'exemple des ouvriers du bâtiment à Dakar. Sociologie. Université de Bretagne occidentale - Brest, NNT : 2014BRES0002. tel-01150209

Eloire, F. (2020). La casse de l'État social mise en lumière par la pandémie. La découverte

Gazier, B. (2020). Réforme de la protection sociale et prise en compte de la diversité. Informations sociales.

François-Xavier Merrien, (2005). L'État social face à la globalisation. Une perspective internationale comparée. *Recherches Sociologiques,* 2005/2-3 - Économie, culture et société.

IRESP (2020). Les inégalités sociales au temps de COVID-19. n° 40. Questions de santé publique

Lefèvre, S-A. (2020). L'architecture collective des solidarités à l'épreuve de la COVID-19. Revue canadienne de recherche sur les OBSL et l'économie sociale

Vaillancourt, Y. (2014). Le tiers secteur dans la co-construction des politiques publiques canadiennes. *Canadian Public Policy / Analyse de politiques*, *40* (1), S4–S16.

Patrick Zylberman, (2012). crises sanitaires, crises politiques. Presses de Sciences Po. « Les tribunes de la santé ». pages 35-50. https://www.cairn.info/revue-les-tribunes-de-la-sante1-2012-1-page-35.htm

République du Sénégal, (2018). Plan Sénégal Émergent. Plan d'actions prioritaires 2019-2023. *www.sec.gouv.sn*

# 4

# Rupture et adaptation de la vie quotidienne durant la pandémie de COVID-19 au Sénégal ! Quelle stratégie d'intervention par le travailleur social ?

Monsieur Alioune MBODJ[1]

Le thème de réflexion proposé par le comité de rédaction de la revue de l'ENTSS ***« Le rôle du travailleur social face à la pandémie la COVID–19 au Sénégal : entre adaptations et ruptures »*** me donne tout de suite à vif une envie d'inverser l'ordre des termes afin de respecter la chronologie des évènements et leur reflet sur la vie quotidienne, politique, sociale et économique. Dès lors, je dirai ***« Rupture et adaptation de la vie quotidienne durant la pandémie de COVID-19 au Sénégal ! Quelle stratégie d'intervention par le Travailleur social ? »***

1. Aborder cette problématique pourrait emprunter **les chemins tortueux de la science médicale** avec son modèle clinique et expérimental ; autrement dit, faire une incursion dans l'approche et le modèle médical en se référant à la norme de santé relativement à la

---

[1] **Monsieur Alioune MBODJ** est Conseiller en travail social à la retraite, formateur à L'ENTSS où il a été Chef de département et Directeur des Études.

pathologie. Entre le pathologique, le biologique et le physiologique, **la ligne rouge de démarcation est la maladie**. Elle est nette, perceptible, diagnostiquée grâce à des expériences de laboratoire pour aboutir à une décision thérapeutique qui va rétablir la norme fonctionnelle des organes, suite à la combinaison de la chimiothérapie et autres techniques.

Le modèle médical, a écrit **Christina DESROBERTIS,** « se ***base sur une série de pensées en référence à des théories (biologie, physiologie, pathologie). Les limites de ces connaissances sont :***

***1. ce que la recherche et la pratique médicale ont permis de mettre en lumière***

***2. ce que la biochimie a permis comme élaboration de médicaments.***

Ces connaissances s'articulent autour de la notion de NORME. À partir de ces données, le processus adopté par le médecin est clair, car le clivage MALADIE/BONNE SANTÉ donne ceci :

- il s'agit d'appliquer la norme et le savoir à la situation particulière du patient ; il devra ensuite dire ce dont la personne souffre, autrement dit diagnostiquer sa maladie ;

- prenant appui sur ces connaissances, un traitement sera prescrit au malade dans le but de le guérir, donc de le ramener à la norme. Le médecin est donc celui qui sait, celui qui prescrit autrement dit celui qui guérira les maux des autres ».

Cependant, la dangerosité potentielle de toute thérapeutique peut tenir très simplement à son effet pharmacologique, dont certains aspects bénéfiques ont leurs équivalents malins. Le professeur Chalgrin, dans Les Maîtres de Georges Duhamel, l'évoque de façon parfaitement claire :

> « Tout acte thérapeutique (…) est une bataille et une bataille coûte cher, même à celui qui la gagne. Pour détruire l'ennemi, c'est-à-dire le germe infectieux, il est parfois nécessaire de ravager le territoire envahi. La plupart des médicaments actifs sont terribles : ils apportent le calme ou le salut, mais à quel prix ! Certains réveillent toutes nos misères avant de nous délivrer. Ils traversent l'organisme, à la poursuite de l'adversaire, pillant, brûlant et dévorant tout sur leur passage, comme une troupe de soudards. Les Maîtres, « Il faut se détourner de la thérapeutique ? Certes non, car il y aura toujours des malades à soigner ; toutefois, l'avenir des sciences médicales est dans la prévention des maladies, que la prévention ne tire aucune traite sur l'organisme, que c'est une victoire remportée hors des

frontières, qu'elle satisfait en même temps la science et la morale, qu'elle représente la charité suprême, celle qui n'a pas lieu de racheter et de sauver, puisqu'elle anéantit le péril même avant l'offensive. (p 539) » Georges Duhamel (Les Maîtres, 1951)

Fort de cette citation, nous constatons que le Sénégalais, ayant écho des actes thérapeutiques douloureux occasionnés par le traitement de la COVID, a eu une réticence à se présenter volontairement aux services de prise en charge mis à disposition dans le système sanitaire. Ici entre le psychologique et le biologique, la gestion est difficile pour le personnel de santé. À un certain stade de l'évolution de la COVID, les populations ont eu peur et un manque de confiance s'est installé suite aux « réseaux sociaux » qui distillent gratuitement des « rumeurs » souvent.

***2. L'aborder autrement en termes d'attitude, de croyance et perception*** serait aussi une piste exploratoire de la science sociale avec les approches sociologiques, psychologiques et psychosociologiques. Le travailleur social serait alors cet **« artisan »** qui va voir comment se positionner, à travers l'échelle humaine sociale dont les quatre paliers sont assez clairs et distincts à savoir :

- **1. le biologique**
- **2. le psychologique**
- **3. le social**
- **4. le culturel**

Apparemment, on pourrait se poser les questions fondamentales suivantes :

1. Quelles sont les influences et/ou incidences entre les sphères (biologique, psychologique, sociale et culturelle) ?
2. À partir de quel palier le travailleur social va poser ses pieds pour commencer à agir ?
3. Quelles difficultés attendent le travailleur social sur la gravitation des différentes marches (paliers) et
4. à partir de quel niveau son intervention serait pertinente ?

Si du point de vue de l'analyse, et selon les niveaux et les disciplines en question, le rideau ou les frontières entre ces quatre paliers sont souvent opaques, souvent poreux pour le travailleur social, les **liens sont systémiques et les effets polymorphes.** Dans tous les cas, comme le souligne Guy Rochers, *« **le culturel** dans toutes les sociétés du* *monde a une* ***prégnance sur le social*** *qui à son tour* ***influence le psychologique****. Les trois paliers peuvent être objet d'intervention du travailleur social tandis que le premier* ***(le biologique)*** *lui échappe toujours »*. Dès lors l'analyse du travailleur social que nous sommes aura des parfums culturels, des saveurs sociales pour enfin décrypter le psychologique du citoyen « lambda ». C'est cette méthodologie d'approche qui nous servira de lanterne pour éclairer les évènements sociaux et ***les comportements de résilience ou de « défi » face aux prescriptions (mesures et gestes barrières contre la COVID-19 au Sénégal.*** Après une analyse des faits à travers des évènements marquant les temps forts de l'avènement de la COVID-19 et son « petit bonhomme de chemin », nous tenterons de faire une orientation stratégique du rôle du travailleur social dans le processus de renforcement de la capacité de résilience des populations face à ces types de situations de vulnérabilités et précarités d'une part et d'autre part l'utilisation pertinente de cette ressource humaine formée dans une école de haute facture. Il faut noter qu'au départ, la gestion de la COVID était exclusivement médico-sanitaire. Point de place pour le travail social. Comme disait l'autre, au ***« banquet des riches, point de couvert pour le pauvre ».***

La réflexion posée autrement et selon notre proposition de démarche venons-en aux concepts inversés dans le thème. On ne peut faire une rétrospective d'un phénomène sans pour autant en analyser les faits marquants. C'est pour cette raison que nous emprunterons la démarche descriptive avec une lunette sociologique.

- **A/ Pourquoi RUPTURE d'abord ?**
- **B/ En quoi consiste l'ADAPTATION ?**

**Ces deux notions représentent pour nous les leçons (faits marquants) de la pandémie de COVID-19.**

## I. La rupture a plusieurs niveaux de vie

Une rupture s'est opérée au niveau de la **vie sociale**, **économique**, **politique** et même **religieuse.** Une rupture à plusieurs échelles interpellant ainsi les trois dimensions du travail social **(individuelle, groupe et communautaire).**

## 1. Au niveau de la vie sociale

**Est-il nécessaire de rappeler les faits ? Oh que si !**

Ils sont connus. Mais se rafraîchir la mémoire fait partie des techniques de contextualisation des phénomènes sociaux. Pour la petite histoire une petite anecdote :

> « Samedi 14 mars 2020, une salle de classe était remplie de plus de 80 auditeurs suspendus aux propos d'un formateur. Le thème à la réflexion et aux échanges portait sur **la pauvreté et ses phénomènes sous-jacents**. Thème qui était au cœur des préoccupations des politiques publiques et sociales et qui était aussi celui de prédilection d'une institution de formation sociale au Sénégal : École nationale des travailleurs sociaux spécialisés (ENTSS). Les 80 auditeurs étaient des candidats inscrits aux sessions de préparation au concours d'entrée du premier cycle parmi les plus de cinq cents candidats de chaque année. Dans le développement de ses propos, le formateur avait insisté sur un concept à forte connotation sociologique : **« la distanciation sociale ».**

La partition terminée à 18 heures, sur le chemin de retour, le poste de radio de son véhicule diffusait un discours du Président de la République. Dans le discours du Président de la République sur des mesures concernant cette « tueuse » appelée COVID-19, la mesure de taille fut **l'état d'urgence comme premier jalon d'une stratégie de prévention pour le pays.** Il s'agissait de la COVID-19, **mais chez les « toubabs ».** D'abord les Chinois.

Au Sénégal, le **citoyen lambda** met l'accent sur le caractère **« haram » des festins chinois** proposés avec la viande des animaux sauvages abattus dans un certain marché dénommé **« marché humide » dans une ville quelconque appelée « Wuhan ».** La magie des réseaux sociaux agrémentée par le visuel désastreux des vidéos achevait le dégout de la « drianké » sénégalaise très jalouse de son art culinaire.

En effet, des vidéos, les plus dégoûtantes montraient des quartiers de viande de l'on ne sait quel animal, on ne sait quel reptile, quel insecte ; toutes ces choses répulsives et répugnantes qui donnent envie de vomir. Et ce sont des morts, des cadavres humains qui ont suivi les abattages macabres. Ces corps humains annoncés par dizaines d'abord, ensuite par centaines et finalement par milliers s'enregistraient au-delà des frontières chinoises. Un virus, dit-on, est à l'origine de l'hécatombe. Un virus connu par sa dangerosité, sa capacité de mobilité et sa virulence.

Ce virus qui a fait des vieilles personnes communément appelées « 3e âge » des victimes potentielles comme insecticide sur les mouches, finit par flirter avec les jeunes et ensuite les enfants et même les bébés. En un temps record, il a traversé les frontières, empruntant les moyens de déplacement dans la valise humaine. Et pourtant, la témérité des Hommes, même ceux d'État, semble braver ce tout petit être invisible de tueur. Ils l'ont un peu snobé pendant quelques semaines. Les plus puissants, trop sûrs d'eux sous la houlette de leurs moyens estimés assez efficaces, les autres sous la bannière culturelle ou cultuelle parfois et surtout religieuse ne s'en souciaient point.

Lui, insidieusement dans certains lieux, brutalement dans d'autres, progressait et terrassait tout sur son passage. Politiques, médecins et religieux, tous étaient finalement préoccupés par la vitesse de propagation. **Les gens ressemblent à des bêtes féroces dont les sourires sont cachés dans des masques et dont le port devient obligatoire (style visière des « bouldogs » pour certains ; bavette pour d'autres, cache-nez).** Au « Sunugal », mon pays très religieux et culturellement croyant, les explications et justifications de la COVID-19 suivent les rumeurs des sectes et tariqas.

**Et voilà les premiers jalons de la RUPTURE.**

Rupture entre le scientifique et le mystique et religieux, du point de vue de la démarche « rationnelle » de compréhension et d'intégration de la nouvelle donne. Les scientifiques de tous bords préconisent les mesures barrières au virus. Barrière sociale, barrière dans les interactions, barrière au virus. Gestion médicale exclusive oblige ! Les mystiques et les religieux renvoient à la dévotion, à Dieu, mais avec un mea culpa individuel et collectif. Demander pardon à notre Créateur, faire acte de dévotion suppose d'abord une introspection de soi-même, de ses actes.

Revenant sur la barrière posée sous forme de « gestes » comme préconisés par les scientifiques de la médecine, il y a lieu d'en faire une analyse « froide ». Froide, parce que parmi ces gestes barrières, deux éléments transfigurent le social dans son acception primaire. Ces deux éléments **-le masque et la distanciation-** ont une fonction de suspicion et de méfiance.

Suspicion, parce que celui qui le pose suspecte l'autre ou quelque chose de répulsif, de craint et se prolonge par un acte plus concret réduisant la chaleur humaine en chaleur froide : **la distance entre les gens.** Les poignées de mains agrémentées de « salamalec » deviennent tabous -avec une dose d'espérance à durée courte. Le masque quant à lui nous prive de cet échange chaleureux **-le sourire-** et nous empêche de **nous reconnaître et de reconnaître l'autre. Gestes barrières contre soi-même et contre l'autre aussi**. Ainsi, les règles changent dans la vie sociale quotidienne, dans le travail, dans les échanges de toute nature. Les échanges dans le couple, dans l'intimité, les échanges entre cohabitant, les échanges entre les humains. **Bref, la distanciation sociale revêt dès lors une autre signification différente de celle des sociologues des nouvelles sociologies (Paugam).**

Pour les nouvelles sociologies, **la distanciation sociale** était **affreusement la différence de pouvoir qui classe les individus selon leur niveau d'opulence et leur niveau d'intégration sociale.** Aujourd'hui, cette distanciation a une connotation universelle, parce que perçue et exprimée de la même manière par tout le monde -vécue et éprouvée par tout un chacun, c'est-à-dire prendre « ses distances », se séparer de l'autre tout en restant avec lui. La notion d'espace est à renégocier, la notion de temps à reconsidérer. La famille elle-même se rétrécit -d'élargie elle se nucléarise- se limitant aux fonctions d'échanges de civilités -tout contact évité. Les cadres de convivialité qui raffermissaient les parentés et parentalité sont en veilleuse pendant deux trimestres. Les deux éléments (masque et distanciation) sont des contre-valeurs culturelles.

La distanciation sociale a fini d'être remplacée et **à juste titre par le concept de distanciation physique.** Au Sénégal, contrairement à certains pays, la notion de confinement fut difficilement acceptée et les contraintes allégées étaient plus intégrées (couvre-feu à un moment), etc.

## 2. Au niveau de la vie économique

Chez le Sénégalais, l'économique est à la remorque du « travail » et la conception de l'« AVOIR » conditionne la situation de l'« ÊTRE ». Autrement dit, « tu n'as pas, tu n'es pas ». La « notion de travail » doit être redéfinie. Justement, le lien est très fort entre « travail » et « COVID ». Donc travailler serait de réinventer tant que cela s'impose. Car le travail ne s'exerce qu'à travers l'homme par l'homme et pour l'homme, cet être évolutif dont les besoins ne cessent de changer. Les frontières sont alors barricadées à coups de décrets et les rues désertées sous le coup des couvre-feux ou du confinement total ou partiel. Les magasins, boutiques, commerces, lieux de culte et de « débauches » seront fermés.

Parmi les leçons apprises, on peut relever le coup reçu par les secteurs de l'économie et surtout le secteur hybride de l'informel qui absorbe plus de 60% de nos concitoyens. La crise « COVID-19 » a des conséquences aussi économiques que sociales et sanitaires. Ce n'est pas étonnant que les premières mesures prises par le Président de la République ont concerné le social dans sa conception archaïque d'assistance, de secours et de « gestion de l'exclusion » : denrées alimentaires, factures d'électricité, aides aux industries et entreprises, maintien en solde des travailleurs en chômage technique…

Enfin, une des récentes leçons apprises de la COVID face au travail est ce regain d'intérêt des jeunes à reprendre les méandres désastreux de la mer pour un « Barça ou Barsax », après les révoltes perlées des groupes socio-professionnels et corporatistes (artistes, communicateurs traditionnels, transporteurs entre autres) étouffées subtilement par des « subventions ».

## 3. Au niveau de la politique sanitaire et sociale

Au niveau politique, une rupture de routine médicale s'est opérée suite aux amers constats de faille de notre système de prise en charge d'urgence des cas graves. L'intensité et la gravité de la pandémie ont suscité une réaction vive, voire violente, liée aux perturbations dans les habitudes de vie des populations. La rapidité des contagions a pris le dessus sur la capacité de riposte face à ce genre de maladie et la dramatisation faite autour des conséquences médicales ont fini par apeurer les populations jusqu'à un niveau de répulsion du milieu hospitalier.

« Ne serait-il pas opportun pour nous de reconsidérer notre politique sociale de manière honnête et réfléchie qui permettra de faire face à d'éventuelles autres crises à répercussions sociales » ? poursuit mon frère enseignant. À nous travailleurs sociaux alors de nous poser maintenant les vraies questions qui interrogent notre conscience et nos pratiques professionnelles. Le TS est-il prêt à revendiquer sa mission dans ce contexte de « guerre » contre l'ennemie invisible ? Les cibles des travailleurs sociaux sont des groupes vulnérables pour qui certains désavantages socio-économiques exposent particulièrement à des risques. Des personnes handicapées aux familles en détresse, la vulnérabilité est là en toile de fond sur leur parcours.

Au niveau sanitaire, « l'accès aux soins de santé dans le contexte d'une pandémie est bien sûr un défi majeur. En mettant sous pression des systèmes de santé qui ne sont déjà pas en mesure de répondre aux besoins « ordinaires », la COVID-19 a augmenté la morbidité et la mortalité dues à d'autres conditions de santé. La réponse à d'autres besoins de santé, si essentielle pour certaines personnes handicapées, les personnes atteintes de maladies chroniques et les personnes âgées, peut être rendue impossible. Elles peuvent être disqualifiées en raison de la pression à « choisir » qui devrait recevoir les soins en priorité. » *Une réponse inclusive et fondée sur les principes à la COVID-19, centrée sur les plus vulnérables MESSAGES DE HI SUR LE COVID-19 :*

> « Dans les pays où des conflits et des crises humanitaires sont en cours et dans d'autres pays à faible revenu où Humanité inclusive (HI) opère, la pandémie de COVID-19 augmente les taux de morbidité et de mortalité pour des groupes spécifiques vulnérables, marginalisés et les plus à risque, notamment les personnes âgées, les personnes handicapées, les personnes vivant avec une maladie chronique comme le diabète, l'hypertension, l'asthme, les maladies pulmonaires, les maladies cardiaques, les migrants, les réfugiés, les personnes déplacées à l'intérieur de leur propre pays, les survivants d'accidents par mines / REG ».

## 4. Au niveau de la vie religieuse

Nous rappelons les propos historiques de Dc Momar Kane en réponse à la question posée lors de l'émission « Grand entretien » https://www.impact. sn/LE-GRAND-ENTRETIEN-

***Qu'est-ce qui explique ce pouvoir central très fort que l'on constate au niveau des confréries ?***

> « Il faut dire que les confréries sont des organisations particulières. Il y a un axe religieux qui les rend très différentes des autres organisations et qui leur donne surtout cette force de mobilisation. Elles sont bien ancrées dans le pays pour avoir existé bien avant les indépendances et bien avant la dynamique sociétale sénégalaise et africaine. »

Il s'agit ici pour nous de faire allusion à l'adhésion des guides religieux au niveau des confréries face aux stratégies de riposte contre la COVID-19. Mon frère enseignant, toujours dans son analyse, me disait encore ; « Mon interrogation serait de se demander si c'est l'État qui est si fort pour faire adhérer tous les citoyens à sa manière de gérer la pandémie. Car nous savons que le colonisateur avait réussi d'influencer certaines de nos pratiques religieuses comme l'heure de prière à 14h. Le nouvel État hérité de la colonisation a perpétué ces influences, mieux il y a eu une complicité intelligente entre les deux pouvoirs « temporel » et « spirituel ». Le premier Président de la République était un chrétien dans une nation de plus de 95% de musulmans. Voilà une preuve irréfutable de la tolérance et de l'esprit d'ouverture enseignés par l'ISLAM. Le président poète en a bénéficié largement, avec beaucoup d'intelligence, en allant rendre visite de courtoisie à presque tous les guides religieux, et régulièrement. Une complicité qui transcende les réalités religieuses : la cérémonie officielle du « Gamou » en est l'illustration parfaite. Cette cérémonie au cours de laquelle la délégation gouvernementale (souvent dirigée par un ministre de la République) vient présenter ses félicitations, ses encouragements et son soutien. Initiée du temps de Senghor, elle est pérennisée et facilite la collaboration entre pouvoirs. Tous les gouvernements qui se sont succédé ont sacrifié à cette tradition. Le Président Sall va aller plus loin : il a déroulé un programme de construction de maisons des hôtes dans toutes les familles religieuses du pays ».

Sur les « gestes barrières », le lavage des mains, l'application (usage) des produits gel alcoolisant et le lavage avec savon viennent pourtant renforcer pourtant les pratiques et us religieux musulmans -les ablutions -. La portée et la signification philosophique des ablutions concernant les éléments en contact direct avec l'extérieur seront comprises comme des « gestes barrières contre Satan ».

Dame Corona est toujours là, tenace avec ses caprices, elle continue à tuer, à faire peur et à installer une méfiance glacée entre les gens. Aujourd'hui, les foyers, les ménages redéfinissent les relations et les rapports. Les institutions comme perdues dans les réflexions scientifiques qui s'entrechoquent aux décisions aléatoires restent bloquées et tatillonnes dans leurs stratégies. Tout est au ralenti, voire en veilleuse.

## II. En quoi consiste l'adaptation ?

> « Ce que nous pouvons noter dans cette épreuve planétaire, c'est que l'exemple sénégalais de la gestion de crise est unique. Nous avons réussi tous ensemble à accepter chacun de sacrifier quelque chose en soi pour faire face. Il n'est pas évident de faire fermer les lieux de cultes sans remous », poursuivit mon frère enseignant.

Des comportements furent recommandés pour stopper la propagation du virus : distanciation réglementée à 1m, le port de masque, ne pas serrer la main quand on salue quelqu'un, se laver systématiquement et régulièrement les mains. On lisait en bas d'écran de toutes les chaines de télévision « RESTEZ CHEZ VOUS ». Les écoles, les universités, les mosquées, les églises et même certains marchés furent fermés. Même les enterrements furent réglementés (pas de rassemblement). Les hommes religieux se conformèrent aux décisions des hommes de sciences. Quelques réticences furent constatées dans quelques foyers religieux comme Touba. Réticences nées d'interrogations complexes et de préjugés du genre « ce virus est l'invention des toubabs ».

Pourquoi fermer les mosquées, nos lieux de prières, de dévotion, lieux de rencontres entre croyants ? Qu'est-ce qui a permis aux croyants d'accepter ces décisions venant des scientifiques ? Est-ce parce qu'ils ont su combiner les savoirs comme l'avait fait remarquer Al Maktoum ? L'époque que nous vivons exige de nous une vision totalitaire des savoirs : les conjuguer au lieu de les opposer, les diviser. Effectivement, les religieux ont trouvé les arguments nécessaires dans les textes sacrés. Citons quelques passages de ces textes : « Ne fuyez jamais les endroits où sévit une épidémie, ne vous rendez pas non plus dans des endroits affectés par ce genre de catastrophe. Si une telle catastrophe vous y trouve, restez-y jusqu'à ce que la paix revienne » ; « Préservez-vous des catastrophes en vous conformant aux décisions des spécialistes, ceux à qui DIEU a confié le savoir spécifique. »

Les adaptations ont été forcées par les conséquences de la COVID sous forme de résilience face aux ruptures sus-citées. Ces ruptures ont dicté des changements de comportement, imposé des règles de conduite et instauré des normes de citoyenneté nouvelles.

## 1. Des changements de comportement dictés, des règles de conduite imposées

Il s'agit de la santé, donc de croyances basées sur des attitudes qui sont les socles de comportements. Dès lors, nous évoquerons, entre autres, deux assises théoriques.

- **1. La théorie de la réactance psychologique** (Brehm et Brehm, 1981). Cette théorie peut être illustrée de la sorte : si la possibilité de choix entre deux options est menacée en rendant l'une d'entre elles difficile ou impossible, cette option devient alors plus attrayante. Ainsi lorsque la liberté de choix entre deux options est menacée, l'option perdue est préférée, même si tel n'était pas le cas avant la suppression de l'alternative.

**Exemple du port obligatoire et correct du masque avec ses multiples résistances**

- **2. Le modèle transthéorique** (Prochaska et DiClemente, 1982 ; Prochaska, DiClemante et Norcross, 1995) suggère que le changement de comportement s'effectue au cours d'une démarche constituée de différents stades ordonnés de façon chronologique, soit :
    - la pré-contemplation,
    - la contemplation,
    - la préparation,
    - l'action et
    - le maintien (Brodeur, 2006).

Ce qui nous a inspiré ces deux théories est en fait les changements de comportement souhaités par les politiques à travers les bras techniques les agents de la santé (Ministère de la Santé et de l'Action sociale). Ici il y a une première rupture systémique qui a eu comme effet ***les résistances aux changements de comportement.***

***Quelle serait la stratégie du travailleur social dans la riposte contre la COVID-19 ?***

Avait-il fini de dresser la carte sociale des localités sous sa couverture ? Était –il en mesure de présenter des chiffres exacts et justifiés aux donateurs (État et autres groupes de bienfaisance) de sorte qu'aucune nébuleuse ne soit constatée ?

Les Centres de Promotion et de Réinsertion sociale (CPRS), structure de base de l'Action sociale, ne font plus référence en matière de politique sociale ; ils se rangent derrière des comités pilotés et dirigés par l'autorité désignée du moment. Ces services dont les agents ont reçu les meilleures formations sont les plus négligés dans nos communes et départements faute de personnel suffisant. Pourtant ils sont nombreux qui chôment, ces jeunes diplômés de l'ENTSS et autres structures de formation de l'Enseignement supérieur.

La première pierre de l'intervention du TS, c'est le palier le plus délicat le plus rocailleux **: le palier culturel (« la boite noire » de l'individu) qui structure les éléments de l'attitude face à la santé.** En fait, il pourra prendre en considération un certain nombre de facteurs qui auront une plus ou moins grande valeur de prédiction quant aux possibilités et limites de changement.

• Pour ce faire, il devra examiner ces facteurs à deux niveaux : au niveau de la dynamique interne du système d'attitude (*le caractère extrémiste, la consistance du système d'attitude, la consonance dans le système d'attitude et le caractère fonctionnel des attitudes)* et au niveau de la dynamique externe du système d'attitude, soit l'environnement (*la source du message de changement, le médium ou la méthode pour véhiculer le message de changement, l'anxiété générée par le message de changement et le groupe d'appartenance)*

Nous rappelons brièvement les trois dimensions des attitudes : la dimension cognitive, celle affective et enfin celle conative dite aussi « comportementale ».

- **On parle de composante cognitive,** car celle-ci se situe au niveau de l'intelligence, au niveau des structures d'acquisition de connaissances. Ainsi, la composante cognitive d'une attitude est appuyée sur la qualité, la quantité et la « crédibilité » de l'information détenue en rapport avec l'objet concerné.
- **Celle affective :** cette composante réfère aux émotions, sentiments éprouvés à l'endroit de l'objet concerné et qui s'expriment en termes de « j'aime - je n'aime pas », « plaisant – déplaisant », etc.
- **La composante comportementale** de l'attitude correspond à la prédisposition à agir d'une façon donnée face à l'objet de l'attitude. La composante comportementale se situe, donc, au niveau des gestes que l'individu est spontanément porté à poser face à l'objet de son attitude.

**Les attitudes, considérées comme traces durables résultant des expériences de l'individu, tendent à rétrécir, conserver et stabiliser son monde**. Le monde « extérieur » est en mouvement, et tous les hommes, à des degrés divers, réagissent aux changements qui les affectent dans l'environnement. En essayant de s'ajuster avec ce monde changeant, ils se voient en train de changer leurs attitudes, avec **facilité ou difficulté**, avec beaucoup de **réceptivité** ou beaucoup de **résistance.** Ajoutons que le comportement observé ne correspond pas toujours à la composante comportementale, car différents motifs pourront amener l'individu à agir autrement qu'il en aurait envie. **Exemple : mauvaise manière de porter le masque (cache-menton au lieu de cache-nez)**

***En définitive, les TS seraient en mesure de dérouler des programmes de Communication pour un Changement de Comportement (CCC). Ces programmes devraient se dérouler dans des instances communautaires au sein des quartiers.***

La notion de gestion communautaire de la COVID -19 ne saurait avoir comme base sociologique que le quartier. N'oublions pas que c'est justement dans ce quartier que les premiers éléments de stigmatisation et de déni de la pandémie se sont manifestés, détruisant ainsi cette solidarité agissante qui devait être le premier rempart pour la riposte contre la COVID-19 ;

**Exemple : Intifada à Djender : des jeunes s'opposent à l'évacuation des cas contacts.** Des jeunes de la commune de Djender, dans la région de Thiès, située à 70 km de Dakar, ont fait face aux forces de l'ordre jeudi. Ils protestaient contre l'évacuation des personnes qui étaient en contact avec des gens testés positifs au coronavirus. Ils se sont échangés des jets de pierre et des grenades lacrymogènes (Pressafrik Mai 2020).

***Que représente le quartier pour le Sénégalais ?***

Si les opérations de dépistage et les premières actions de cure ont eu la nuit dans les quartiers, c'est parce que le politique a voulu gérer discrètement les premières victimes de la COVID dans la communauté, en les soustrayant de leur terroir-quartier. Richard Morin et Michel Rocheford dans « quartier et lien social » ont bien raison dans leur analyse du quartier. Ils disent : *« Le débat entre le quartier et le lien social : le quartier représente donc un lieu distinct qui concoure à l'élaboration d'une identité collective. À travers le quartier s'élabore un double processus identitaire ! D'une part le rapprochement spatial d'un individu avec l'autre co-présent, auquel on s'identifie du fait d'appartenir à un même lieu (sentiment d'appartenance) créant ainsi un « entre nous » ; d'autre part, l'affirmation par le biais d'un nous, de cet individu face à l'autre englobant ».*

Or c'est dans cet espace sociologique que les premières victimes de « rejet, de stigmatisation et discrimination » ont été enregistrées. Cette RUPTURE identitaire est une erreur de communication efficace que les TRAVAILLEURS SOCIAUX pourraient éviter – *car ils sont des techniciens de la relation et des artisans de la communication de groupe et de dynamique communautaire.* Les tables et lieux de concertation, de communication, d'échanges et de transactions sociales font légions dans les quartiers. Nous y avons les ASC, les GIE, les Mbotayes, les Natt et tontines, bref toutes ces instances groupes d'échange et de dialogue social. Tous ces cadres de concertations sont des « fenêtres » ouvertes qui ne résistent et ne sont point fermées pour le TS. Or il y a lieu de constater fort malheureusement l'absence des TS au niveau du programme d'appui à la résilience des ménages pour faire face aux conséquences socio-économiques de la COVID-19 en termes de référence du processus de sélection et de distribution des appuis alimentaires aux populations impactées en mars 2020. Sauf au niveau régional *(Région : Comité régional de pilotage, de supervision et de validation (CRPSV) Président : Gouverneur Secrétaire : Directeur régional du Développement communautaire, • Le chef de service de l'Action sociale ; • Le coordonnateur régional de la Délégation générale à la protection sociale et à la solidarité nationale • Le médecin-chef de région • L'inspecteur régional du Conseil national de Sécurité alimentaire (CNSA) ; • La Chambre de commerce, d'industrie et d'agriculture*) et départemental, dans toutes les autres instances, le travailleur social n'a pas eu de place !

Cela fait constater que le TS n'est plus présent dans les collectivités. Voici une lacune de la pyramide des services de base de la santé et de l'action sociale. Faille héritée du système archaïque colonial.

## 2. Des normes de citoyenneté nouvelles souhaitées

Les travailleurs sociaux sont des agents opérationnels au sein des collectivités territoriales et des communautés auprès desquelles ils ont à intervenir. La « territorialisation de la technique professionnelle », c'est-à-dire la prestation d'aide sociale de proximité – (pas assistancielle), mais participative - Il s'agit d'une nouvelle citoyenneté forgée par le nouveau citoyen. **La responsabilité individuelle dans la prise en charge communautaire de la santé des populations passe d'abord par une prise de conscience et une acceptation et appropriation de la gestion de l'espace public, des biens publics, bref de tout bien partagé dans l'usage.**

En revisitant nos pratiques professionnelles, nous travailleurs sociaux, nous devons avec tous les outils à notre disposition (formation bien faite à l'ENTSS), réinvestir la rue et les espaces publics partagés. On devrait investir dans cette approche appelée ***« animation de rue »***.

Les objectifs de l'animation de rue dépendent du contexte dans lequel elle s'inscrit et doivent prendre en compte les orientations du projet social de la collectivité. Ils sont donc variables en fonction du public ainsi que dans le temps et l'espace :

- Développer le lien avec et entre les habitants ;
- Animer le territoire en prenant en compte les demandes et initiatives des habitants ;
- Réhabiliter la rue comme espace de vie et de socialisation ;
- Permettre de s'approprier son quartier et son environnement ;
- Favoriser la découverte et l'ouverture sur l'extérieur ;
- Faire découvrir le centre social, ses activités, ses valeurs et ses principes d'actions ;
- Favoriser l'orientation du public vers des interlocuteurs et structures adaptées ;
- Proposer un cadre structurant à travers diverses activités ;
- De manière plus générale, ces objectifs s'inscrivent dans ce que visent les services sociaux (exemple CPRS et autres structures d'exercice des TS), c'est-à-dire transmettre des valeurs pour un vivre ensemble fondé sur la dignité des personnes, la solidarité et l'exercice de la citoyenneté. ***(L'animation de rue dans les centres sociaux : Fédération des centres sociaux : memento)***. En y réfléchissant plus profondément, on aurait tendance à dire que presque toutes les mesures dictées pour la riposte à la pandémie seraient des comportements normaux que nous devions avoir même sans la présence d'un virus.

Prenons le cas du transport. Les acteurs du domaine n'ont jamais cherché à tenir des registres qui mentionnent les références du voyageur, ni sa destination, ni sa provenance, ni son tuteur ou hôte, ni même son état de santé. Donc nous pouvions voyager avec n'importe qui (un malade contagieux, un terroriste, un espion, un criminel…) Il a fallu qu'arrive « Corona » pour qu'on y pense. Cette remarque est valable en bien des domaines du secteur primaire du secondaire comme du tertiaire.

**Dans le modèle transthéorique** (Prochaska et DiClemente, 1982 ; Prochaska, DiClemante et Norcross, 1995), il est suggéré que le changement de comportement s'effectue au cours d'une démarche constituée de différents stades ordonnés de façon chronologique, soit :

- **la pré-contemplation,**
- **la contemplation,**
- **la préparation,**
- **l'action et**
- **le maintien (Brodeur, 2006).**

Toutes ces étapes de changement de comportement ont été observées dans l'avènement de la COVID-19 !

- **La pré-contemplation** : correspond à la période où les populations n'ont pas cru et en majorité à la maladie.
- **La contemplation** : quand les manifestations de la pandémie ont eu raison des frontières et que le danger devenait perceptible, forçant la prise de conscience d'une nécessaire attitude favorable au respect des mesures.
- **La préparation** a inauguré les premiers actes politiques et sanitaires acceptés par tous.
- **L'action** a fait tache d'huile quand les gestes barrières sont adoptés et intégrés dans notre quotidien et l'adhésion des leaders religieux et coutumiers.
- **Le maintien** qui a connu des poches de résistance jusqu'à présent et mérite une attention particulière.

***Et c'est là que l'intervention du TS serait éminemment pertinente.*** Au carrefour du social et du culturel – ***le second déterminant fortement le premier.*** Le changement de comportement nécessite un long temps d'adaptation, de recherche de mécanisme surtout si ce comportement a des soubassements culturels. En effet, les comportements issus d'assises culturelles ont une consistance avérée.

« Ainsi on dira d'un système d'attitudes qu'il est consistant lorsque les trois composantes des attitudes seront convergentes, c'est-à-dire s'exprimeront sensiblement de la même façon par rapport à un objet. Plus les composantes cognitives, affectives et comportementales d'une attitude seront conflictuelles entre elles par rapport à un objet donné, moins l'attitude sera consistante. » - Collette Pierre et Gilles Deslille : le Changement planifié, Montréal, ed Agence d'Arc inc, 1984

Enfin, avant de livrer notre humble opinion sur le rôle ou la place du travail social, il nous est loisible de rappeler une définition du travail social de Marc MOLGAT (dans introduction au travail social 2e édit 2007) qui reprend la définition proposée par l'AIETS et la FITS à son compte *« la profession de travailleur social cherche à promouvoir le changement social, la résolution de problèmes dans le contexte des relations humaines, la capacité et la libération des personnes afin d'améliorer le bien-être général. Grâce à l'utilisation critique et réflexive des théories du comportement et des systèmes sociaux, le travail social intervient au point de rencontre entre les individus et la société et à la fois auprès des personnes et des structures sociales. Les principes des droits de l'homme et de la justice sociale sont fondamentaux pour la profession. »*

Cette définition du travail social est à mettre en articulation avec celle de l'aide sociale professionnelle de l'ENTSS *« l'aide sociale serait la mise en relation entre une personne, une famille, groupe ou communauté et un professionnel dans un processus d'autonomisation basé sur leurs ressources, leur définition du problème et leurs valeurs socioculturelles propres dans le cadre d'un dispositif formel ou informel d'insertion ou de réadaptation dans une société donnée à un moment déterminé ».* ***(Alioune*** et Moustapha MBODJ ; Fascicule cours de Cadre théorique ENTSS/2015)

**Ces deux définitions nous donnent théoriquement le cadre d'intervention sociale très spécifique du travailleur social.**

***Quel serait le cadre institutionnel du travailleur social ?***

Répondre à cette question serait reposer le cadre actuel d'évolution professionnel du travailleur social. Au niveau de la fonction publique sénégalaise, le cadre d'activité du TS ne sort pas tellement de l'ossature du schéma institutionnel comme cadre d'évolution de l'exercice professionnel du travailleur social. La pyramide du service social obéit à la trame suivante : la Direction générale de l'Action sociale (DGAS) avec scs directions techniques (4) et divisions (9), ses services régionaux (14), départementaux (45), CPRS (46), centres de réadaptation sociale (CRS) (4).

En outre, les travailleurs sociaux trouvent le plus souvent leur refuge dans les ONG et autres structures privées de prise en charge des cibles et groupes vulnérables._Il est intéressant de **« laisser la parole »** à certains collègues travailleurs sociaux pour camper le débat sur la place du TS dans l'échiquier socioéconomique du pays.

- Monsieur **Abdoulaye Mamadou MBOW, Conseiller en travail social :**

> « Formés le plus souvent dans des écoles de notoriété (École nationale des travailleurs sociaux spécialisés (ENTSS), les travailleurs sociaux officient dans plusieurs structures étatiques ou non étatiques :
>
> **Au niveau des services déconcentrés de l'action sociale** : Services régionaux de l'Action sociale (SRAS), Centres de réinsertion sociale, Services départementaux de l'Action sociale (SDAS), Centres de promotion et de réinsertion sociale (CPRS) où ils appliquent la politique sociale définie par le gouvernement, accompagnent les groupes vulnérables vers l'autonomisation, conçoivent des projets inclusifs, conseillent, orientent, font du coaching, de la prophylaxie sociale, de la médiation familiale, orientent et gèrent les secours ou appuis de toute autre nature.
>
> **Au niveau des instances de gestion de l'enfance** : ils veillent à la promotion et à la protection des droits de l'enfant, sensibilisent sur les pratiques néfastes faites aux enfants, accompagnent dans le placement en apprentissage ou en formation professionnelle.
>
> **Au niveau des structures de santé** : ils mènent des enquêtes pour orienter l'appui médical, œuvrent à la sensibilisation de la population sur certaines maladies, entre autres.
>
> **Au niveau des structures juridiques** : ils accueillent les enfants en difficulté, élaborent des projets éducatifs et, sur la base d'enquête, appuient au placement et orientent le jugement des mineurs.
>
> **Au niveau des entreprises** : Ils participent activement au renforcement de la cohésion sociale et à la solidarité qui impactent la motivation du personnel et la rentabilité de l'entreprise. Ils aident à l'organisation des colonies de vacances, à l'appui aux malades, à la médiation et à la prévention et à la résolution des conflits.au niveau des ONG :

Ils sont souvent animateurs, formateurs ou chargés de programme et mènent des études de milieu et appliquent une communication au développement avec des approches centrées sur les besoins des populations.

Aujourd'hui plus que jamais, le travailleur social, témoin quotidien des processus de transformation, aura son mot à dire sur plusieurs questions, car le contexte marqué par l'exigence d'étude d'impact environnemental et social, la responsabilité sociale de l'entreprise, la mise en place de filets sociaux (Carte d'égalité des chances, Bourse de sécurité familiale, Couverture maladie universelle) lui est favorable. »

- **Monsieur Lena Damé NDIAYE :**

« Le service social au Sénégal paraît être un territoire inconnu aux frontières du social, du sanitaire, du juridique. La question de l'identité professionnelle pose problème, de même que les mécanismes de résolution des problèmes sociaux et la vocation des structures d'assistance. Le concept de travailleur social n'est pas encore adopté par les pouvoirs publics et la population. L'introduction du service social dans un pays sous-développé comme le Sénégal signifie qu'il faut aborder les questions qui dépassent les rapports politiques. »

Lena D. Ndiaye dans Reflets Revue ontaroise d'intervention sociale et communautaire « Le service social au Sénégal : recherche d'un sens ou histoire d'une réception »

- **Dc Momar Kane :**

*Le service social au Sénégal face à la crise socio-économique.*

Nous sommes sortis de la pauvreté pour entrer dans la misère', dans un autre registre il constate : « L'investissement dans le social doit être une priorité des autorités... Toutefois, poursuit-il, ''**ceux qui nous gouvernent pensent que les investissements sociaux sont des investissements perdus**''. »

- **Pour** l'association **des travailleurs sociaux du Sénégal (ATSS) :**

Il n'est pas possible de régler les problèmes sociaux sans un recrutement massif des travailleurs sociaux. 5 postes. C'est le quota réservé aux travailleurs sociaux dans le recrutement de **5 591** nouveaux agents dans la fonction publique en 2013. Un quota jugé « insignifiant » par l'ATSS). **Aliou Ngamby Ndiaye (Enquête + publié le 23 fév. 2013 - 09 : 05)**

Ils étaient pourtant dans plusieurs secteurs il y a quelques années. Au-delà des ONG et autres structures privées qui emploient aujourd'hui plus de la moitié des sortants des écoles de formation sociale, le recrutement dans la fonction publique n'est pas encore dans la fourchette des espérances des futurs travailleurs sociaux. Fort heureusement, en 2020, le recrutement a connu une augmentation (15 travailleurs sociaux).

- Une note d'espoir est dans le témoignage de ce tout jeune travailleur social **Kalioub Niang (Titulaire d'un Diplômé d'État en Travail social)**

> « Aujourd'hui, j'estime qu'un véritable intervenant social (toutes spécialités confondues), c'est la personne qui possède un cœur sensible aux problèmes d'autrui et qui agit pour le respect de la dignité humaine, voire contribuer au bien-être de la société. Par ailleurs, c'est frustrant que l'État tarde encore à reconnaître l'importance du corps des travailleurs sociaux alors que le besoin est prégnant. Enfin, j'ai compris à l'ENTSS que le diplôme ne fait pas le métier, mais complète la vocation. Ma motivation à aider mon prochain a augmenté. Le comportement sur le terrain fait qu'un TS ne sous-estime point les populations, il apprend à les écouter pour comprendre leur valeur culturelle et leur besoin afin d'évaluer les pistes d'autonomisation ou de changement exprimé à la lumière des diagnostics préétablis dans le milieu. Et en tant qu'aspirant au développement sociétal de mon pays, je sais que la valeur n'attend point le nombre des années, chaque Travailleur social est un acteur incontournable de la société, il nous appartient donc de valoriser les mérites de notre profession ».

***Cependant, si chaque département ministériel demandait le service de deux travailleurs sociaux chaque année, les multiples problèmes sociaux seraient atténués***. Nous pointons du doigt certains ministères qui pourraient être de potentiels employeurs des travailleurs sociaux.

Ministère de la Santé et de l'Action sociale ; Ministère Forces armées ; Ministère Garde des Sceaux ; Ministère de la Justice ; Ministère des Affaires étrangères et des Sénégalais de l'Extérieur ; Ministère de l'Intérieur ; Ministère des Infrastructures, des Transports terrestres et du Désenclavement ; Ministère de l'Économie, du Plan, et de la Coopération ; Ministère de la Fonction publique et du Renouveau du Service public ; Ministre de la Femme, de la Famille, du Genre et de la Protection des Enfants ; Ministère de l'Agriculture et de l'Équipement rural ; Ministère des Collectivités territoriales, du

Développement et de l'Aménagement des Territoires ; Ministère de l'Éducation nationale ; Ministère de l'Enseignement supérieur, de la Recherche et de l'Innovation ; Ministère du Développement communautaire, de l'Équité sociale et territoriale ; Ministère du Développement industriel et des Petites et Moyennes Industries ; Ministère du Travail, du Dialogue social et des Relations avec les institutions ; Ministère de Environnement et du Développement durable ; Ministère des Sports ; Ministère de l'Urbanisme, du Logement et de l'Hygiène publique ; Ministère du Commerce et des Petites et Moyennes Entreprises ; Ministère de la Culture et de la Communication ; Ministère de la Jeunesse ; Ministère de la Microfinance et de l'Économie sociale et solidaire ; Ministère de l'Emploi, de la Formation professionnelle et de l'Artisanat ; Ministère de l'Artisanat et de la Transformation du Secteur informel.

Dans tous ces départements, les travailleurs sociaux ont leur place et leur expertise à démontrer. Chapeau aux pionniers du travail social, à tous ceux qui agissent dans le secteur !

# Références bibliographiques

**Clémentine ABT « l'image de la médecine chez les médecins romanciers du XIXe et du début du XXe siècle ;** Thèse présentée à l'Université Claude Bernard – Lyon 1 Et soutenue publiquement le **6 octobre 2015** pour obtenir le grade de Docteur en Médecine Par **Clémentine** http://portaildoc.univ-lyon1.fr

**Léon Anderson et David a. Snow «** L'exclusion sociale et le soi : une perspective d'interactionnisme symbolique » University of California – Département de sociologie et d'anthropologie Ohio University thens, OH 45 701, USA anderson@ohio.edu Département de sociologie, dans Sociologie et Sociétés, 19 juillet 2004.

**Pages, Jean Baptiste** : Communiquer entre personnes en groupe, Toulouse Cedex ed Privat, 1990.

**J.P. Deslauriers et Y. Hurtubise** : Introduction au travail social, 2e édition, P.U. Laval, 2007

**Clément MERCIER/Département de service social Université de SherbrookeRéjean MATHIEU École de travail social Université du Québec à Montréal** « Le travail social : nouveaux enjeux, nouvelles pratiques, dans Nouvelles pratiques sociales, 02 octobre 2002

**Richard Morin et Michel Rocheford** « quartier et lien social : des pratiques individuelles à l'action collective », 1998

**Lena D. Ndiaye** dans Reflets Revue ontaroise d'intervention sociale et communautaire, 28 juin 2007 « Le service social au Sénégal : recherche d'un sens ou histoire d'une réception »

**Collette Pierre et Gilles Deslille** : Le Changement planifié, Montréal, ed Agence d'Arc inc, 1984

**De Robertis et Pascal Henri** : L'intervention collective en Travail social, Paris, ed du Centurion, 1987

# 5

# Crises, calamités naturelles et vulnérabilité sociale. Enjeux et opportunités pour l'intervention sociale

Monsieur Moustapha MBODJ[1]

Les sociétés actuelles sont de plus en plus interpellées quant à leur capacité à gérer les crises et calamités naturelles, qui semblent relever plus de causes structurelles que conjoncturelles. En termes d'intervention sociale, on entend par crise un moment de retournement, ou simplement la perte de pertinence des dispositifs mis en place par les autorités pertinentes, pour parer à tous risques de basculement vers des formes de vulnérabilités pouvant subvenir dans la vie de citoyens, à un moment ou un autre de leur vie, dans un espace social donné.

Dans le même registre, les calamités naturelles et autres pandémies, comme la COVID-19, participent de la croissance de l'historicité et se manifestent par le fait que les sociétés modernes devraient être capables de trouver, en leur sein, le référentiel qui donnera du sens à leurs actions. Elles disposent effectivement, grâce aux avancées scientifiques,

[1] **Professeur Moustapha MBODJ,** Enseignant-Chercheur en intervention sociale, Expert-Consultant en Analyse des politiques sociales, Fondateur et ex-directeur de l'ENTSS. -mbodjmoustapha2017@gmail.com

d'une capacité à modifier leur environnement, ce qui devrait changer normalement leur forte dépendance à des éléments extérieurs, dans l'orientation et leur choix en matière de politiques publiques.

En étudiant ces épiphénomènes sous l'angle des enjeux et opportunités, on accepte a priori le principe de James MIDGLEY, suivant lequel les forces économiques, sociales, culturelles et politiques restent des conséquences de l'action humaine, et peuvent être modifiées par la volonté humaine, de par la redéfinition de ce que Glenn DROVER appelle **« la citoyenneté sociale ».** Il s'agit pour les États-nations de repérer les incidences stratégiques de la mondialisation sur leur projet de société, de manière à structurer, de façon heureuse, leur articulation au marché mondial, dans le cadre donc d'un mode de régulation pluraliste.

Le fait est que les sociétés involutives dont le Sénégal, au sein desquelles le rapport salarial ne domine pas, sont confrontées à une double fracture qui inhibe tout effort en matière de gestion des risques et des calamités naturelles.

La première fracture relève du recul de l'État en termes de protection sociale, accentué par le repositionnement du rétro-libéralisme à partir de 1973, la protection sociale pouvant être définie comme « *l'ensemble des dispositifs de prévoyance collective et de protection, qu'une société accorde à ses membres, pour leur assurer et les aider à faire face aux principaux risques de l'existence* ». Le fait est que le contexte mondial actuel est celui d'une économie de l'offre, mise en place suite à l'instauration de la stratégie de relance par les investissements de Reagan, en réponse à la baisse du taux d'exploitation du fait des limites structurelles de l'État providence.

Il fallait en conséquence démanteler l'État providence, grâce notamment à un processus de déréglementation, qui propose de revenir à une conception plus étroite d'une politique sociale, confinée aux programmes sociaux limités au strict minimum, et sous-tendue par la valorisation des pouvoirs diffus de la communauté locale (décentralisation) et de la charité privée. Il est surtout question d'une étape, qui sera marquée par le dérèglement de la régulation monopoliste et étatique, dont le prétexte idéologique sera fourni à Reagan par la courbe de « Laffer », économiste de l'offre, dont les travaux sur la fiscalité vont permettre d'utiliser la modification du taux d'imposition des entreprises comme instrument principal de la reprise économique (Lessemann, 1988).

En réalité, on va s'atteler à la mise en place du système commercial ouvert, conformément à la principale norme du Marché mondial qui prône « Une ré-articulation du social et de l'économique, avec l'affirmation d'une norme de limitation des dépenses sociales et la mise en place de nouveaux moyens d'intervention. »

Il est question en définitive, d'un nouveau référentiel global qui va définir dès lors la représentation que chaque espace national va se faire de son rapport au monde, à un moment donné et qui va par ailleurs baliser le champ intellectuel au sein duquel vont s'organiser les conflits sociaux, les modalités de gestion des crises, des risques et de l'exclusion sociale.

Ce nouveau référentiel va se superposer dans les pays africains francophones à un mode de régulation d'ensemble relevant d'une perspective résiduelle, axé sur le culte de l'individualisme, le système assurantiel et la limitation des risques couverts, en réalité un « prêt-à-gérer, installé dans tous ces pays, sur la base des recommandations de la Conférence de Brazzaville de 1944. Ce dispositif de gestion des risques ne concerne en réalité que moins de 20% des populations, au détriment de 80% d'entre elles ne bénéficiant que de l'assistance sociale, et principalement en cas de sinistres ou de calamités naturelles.

À tout cela vient s'ajouter le fait que dans le principe, le modèle de croissance relevant du libéralisme économique, faiblement régulé par nature, génère, en dehors de tout parti-pris idéologique, une impressionnante marginalisation de larges couches de la population, qu'il rejette, résignées ou chargées de révoltes potentielles.

Tout cela se traduit en termes d'attitudes par des positionnements sociétaux, qui épousent les contours de groupes sociaux suivant leur appropriation ou non des buts et des normes d'une société. Il se trouve cependant que les buts et normes, imposés aux sociétés africaines, relèvent d'un dispositif extraverti, au service d'un système d'exploitation néocolonial, fragilisé par ailleurs par les normes du marché mondial, dont le premier prône justement une ré-articulation du social et de l'économique, avec l'affirmation **d'une norme de limitation des dépenses sociales** et la mise en place de nouveaux moyens d'intervention.

La deuxième fracture relève du choix de l'approche stratégique empirico-rationnelle par les Autorités à chaque fois qu'il est question de mettre en place des programmes de gestion de l'exclusion sociale, des crises et calamités naturelles. Le résultat net se traduit par la mise en place de programmes aux antipodes d'une dynamique de développement durable et non de politiques sociales, avec des indicateurs d'incidence politiquement rentables certes, mais sans impact aucun sur les problématiques en cause, encore moins sur les populations.

Et pourtant dans un pays comme le Sénégal, le Code général des Collectivités territoriales indique clairement un mode de gouvernance qui prône une nécessaire revitalisation de la société par le bas et une approche stratégique consensuelle, puisque les collectivités territoriales sont entièrement responsables du devenir de leur espace social, même si l'État garde toujours par devers lui les cordons de la bourse.

En vérité, les enjeux en la matière sont assez précis, car il s'agit simplement de mettre en cohérence les dispositifs obsolètes hérités de la colonisation, donc au service d'un autre projet de société, et cela dans tous les domaines, à la lumière de la COVID-19. Le second enjeu a trait à la troisième norme du marché mondial, puisqu'il est justement question de revoir les rapports entre l'État et les collectivités territoriales, d'autant qu'en matière d'intervention sociale, les problèmes sociaux doivent être traités par les structures les plus proches des populations.

En définitive, force est de constater que tout cela se traduit par une exclusion sociale massive de populations, du fait d'approches stratégiques peu ou pas du tout inclusives, conçues et opérationnalisées par des opérateurs intellectuels ayant consciemment ou non atteint leur seuil d'incompétence, du fait d'une méconnaissance manifeste ou alors voulue, des nouvelles normes du référentiel des politiques publiques au Sénégal comme le Plan Sénégal Émergent (PSE) et le Code général des Collectivités territoriales (CGCT).

En conséquence, les succès obtenus par les pays africains, surtout francophones par rapport à la COVID-19, relèvent non pas de la pertinence des dispositifs de prise en charge des malades, mais bien de l'immunité collective, résultat imprévu des programmes de prophylaxie spécifique mis en place par le colonisateur de 1930 à 1970, à travers l'option bien connue pour une médecine de masse.

En optant pour un renforcement de la résilience des populations à travers le programme d'appui alimentaire par exemple, l'État du Sénégal a prouvé sa capacité à poser un diagnostic correct de ce qui n'est, somme toute, qu'une grippe, en permettant aux Sénégalais démunis de renforcer leur potentiel immunitaire. Il est vrai qu'une grippe, quelle que soit sa forme, pose avant tout un problème de terrain.

Les crises restent malgré tout de simples moments de retournement, inhérents au fonctionnement de toute société, pour n'être que des occasions (guerres ou pandémies) de remettre en question le mode de fonctionnement de nos dispositifs de reproduction sociale et c'est peut-être l'occasion de revoir les dispositifs de protection sociale, en intégrant bien entendu la protection des revenus dans la liste des risques. Le processus de mise en œuvre passe par la prise en compte des éléments que sont la santé, la famille et la communauté.

**La santé,** considérée ici comme un objectif, est définie par l'Organisation mondiale de la Santé comme « un état de complet bien-être physique, mental et social et pas seulement l'absence de maladie ou d'infirmité ».

**La famille**, retenue comme la principale unité d'intervention, est définie comme « le contexte et le moyen par lequel la société transforme le milieu et aide chacun de ses membres à épanouir ses potentialités :

1. en assurant un contexte de vie qui permet à chaque membre de développer ses capacités d'insertion dans la vie sociale, en tant que droit humain et dans les processus de décision à tous les niveaux de promotion de la bonne gouvernance ;
2. en adaptant ses moyens de protection contre la violence domestique et de solidarité de manière à permettre l'épanouissement optimal de tous ses membres ;
3. en développant de manière dynamique, les aménagements permettant la création d'opportunités égales dans l'accès aux ressources financières, à la protection sociale et à la sécurité sociale pour tous ses membres.

4. Contrairement au ménage qui est défini comme un ensemble d'individus qui partagent la même résidence et le même repas, définition somme toute très restrictive, la famille, en tant qu'unité d'intervention, est définie comme un ensemble de personnes qui partagent la même résidence ainsi que l'alimentation, mais également et surtout les questions de santé, d'éducation et/ou de formation, de conditions de travail et/ou de vie et l'habillement.

**La communauté** dont l'implication est souhaitée à divers titres peut désigner :

« Une collectivité fortement intégrée, dans un espace social délimité où existe une organisation de vie sociale, fondée sur des réseaux d'entraide ouverts ».

En termes d'intervention sociale dans des pathologies comme la COVID-19, on peut retenir deux champs de pratiques, en lieu et place de propositions :

- Un premier champ de pratiques concerne les trois axes d'intervention que sont la conscientisation et la sensibilisation des personnes et des familles, le renforcement des structures sociales locales de traitement des problèmes sociaux et la mobilisation des communautés sensibilisées au contenu autour de la pathologie.
- Le deuxième champ de pratiques concerne les personnes infectées et les cas contacts, par l'utilisation des techniques de soutien et d'orientation.

S'il fallait conclure, nous dirions qu'il convient d'assurer autant d'attention à l'élaboration d'un mode de régulation d'ensemble, qu'on en consacre pour concevoir la politique économique dans un espace social donné, pour autant qu'on se présente comme un pays indépendant.

En définitive, l'accent sera mis sur les déterminants sociaux de la santé, qui seraient pris en charge par une politique d'action sociale proactive, qui tourne le dos à l'assistanat social, avec des travailleurs sociaux spécialisés en matière d'intervention auprès de communautés territoriales entre autres, pour la mise en place de politiques de prévention basées sur la prophylaxie sociale.

Pour ce qui concerne les calamités naturelles, les épidémies et pandémies, elles devraient constituer des composantes essentielles de tout projet de société de manière à fortifier la Nation en tant qu'unité sociale.

# Éléments de bibliographie


**AUDIBERT, Andrée**, 1977. « *Le service social en Afrique francophone dans une perspective de développement* », thèse de doctorat, Paris, Sorbonne, 594 pages.

**BACHRACH, Peter et BARATZ, Morton**, Decisions and non-decisions : An Analytical Framework, in the American Political Science Review, vol. LVII, n°3 Sept. 1963.

**BLAIS, André,** 1980. « Orientation de la Recherche, dans Introduction à l'Analyse des politiques », Québec, PUL, pp. 55-104.

**BÜRGENMEEIR BEAT**, 1990. « Plaidoyer pour une économie sociale »-Paris, Economica.

**BURDEAU, G.** 1979 *Le Libéralisme*, Paris, Seuil, Coll. Points-Politiques.

**DOCKES, P** ; et Bernard ROSIER, 1991 « *L'histoire ambiguë*, croissance et développement en question », Paris, PUF, 335 pages

**DUCHEMIN et SERVOIN, F**, 1980 « Inégalités et solidarité »s, Paris, ESF, 180 pages.

**CHOUALA, Yves Alexandre**, 2000. « Existe-t-il des politiques publiques en Afrique ? Une discussion à partir du terrain camerounais », Groupe de Recherches Administratives, Politiques et Sociales, Université de Yaoundé II.

**CHRISTIAN Jetté et Geneviève SHIELDS**. 2010. » Le développement de l'Économie sociale au Québec : Territoires et interventions. Québec, Édition Saint-Martin, 223 pages.

**COLEMAN, James, S**, 1975. "Problem of conceptualisation and measurements in studying Policy Impacts, in Public Policy Evaluation", London, Beverly Hills, SAGE. Publications.

**CRENSON, Mathew, A.**, 1971. "The Un-Politus of Air Pollution, a Study of Non-decision in the Cities", Baltimore, the John Hopking Press,

**DAHL, Robert**, 1973. « L'Analyse Politique Contemporaine », Paris, Laffont, 2ème Édition

. **Daniel GAXIE et Pascal LABORIER,** 2003. « Des obstacles de l'évaluation des actions publiques et quelques pistes pour tenter de les surmonter », in Être gouverné. Études en l'honneur de Jean LECA (Sous la direction de P. FAVRE, J. HARWARD et Y. SCHEMEIL), Presses de Science po, Paris,

**DOCKES, Pierre et ROSIER, Bernard,** 1983. « Rythmes économiques : Crises et changement, une perspective historique », Paris, La Découverte/Maspero, 1983, pp.222-292.

**DOCKES, P ; et Bernard ROSIER**, 1991 « *L'histoire ambiguë* », croissance et développement en question, Paris, PUF, 335 pages.

**DORE, Gérald**, « La politique sociale comme pratique de classes », Thèse de Doctorat en sociologie, Québec, Laval, 1978, 510 p. : 1-38

**DOWNS, A.,** 1957. "*An Economic Theory of Democracy*", N.Y., Harper and Row,

**DUCHEMIN et SERVOIN**, F, 1986. « Inégalités et Solidarités », Paris, Éditions ESF.

**DUMONT, L.** « *Préface* » dans POLANYI, K., « La grande transformation, aux origines politiques et économiques de notre temps », Pairs, Gallimard, 1983.

**MBODJ, Moustapha**, 1991. « Essai de synthèse Doctorat en Service social : La politique sociale », Université Laval, École de Service social, Québec, Canada, 88 p.

**MBODJ, M.** 1992. « Les mouvements de solidarités dans la production des politiques sociales en Afrique Noire Francophone, éléments d'une politique sociale alternative ». Communication au 3e séminaire international interdisciplinaire sur le Développement local et Développement social, Québec, U. Laval, 18 pages.

**MBODJ, Moustapha.** Hiver 1991. « La Méthodologie de la recherche historique dans l'analyse des politiques sociales » Séminaire de doctorat II, SVS-63936, Université Laval.

**MBODJ, Moustapha. 1985.** « Pour une participation effective du monde rural aux projets de développement : approche méthodologique de deux projets du Bassin Arachidier sénégalais », mémoire de Diplôme des Hautes Études en Pratiques Sociales, Collège Coopératif Provence-Alpes-Côte d'Azur, Université d'Aix-Marseille II, Aix-en Provence France.

**MBODJ, Moustapha.** 2015. « Évaluation du niveau d'inclusivité, incluant la dimension genre, des politiques publiques au Sénégal. », Dakar, Organisation des Nations unies pour l'Éducation, la Science et la culture.

# 6

# Face à la pandémie de la COVID-19 ; la capacité de résilience : une autre manière de repenser le travail social au Sénégal.

**Monsieur Youssoupha FALL**[1]

## Introduction

La ***pandémie de COVID-19*** est d'abord une épidémie d'une maladie infectieuse émergente, appelée la maladie à coronavirus 2019 ou la COVID-19, provoquée par le coronavirus SARS-CoV-2, apparue à Wuhan dans le centre de la CHINE, le 17 novembre 2019, dans la province de Hubei (en Chine centrale), avant de se propager dans toutes les mégalopoles du monde. Sa survenue, son expansion et sa déclaration par l'***OMS***, le 11/mars/2020 comme ***pandémie*** sont révélatrices de la vulnérabilité et de la fragilité des villes comme DAKAR, marquée par une forme de sauve-qui-peut, de débandade à l'image des grandes capitales africaines comme le Caire, Abidjan, Johannesburg, Nairobi Kigali, Lagos, etc. Toutes ces grandes villes qui ont connu une croissance urbaine remarquable sont devenues des cités

[1] **Monsieur Youssoupha FALL**, Psychologue, formateur à l'ENTSS.

métamorphosées et des champs fertiles de propagation par excellence de la COVID-19, où les populations étaient obligées de développer beaucoup de résilience afin de limiter la vitesse de propagation du virus.

En effet, Dakar est à l'image des mégavilles qui émergent aux quatre coins de la planète, dont les taux de croissance urbaine sont de l'ordre de 95% ; au Sénégal près de 74 % de la population urbaine se retrouve dans les villes[2]. En outre, la problématique des villes africaines comme Dakar et leur structuration en termes d'espace dynamique de vie, de socialisation, d'économie urbaine et de culture de survie, par opposition au village, revêt une importance particulière dans un contexte de gonflement démographique. La ville africaine, en perdant son âme avec une concentration des infrastructures de mobilité et des interactions, est devenue un vecteur puissant de la propagation du Coronavirus.

À côté de cette double explosion liée à la croissance urbaine et à la pandémie du coronavirus, comme par enchantement, les « oracles de fortune et les statistiques partisanes et farfelues » prédisent la récession économique, l'hécatombe en Afrique. Dans la plupart des pays d'Afrique, les stratégies de résilience et de relance naissent et se développent face aux chocs physiques, économiques et psychologiques occasionnés par la crise de COVID-19 dans nos pays. Qui plus est, la FAO, en collaboration avec l'Agence Nationale de la Statistique et de la Démographie (ANSD), a mené une étude visant à comprendre la capacité de résilience et ses déterminants au Sénégal. L'analyse a démontré que : la capacité de résilience des ménages sénégalais est fortement influencée par des conditions de logement sûres, un bon accès aux services de base (tels que les marchés et les hôpitaux) et aux actifs productifs (la terre et le bétail). ANSD/FAO[3].

Ainsi, des actions concrètes sont mises en place, tout en s'appuyant sur ce qui est déjà en cours d'exécution dans le pays. En effet, pour atténuer les effets de la COVID-19 sur l'économie nationale, l'État a mis en place un ***PROGRAMME de RÉSILIENCE ÉCONOMIQUE et SOCIAL (PRES)*** afin de « renforcer le système de santé et soutenir les ménages, la diaspora, les entreprises et leurs salariés ». À la lumière de nos propos précédents, on assiste à une forme de pratique d'influence.

---

[2] Agence Nationale de la Statistique et de la Démographie (2018*) « étude géomorphologique du Sénégal, Rapport,*

[3] ANSD, FAO (2018*) : Agence Nationale de la Statistique et de la Démographie/ Rapport 2018, Dakar*

Une pratique d'influence capable de séparer la détresse sociale et la souffrance psychique intriquées.

Il me paraît maintenant nécessaire d'analyser le champ fertile de la propagation du virus pour repenser le rôle et la place de ce qu'il est convenu d'appeler « le travail social » dans un espace médical intégré.

Le moment est venu de se rendre compte que la crise du coronavirus est aussi une crise institutionnelle, un effondrement des structures de santé et des soins dont les conséquences naturelles sont le cloisonnement des pratiques médicales et sociales. J'emprunte ici à **Guy Le BOTERF** *que* [4] :

> « Dans les réseaux de santé dédiés au traitement d'une pathologie complexe, comme celle du Sida, la problématique d'intervention est nécessairement transversale. Il est nécessaire de raisonner avec une multitude de contraintes (médicales, sociales, juridiques, psychologiques, matérielles...) qui doivent être toutes prises en compte, mais entre lesquelles il faut négocier ».

Cela me conduit à analyser de manière plus théorique les enjeux de la reconfiguration de l'espace d'intervention, les règles du jeu et les comportements des différents acteurs.

## I. Enjeux de la reconfiguration de l'espace d'intervention

Tous les espaces d'actions et de vie évoluent, se transforment, subissent différentes influences, sont sujets à des pressions et connaissent, à l'occasion, des transformations sociales internes et externes pendant des situations de crise. Dès lors, il est possible, pour le travailleur social, de légitimer sa pratique d'influence et de comprendre que, dans une période de crise, il faut un guide, un leader fort capable de galvaniser et d'entreprendre. Mais quoiqu'il puisse paraître moins aisé, aussi difficile, il faut analyser ces transformations autrement que dans la négociation et les changements. Cette négociation et ces changements peuvent être plus ou moins importants et sont perçus à

---

[4] Guy Le BOTERF (2013) *: « Travailler en réseau et en partenariat : comment en faire une compétence collective »,* édition Groupe EYROLLES

plusieurs niveaux : politiques, économiques, technologiques, idéologiques, sanitaires, etc.

Ainsi, les transformations indues à la pandémie de COVID-19 par exemple, n'ont pas du tout été anticipées dans les politiques de santé et les programmes économiques à travers le monde. Elles se sont cristallisées avec la fulgurance de la pandémie qui a surpris plus d'un. Il est donc devenu au fil du temps un problème sérieux menaçant la capacité de survie de nos sociétés et notre capacité de résilience face à elles semble limitée.[5]

## 1. La capacité de résilience : entre adaptation et rupture

L'apparition de la pandémie du Coronavirus, COVID-19, et les catastrophes observées en termes de pertes en vies humaines, de crise économique et sociale sur toute la planète, donnent une occasion incontestée d'opérationnaliser le concept de résilience. La résilience est, à l'origine, un terme utilisé en physique qui caractérise l'énergie absorbée par un corps lors d'une déformation. Ce terme se définit comme l'aptitude d'un corps à résister aux chocs et à reprendre sa structure initiale. La notion de résilience s'oppose parfois à la notion de « *coping* » (en anglais *to cope = se débrouiller, s'en sortir, faire face, s'ajuster*). La résilience permet de dépasser son état actuel. Elle serait le résultat de multiples processus qui viennent interrompre des trajectoires négatives et contrer la vulnérabilité psychologique liée à l'histoire traumatique de l'individu.

Elle a été popularisée et médiatisée à la fin des années 90, par le célèbre neuropsychiatre et psychanalyste, **BORIS CYRULNIK**. Comme il le pense auparavant, on parlait d'« invulnérabilité, maintenant la résilience est adaptée aux capacités qu'un individu possède pour surmonter les épreuves de l'existence et se développer en dépit de l'adversité, c'est l'art de naviguer dans les torrents »[6].

---

[5] Céline Santini, *(2018) : l'art de la résilience,* éd. First, Kintsugi

[6] Marie Anaut :(2015). *Psychologie de la résilience.* Paris, éd. Armand Colin, Collection Cursus.

[6] Hélène Lefebvre, Bernard Michallet, (sous la direction de). (2009-2010), *Résilience : pour voir autrement l'intervention de réadaptation. Revue Développement humain, handicap et changement social,* vol. 19, n° 1. 2011, 214 pages (ISSN 1499-5549).

Être résilient consiste donc à se servir de ses difficultés pour rebondir encore plus haut et plus loin, puis en ressortir plus fort et grandi. La résilience est une pratique de l'esprit. Elle se construit et se développe par la réflexion, ainsi que par l'action concrète et consciente. Actuellement, des groupes de travail étendent le concept à d'autres situations.6. On peut dire d'une personne qu'elle est **résiliente** lorsque, plutôt que de nier les évènements ou de s'enfoncer dans la tristesse et la dépression à cause d'eux, elle parvient à y faire face, à ressortir plus fort de ses expériences, à rester optimiste et confiant en la vie. La résilience reste donc un processus en construction permanente, à différentes échelles, en vue de maintenir ou de bâtir la capacité de rebond d'une organisation. Elle constitue une trajectoire qui englobe une période d'anticipation des risques multisectoriels (sanitaire, alimentaire, économique…).

On peut donc la comprendre comme : la capacité de l'humain à se reconstruire après une ou plusieurs épreuves douloureuses. Spontanément, on pense évidemment à des aspects plutôt personnels de la vie, tels qu'un deuil, une rupture, etc. Et s'il est vrai que la capacité à être résilient nous aide à traverser ces peines, la résilience apparaît aussi en milieu professionnel, aidant à aller au-delà des conflits et du chaos, comme ce fut les cas dans beaucoup d'espaces de vie et des structures de santé.

À l'échelle du continent et particulièrement à Dakar, du mois de mars au mois de mai - juin 2020, des mesures drastiques ont été prises par les autorités administratives et religieuses avec le couvre-feu, l'état d'urgence, la fermeture des espaces de convivialité comme les mosquées, les églises et les marchés comme espace ont été abandonnés et/ou peu fréquentés par les populations. Face à la résistance des changements imposés aux populations confinées chez eux par les nouvelles mesures drastiques, les militaires et les policiers se sont emparés des rues et des quartiers déserts. Tout se jouait à l'intérieur des maisons et des espaces de vie où se sont cristallisés, sous forme de violences basées sur le genre, les rixes familiales, les silences et les évitements dans la promiscuité, les traumatismes multiformes et la privation de la mobilité.

Pour plusieurs experts, cette aptitude de résilience passerait par différentes phases.

- Refus de la victimisation : une personne résiliente refuse d'être condamnée au malheur, malgré son passé. Elle ne se positionne pas en victime.
- Rêve et défi : la personne veut s'en sortir et ose rêver d'un futur meilleur, malgré les difficultés présentes ou à venir.
- Légère présence de déni : la personne se crée un personnage fort ; elle veut se faire voir comme telle par son entourage et refuse la pitié des autres, malgré une possible fragilité.
- Humour : tendance à l'autodérision face aux difficultés. Pensons seulement à ces personnes qui font de l'humour avec leur handicap ou à la suite d'une faillite, par exemple. Nous connaissons tous des gens qui, malgré leur lot d'épreuves parfois quasi insurmontables, réussissent à maintenir un équilibre. Ils semblent même plus forts que bon nombre d'entre nous. Comme on le constate dans nos villes et campagnes, la plupart des populations n'ont pas cru à la fulgurance du virus et vivaient leur vie au quotidien, heureuses, et sans se soucier des mesures barrières avec des propos de circonstance :

  > « C'est une nouvelle invention de l'homme blanc ; on meurt toujours de quelque chose ; le virus est virtuel ; il ne survit pas sous la chaleur des Tropiques, etc. ».

  On se dit parfois : comment se fait-il que les populations arrivent à être heureuses et insouciantes, en dépit de ce qui leur arrive ?

En outre, sous l'influence d'un fatalisme béat et de préjugés biologiques, certains Africains, vivant sous les Tropiques, voire des Sénégalais, estiment être plus robustes et plus résistants au virus psychologiquement et physiquement que les autres personnes de race blanche. Que notre environnement est surprotégé par nos sains et divinités qui nous précautionnent de toutes les calamités au point de développer une forme de résilience atypique et mystique. Comme le souligne **Hélène Lefebvre**, cette résilience développée nous met en face de la COVID-19 et nous situe dans une posture de leader.

## 2. La résilience face à la crise du Coronavirus ou la COVID-19

À la suite de l'urgence en santé publique créée par le Coronavirus, l'humanité s'investit en ce moment même dans une orientation de résilience pour ses systèmes sanitaires, sociaux, économiques… pour faire face à la pandémie. Comme le dit **Bruno Hum Beeck,** psychopédagogue :

> « Depuis le début de la crise du coronavirus, on entend beaucoup parler confinement, de pandémie, mais aussi de résilience. Les pays doivent être résilients, l'économie doit être résiliente, les gens doivent être résilients. »[7]

Attention, ce n'est pas quelque chose de simple. Un traumatisme, c'est quelque chose qui nous donnerait l'envie de mourir, de ne pas être né. C'est une situation de laquelle on a l'impression que l'on ne peut pas se sortir. La résilience, c'est donc la manière de dépasser ce qui nous donne envie de mourir, individuellement et collectivement.

Toujours, pour **BRUNO HUMBEEK**, les mécanismes de la résilience se déroulent en trois étapes.

Tout d'abord, la quête de liens : on se rassemble, on voit que les liens changent, ils se recréent, certains se solidifient, on s'intéresse plus aux univers des autres. La ville nous parle et nous surexpose à la pandémie de COVID-19. En effet, la promiscuité sociale, la cohabitation des comportements urbains et ruraux, la « villagisation » des villes, les problèmes environnementaux (pollution, inondations, salification des eaux du fleuve, érosion côtière) et sociaux (accès à l'eau, électricité, emplois, 60% de la population urbaine d'Afrique vit dans la promiscuité des bidonvilles).

Ensuite, il y a la quête de sens : on cherche à trouver le sens de ce que l'on vit, à sortir de l'idée que ce que l'on vit est absurde (pas logique, impossible). C'est ici que l'on voit de nouveaux mots apparaître dans notre vocabulaire et de nouveaux comportements gestuels. Beaucoup de mutations ont été constatées sur le plan commercial et économique. Des maisons de commerce et de négoce se sont transformées en souks de fabrications de masques et de gel alcoolisé. C'est ainsi qu'à Dakar, un nouveau langage urbain est apparu « **dafa korona** », « **dama con fine », « toogal sa kër », « demunu fenn** », **« Jamono korona », « bébé corona », « restez chez vous »,** etc. Beaucoup de personnes, surtout certains jeunes sans-emploi habitués de « Grand-Place », s'enfermaient dans les maisons en passant des nuits blanches sous la contrainte du temps et du désœuvrement. D'autres

---

[7] Bruno Humbeek (2020) *: Être et conscience / Les outils de la résilience (*livres illustrés par Maxime Berger), Ed. Mols, coll

jeunes se délectaient en course poursuite avec les forces de l'ordre comme un jeu avec le pouvoir et une forme de résistance pernicieuse. Les plus nantis pouvaient se permettre de faire des jeux en famille, de faire des commandes de repas et de denrées avec livraison à domicile avec de nouvelles entreprises de distribution comme les « **thiak-thiak, Sama louma, Rapidos** », de regarder des films sur Netflix ou de participer à des soirées en direct et les poster sur Instagram. Jamais les prêcheurs, les artistes et musiciens en chômage involontaire n'avaient autant utilisé des médias sociaux pour toucher leur auditoire virtuel avec les messes du carême chrétien ou les prédicateurs musulmans par de grandes conférences religieuses durant le ramadan, émission musicale « **Fiitey** » de Youssou Ndour. Quatre à cinq mois après, la folie humaine est en phase d'emballement en milieu urbain avec des populations en extase après la sortie du confinement pour ne pas dire celle de prison.

Enfin, la troisième étape, c'est la quête de significations. En fonction de notre âge, on va trouver des significations, des causes différentes. Certaines personnes tombent dans un fatalisme béat confiant leur sort au bon Dieu ne supportant plus le port du masque qui les étouffe et qui fait mal aux oreilles, d'autres se barricadent au point de perdre leur raison. Même les évènements les plus sacralisés comme les baptêmes, les cérémonies mortuaires, les enterrements, les rapports avec la dévotion revêtent un autre visage. Dans un passé récent, ces évènements célébrés avec faste sont réduits à leur plus petite expression. Désormais, les enfants sont baptisés dans les alcôves des cliniques, les condoléances sont reçues dans les cimetières, etc.

Ce qui ressort de cette analyse montre que la crise actuelle nous a imposé d'être résilients. Oui ! Parce que le choc est trop fort. On vit une expérience dont on va tous se souvenir. On ne peut plus faire comme si rien ne s'est passé. On est obligé d'être résilient, au moins collectivement et au mieux individuellement. Ainsi, de nouveaux rituels se sont incrustés dans les mœurs notamment : le port du masque, le lavage des mains avec une solution alcoolisée, les actes barrières, la distanciation sociale. La résilience entraîne donc un changement, une fois que la crise actuelle sera terminée, nous ne serons plus tout à fait les mêmes, aussi bien sur le plan physique que sur celui psychique. Sur le plan physique, le masque fait partie des panoplies vestimentaires. Et sur le plan psychologique, la plupart des populations sont emprises à une peur d'angoisse, on s'interroge sur le comment se recréer, se reconstruire. En exemple, la crise aidant, dans notre imaginaire populaire, les grandes personnes jouissant d'une certaine notoriété au sein des familles, évoluent maintenant dans une ambiance suspicieuse réciproquement entretenue. Avec la COVID-19, elles font peur et se font peur au point de « se barricader » dans leur univers déjà marqué par un certain nombre de pertes : perte de sa beauté, de la joie de vivre, de sa puissance, de sa santé, de ses relations, de sa confiance et même de sa capacité de résilience, etc. C'est le principe d'une résilience bien comprise : on change et on abdique.

Maintenant, comment recréer, reconstruire la vie après la COVID-19 ? Il s'agira tout simplement de puiser parmi nos ressources, celles qui permettent de faire preuve de résilience : l'imagination, l'humour, la créativité qui sont des mécanismes du processus de résilience.

Les différentes étapes traversées par une personne résiliente sont généralement :

- Une révolte intérieure contre le malheur *: « Je ne dois pas me laisser atteindre par ça, je dois trouver une solution. »*
- Un défi lancé à soi-même : *« Si je parviens à m'en sortir, je vais accomplir tel ou tel rêve. »*
- Une envie de se montrer fort et endurant devant l'entourage, même lorsqu'on se sent faible et au bout du rouleau.
- Un bon sens de l'humour : plutôt que de s'apitoyer sur son sort, la personne résiliente aura tendance à plaisanter à propos de son traumatisme, à ne pas se voir comme une victime, à toujours se comparer aux individus qui ont moins de chance.
- Une pratique qui permet de canaliser les émotions ; de la spiritualité ou d'un sport extrême, la personne résiliente trouve généralement un moyen d'exprimer son ressenti de manière plus objective, ce qui lui permet ensuite de pouvoir passer à autre chose plus facilement.[8] (15)

À noter aussi que nombreuses sont les personnes résilientes pouvant entrer dans une phase de création (écriture, ermitage, piété, voyance, peinture, dessin). Une façon d'exorciser le malheur, de sortir des sentiers battus et de marquer indirectement leur différence. C'est le cas de nos artistes, marabouts et faux dévots, et hommes de culture qui pendant la période de COVID-19 ont fait preuve d'imagination en inondant la ville de graffitis, de slogans, de gags, de poèmes, de

---

[8] Bruno Humbeeck.2020 *« Être et conscience / Les outils de la résilience »* (livres illustrés par Maxime Berger), Ed. Mols, coll

charlatanismes et messages… dans toutes les langues du pays et dans tous les sens. Ceux qui les utilisent s'en sortent mieux et s'en sortiront mieux après, aussi. La confiance en soi, des liens forts avec les autres, la capacité de chercher du sens, de la signification, cela aide à être résilient.

### *a. Principes de base*

Comme le souligne la Dr Tina Montreuil, professeure adjointe au département de psychopédagogie et counseling de l'Université McGill : « Actuellement, la COVID-19 nous donne l'opportunité de développer notre résilience. Mais il faut tout de même avoir quelques prédispositions. » Comment l'acquérir et la développer ?

> « La résilience n'est pas un concept fixé dans le temps, poursuit la Dre Montreuil, il y a un contexte, un environnement. Une personne peut être résiliente face à une épreuve, la pandémie, par exemple, mais ne pas être résiliente face à une rupture amoureuse. Tout dépend de notre bagage. Quant à la gravité de l'épreuve, elle n'est pas objective. C'est différent pour chaque personne. »

En d'autres mots, ce qui semble une épreuve pour quelqu'un peut être quelque chose de banal pour d'autres.[9]

Par contre, pour la psychologue **PASCALE BRILLON**, ph. D. Psychologue clinicienne spécialisée en stress et en deuil post-traumatique et du traitement de l'anxiété, aime bien utiliser la métaphore du roseau qui ploie sans rompre pour décrire ce qu'est la résilience : « C'est notre capacité à pouvoir rebondir, à encaisser l'adversité et revenir à notre niveau de fonctionnement d'avant ». Par ailleurs, elle précise qu' « on est tous en train de travailler nos facteurs de résilience. Nous avons parfois tendance à confondre résilience et force de caractère. Or ce n'est pas exactement la même chose. Des gens qui disent "j'ai traversé cette épreuve sans rien ressentir, j'ai fait preuve de courage", ce n'est pas de la résilience, nuance-t-elle. Être résilient, c'est savoir faire preuve de souplesse émotionnelle et cognitive, c'est pouvoir reconnaître nos émotions, nos sensations physiques. Et notre tolérance à l'incertitude joue pour beaucoup. Est-ce que je peux être

---

[9] MONTREIL, T et Lepage, M. (2014). *Intervention de groupe cognitivo-comportemental manualisée pour l'anxiété sociale en premier épisode de psychose - Manuel du participant.*

bien maintenant, malgré ce qui se passe, malgré l'anxiété que je ressens ? Si oui, je fais preuve de résilience. »[10]

On l'entend et on le lit souvent, une personne résiliente traverse mieux les épreuves. Mais quelle va être sa position ?

### *b. Principes de position*

On ose croire qu'il n'est jamais trop tard de s'ajuster au réel. Dans le cas de la pandémie, est-ce que je peux même aller mieux qu'avant parce que l'épreuve m'a permis de revoir mes valeurs, mes choix, mes objectifs de vie ? Outre le fait que la résilience nous aide à dépasser des épreuves douloureuses de la vie, c'est aussi elle qui nous permet d'apprendre à nous adapter aux changements, qui nous rendent curieux, tenaces, empathiques, qui fait briller notre optimisme même lorsque beaucoup de choses vont mal.

La plupart des malades du coronavirus et même des personnes non infectées ont changé de paradigme de vie par rapport au port du masque, aux sempiternels salamalecs, à la fréquentation des lieux de culte et autres lieux de regroupement d'individus.

En fin de compte, notre expérience du confinement nous a aidé à reconstruire notre « VIVRE ENSEMBLE » autrement. Est-ce possible d'y voir des aspects positifs sans tomber dans le jovialisme ?

Sur le plan psychologique, nous ne sommes pas tous égaux face à la pandémie. Il suffit de naviguer sur les réseaux sociaux pour constater que certains vivent plus difficilement le stress lié au confinement. Pour les gens fragilisés, c'est plus difficile, confirme la D^re^ BRILLON :

> « Ça fait remonter des choses, ils réagissent plus fortement. Mais je dirais que la majeure partie des gens font preuve de résilience.
>
> Ce n'est pas vrai qu'on va tous avoir des problèmes lorsqu'on va sortir du confinement, estime quant à elle la D^re^ Montreuil. La plupart d'entre nous vont traverser ça sans trop de problèmes. »[11]

Y a-t-il des types de personnalité plus résilients que d'autres ? « Je ne le dirais pas comme ça, répond cette spécialiste. Il y a des prédispositions psychologiques. Et l'environnement immédiat va nous

---

[10] Pascale BRILLON (2004) *« Se relever d'un traumatisme : réapprendre à vivre et à faire confiance »,* 5ème ÉDITION : AMAZON.fr, Quebec - livres, 2004.

[11] Pascal Brillon, *idem*

aider à voir les choses plus positivement. ». Est-ce à dire pour autant que la résilience est acquise ou innée ? Évidemment, il n'existe pas de gêne de la **résilience**, ce qui veut donc dire que n'importe qui a les dispositions de développer cette capacité à faire face aux évènements. De plus, plusieurs facteurs jouent un rôle prépondérant dans la **résilience** face aux évènements. Toutefois, plusieurs études scientifiques ont mis en lumière que la production d'hormones euphorisantes (dopamine, sérotonine) est plus élevée, et ce, dès les premières heures de vie, chez certains bébés. Cela montre que nous n'avons pas tous les mêmes armes face à l'adversité. En effet, il est malgré tout fréquent qu'un individu qui aurait tous les préalables nécessaires pour être résilient sombre dans la dépression au moindre problème, alors qu'un autre développera des mécanismes d'autodéfense et une force de caractère lui permettant de se sortir de toutes les situations. [12]

Au demeurant, si le concept de résilience est bien accepté et utilisé, il est loin d'être perçu comme un signe d'invulnérabilité des différents acteurs intervenants. Même si par ailleurs, il présente néanmoins, face à leurs yeux, un moyen d'influer sur le pouvoir de décision, un avantage de véhiculer, un message, mieux encore un « réalisme de l'espérance ». Cette crise pousse vers une plus grande humanisation de la gestion, notamment de nouvelles formes d'organisation du travail et de vie dans les entreprises et un développement économique et financier plus soucieux de la nature, du genre et de l'équité sociale.

## 3. Quelques leçons tirées des transformations sociales renforçant le pouvoir d'agir des acteurs

La pandémie a mis en évidence des risques longtemps ignorés, notamment le caractère inadéquat des systèmes de santé, l'existence de failles dans la protection sociale et des inégalités structurelles. Elle a également révélé l'importance d'une santé publique de base, de systèmes de santé solides, d'une action sociale engagée et d'une bonne préparation aux situations d'urgences, ainsi que de la résilience des populations face à un nouveau virus ou à une pandémie. Ainsi, il est aisé de comprendre que les répercussions de la crise du coronavirus sur les individus et les lieux

---

[12] MORESCHI, Cécile (2018) : *« Canal vie, Comprendre l'anxiété de performance chez les enfants, (*N.D) (Description) »

de travail ont aussi largement impacté sur le pouvoir d'agir des différents acteurs impliqués dans la gestion de celle-ci[13].

La résilience professionnelle est plus importante que jamais en raison du climat professionnel actuel. Souvent, ce sont des acteurs mentalement et émotionnellement souples, qui n'ont pas de problème avec des qualités de personnalité contradictoires. Ils peuvent être forts et doux, sensibles et durs, logiques et intuitifs, calmes et émotionnels, sérieux et joueurs, etc. Effectivement pendant la crise de la COVID-19, on a vu une certaine complicité entre les différentes catégories d'acteurs (personnels soignants, travailleurs sociaux qui se sont coalisés) pour faire face à la pandémie.

Cependant, au sein de cette « union sacrée » la capacité d'agir des uns et des autres est largement entamée par des clivages, des querelles de clochers ou des querelles d'écoles, dont les divergences d'approches sont exagérément entretenues par les institutions dont ils relèvent. Pour une meilleure coordination, celle-ci passe nécessairement par la clarification des rôles de différentes catégories d'acteurs (États, collectivités territoriales, institutions locales, communautés…).

## 4. Cloisonnement institutionnel des rôles et dynamique des acteurs dans l'espace médical et de la prise de décision

Le phénomène de cloisonnement institutionnel dans les structures d'accompagnement des personnes du secteur sanitaire ou social est quasi inhérent à ces organisations. Le « travail social » centré sur la relation s'inscrit dans un scénario d'exclusion et une logique de rivalité entre acteurs. Les institutions d'aide à la personne, qu'elles soient sanitaires ou sociales, connaissent fréquemment des situations de tension interne qui aboutissent à des clivages entre groupes de professionnels. Ces situations clivées répondent à différentes nécessités qu'il nous importe de décliner comme autant de pistes explicatives d'un phénomène qui altère les relations humaines, mais également la qualité du travail accompli. [14]

[13] Octobre 2020, note de synthèse des Nations Unies : *La COVID-19 et la couverture sanitaire universelle.*

[14] SYLVAIN GAULTIER (20*) « les clivages institutionnels souffrances de l'entre soi au travail »*

## 5. Cloisonnement institutionnel, reconfiguration de l'espace médical et dynamique des acteurs

Assez souvent, les institutions sanitaires s'élaborent par corps de métier, mais aussi sur d'autres frontières plus contingentes, etc. Par conséquent, les clivages institutionnels peuvent s'établir en fonction de plusieurs lignes de démarcation : entre usagers et professionnels, entre différents corps professionnels, entre différentes équipes d'un même corps de métier ou à l'intérieur d'une même équipe en la scindant.[15]

Le clivage comme frontière peut nous évoquer les travaux d'**Anzieu**, autour de la peau comme enveloppe.[16] En posant une frontière et une rivalité entre groupes, le clivage engage à une lutte de domination où l'autre groupe est jugé comme hostile. Ce phénomène est nettement établi dans les relations entre travailleurs sociaux et personnels de santé (médecins, infirmiers, etc.) qui se disputent des champs de compétence. Pendant la gestion de la COVID-19, dans certains milieux d'accueil de malades et des accompagnants, les travailleurs sociaux ont été bousculés dans leurs tâches de consulting. Comme le dit **GAULTIER** : Des affinités entre collègues, des désaccords avec d'autres, un climat institutionnel « favorisant », des ambitions personnelles jugées contradictoires au groupe, etc. qui limitent et obstruent leur intervention avec les malades et renforcent les phénomènes de rétention.[17]

Une logique projective et paranoïde vient alimenter les craintes réciproques. De façon circulaire, chaque groupe sera perçu comme agresseur de l'autre tout en ayant pour lui-même le sentiment inverse d'avoir été agressé. Chacun se sentira victime de l'autre et s'en défendra en l'attaquant. Comme tout processus paranoïaque, l'agression sera déniée derrière la conscience d'être victime. Un des enjeux mimétiques de cette rivalité se retrouvera dans la position victimaire, convoitée par chacun et légitimant la violence de tous.[18]

---

[15] ( Delion, P. (2015). Clivage(s), *psychopathologie et institutions*. Le Carnet PSY, 5, 190, 49-51.DOI : 10.3917/lcp.190.0049

[16] Anzieu, D. (1985). *Le Moi-peau.* Dunod, Paris

[17]Mathieu, I., Gaultier, S. (2015*). Travailler avec les familles en maisons d'enfants à caractère social.* ASH, 2933, 30-31.

[18] Monod, G. (2013). *Clivages institutionnels et appropriation de l'enfant. Enfances et Psy, 3, 60, 116-126.*

Depuis Freud (1894), les mécanismes de défense sont définis comme des opérations automatiques indispensables au fonctionnement de notre psychisme. Ils signent la présence d'une conflictualité ou plus génériquement d'une transaction génératrice de la perception de dangers, d'anxiété ou de stress.[19] Ils sont d'abord au service de l'adaptation, mais peuvent, en fonction des défenses utilisées, aboutir à des résultats contraires. Les effets de préservation de soi sont anéantis si la défense alimente à son tour des angoisses agonistiques. Le cloisonnement institutionnel est de ceux-ci.

Les traits de personnalité et caractéristiques psychopathologiques sont aussi à considérer dans les cloisonnements institutionnels comme un point de non-intégration dans un groupe pluridisciplinaire où les sous-groupes sont de sources d'un manque de communication. Lorsqu'une institution est scindée, les sous-groupes qui se forment s'observent. Le climat de défiance est fort, car toute information peut venir alimenter le conflit et l'opposition. Il est évident que l'équipe se dit des choses importantes, le langage analogique en témoigne (posture du corps, mimiques, agacements, etc.) sans que cela soit traduisible en situations de travail. [20] Cela a été largement constaté dans la gestion de la COVID-19. À certains moments, on a vu des travailleurs sociaux exaspérés et désappointés non pas par l'ampleur de la pandémie, mais plutôt par leur non-implication dans les équipes de prise en charge. Les reproches sont impersonnels : *« Il y en a qui devraient... », « J'en ai assez que certains... », « Ceux qui font cela... »,* etc.

Le sentiment de ne jamais posséder les informations nécessaires à son travail revient comme motif à la frontière entre les ressentis de défaillance d'autrui et d'exclusion de soi. Les informations se perdent comme si elles étaient retenues, qu'elles rencontraient des frontières.[21] Le travail institutionnel dans le secteur de l'accompagnement à la personne mérite une lecture interdisciplinaire des enjeux et mouvements humains qui y sont engagés. L'apport clinique de notre travail garde la

---

[19] S. Freud (1989) : *Les névro-psychoses-de-défense Œuvres complètes III. 1894-1899. Textes psychanalytiques divers.* Presses Universitaires de France, Paris.

[20] Klein, M. (2005). *Quelques conclusions théoriques au sujet de la vie émotionnelle des bébés. Dans Développements de la psychanalyse,* eds M. Klein et coll., p. 187-222. Presses Universitaires de France, Paris. (Première édition 1952).

[21] Lhuilier, *D. (2007). Cliniques du travail.* Érès, Ramonville Saint-Agne. DOI : 10.3917/nrp.001.0179

perspective de la mission de service de ces institutions et de l'usage de soi pour autrui qui est sollicité auprès des personnels.[22] Le clivage en tant que réponse radicale à une situation de dissension répond à une *typologie*. Cette topologie a des conséquences institutionnelles de sorte que des espaces émergent, diversement investis et révélateurs de logiques clivées. L'institution jusque dans sa géographie interne se trouve fracturée.

Les configurations du clivage que nous mentionnons, mêmes tirées de nos interventions, dépassent de loin en complexité notre essai de typologie comme de topologie. Toutefois, un cadre de réflexion est ainsi assuré qui permet aux professionnels de penser différemment leurs conditions de travail.[23]

# II. Les programmes pour faire face à la COVID-19

## 1. Éléments de modélisation des interventions

Afin d'atténuer l'impact économique de la pandémie du coronavirus, son **Excellence Monsieur Macky SALL**, Président de la République, a créé « un **FONDS FORCE COVID-19** » qui est un fonds de riposte et de solidarité contre les effets de la COVID-19, qui sera doté de 1 000 milliards de FCFA. Ce Fonds sera alimenté par l'État, le secteur privé, les partenaires au développement et toutes les bonnes volontés. En outre, le Programme de Résilience économique et sociale (PRES) dont l'objectif est : de renforcer le système de santé sénégalais et de soutenir les ménages, la diaspora, les entreprises et leurs salariés dans le contexte du COVID-19 a été mis en place.

De même que le FONSIS, en tant qu'instrument financier de l'État du Sénégal, dispose d'initiatives complémentaires au PRES, telles que ses fonds thématiques et sectoriels, pouvant également venir en support aux entreprises.

Ces dispositions financières sont complétées par une carte sanitaire du Sénégal qui fait face à la pandémie de COVID-19. Cette carte

---

[22] Briec, C. (2010). *L'usage de soi pour les autres. Dans, Clot, Y. et Lhuilier, D. (Dir.), Agir en clinique du travail.* Érès, Toulouse.

[23]Bion, W.R. (2002). *Recherche sur les petits groupes.* Presses Universitaires de France, Paris. (Première édition, 1961).

compte au total 2936 points de prestations de santé publics et privés (des hôpitaux aux cases de santé). Les Points de Prestation de Santé publics (PPS) comptent, selon les catégories professionnelles normées dans la carte sanitaire, 25 297 agents de santé. La région de Dakar en compte de loin le plus d'agents avec 32% et la région de Thiès en deuxième position avec plus de 10%. Les régions de Kaffrine, Kolda, Matam, Sédhiou, Kédougou comptent chacune moins de5 %. (MSAS) 2020.

Selon les rapports du Ministère de la Santé et de l'Action sociale, Dakar compte 10 districts sanitaires, 13 établissements publics de santé, 22 centres de santé, 152 postes de santé, 37 cases de santé, 27 cliniques, 692 cabinets médicaux et 172 médecins. Dès lors, nous disons avec M. Ousmane DIA (Directeur des Établissements Publics de Santé (EPS)) que « ces données rapportées à la population totale de la capitale (3 429 371 h) posent problème quant à notre capacité de prise en charge et de prévention de la pandémie de COVID-19 ». En réponse à l'expansion de la pandémie, les autorités sénégalaises ont développé des stratégies pour orienter les actions et enrôler les structures pour la prise en charge d'un parc hospitalier sénégalais d'une capacité nationale estimée à 5928 lits théoriques pour 5056 installés, soit un taux d'utilisation des lits de 85,29%.

Toutes ces dispositions sont encadrées par un recueil des principaux textes émis depuis le début de la crise sanitaire liée à la COVID-19.[24] Pour autant, des difficultés structurelles, financières, infrastructurelles, de protection, de consommables, de matériels, d'orientation et de formation ont été notées dans la riposte contre la COVID-19 au niveau des EPS.

Dès le 24 mars 2020, le Président **Macky SALL** a déclaré l'état d'urgence, assorti d'un couvre-feu tous les jours de 20h à 6h sur l'étendue du territoire national et d'un ensemble de mesures restrictives jusqu'au 2 juin prochain. Les autorités compétentes, renforcées par les forces de sécurité et de défense, sont donc investies du pouvoir de réglementer ou d'interdire la circulation des personnes, des véhicules ou des biens, d'interdire tous cortèges, défilés, rassemblements et manifestations sur la voie publique, ordonner la fermeture des lieux publics, écoles, universités et lieux de réunions. Si le confinement n'est pas total, de nouvelles pratiques sanitaires pour lutter contre la

---

[24] (*cf.* Liste Direction du Développement du Secteur privé).

propagation du coronavirus sont apparues, rendant obligatoires le port du masque, les mesures barrières, la distanciation physique par la limitation du nombre de passagers dans les transports en commun, etc.

### *a. Pratiques médicales, sanitaires liées à la COVID-19*

La prévention vise essentiellement à éviter la contagion en suspendant tout contact proche avec une personne infectée confirmée et en limitant très fortement les autres contacts. Ceci passe notamment par l'instauration de mesures-barrières (distanciation physique, arrêt des embrassades et des échanges manuels, lavage fréquent des mains, utilisation de mouchoirs jetables, etc.). Se laver régulièrement les mains avec du savon ou du gel hydroalcoolique est la plus importante des mesures de protection contre le SARS-CoV-2.

### *b. Pratiques sociales liées à la COVID-19*

Depuis le début des mesures de confinement, les organisations du secteur social répondent, comme elles le peuvent, aux demandes et aux besoins des populations avec lesquelles elles sont en contact en milieu hospitalier. « Il n'y a pas que les malades qui souffrent », la crise n'est pas que sanitaire, elle est fondamentalement aussi une crise sociale. Beaucoup de personnes paient un très lourd tribut à cette crise, principalement les personnes sans-abri ; les jeunes « talibés » qui font la particularité de notre société, sont traqués par les institutions de protection de l'enfance ; des travailleurs du secteur informel sont livrés à eux-mêmes, les ex-détenus bénéficiant de la grâce présidentielle ou de remise de peine ne sont pas pris en charge.

En effet, les remises de peine (justifiées) de détenus pour pallier la surcharge structurelle du système pénitentiaire et éviter les foyers de contamination posent la question, fondamentale, de l'hébergement de ces personnes dans une société confinée. La liste de toutes ces personnes qui subissent, de manière violente et concrète, les affres de la pandémie ne sont inscrites dans aucun programme d'envergure nationale.

Par ailleurs, même si des mesures d'urgence ont été mises en place par les autorités compétentes dans plusieurs secteurs et à différents niveaux de pouvoir. Celles-ci répondent partiellement aux situations sociales vécues par les personnes ci-dessus énumérées et prévalent dans une logique de compensation. La plupart sont levées avant même d'être exécutées, sinon reposent, le plus souvent, sur des systèmes qui montrent leurs limites ou un manque de transparence. C'est particulièrement le cas de l'aide alimentaire. En effet, « la distribution de l'aide alimentaire dans les départements qui a fait l'objet de beaucoup de controverses a été ponctuelle et unique. » Résultat : les personnes qui ont besoin d'aide pour se nourrir sont toujours aussi nombreuses, mais bénéficient de moins en moins de services et de dispositifs pour y parvenir (travailleuses du sexe, les mendiants, les sans-abris, les dockers, les vendeuses de friandises et de cacahouètes, etc.).

Les travailleurs sociaux se posent également la question de l'après-COVID-19. C'est pourquoi ils redoutent qu'à l'issue de la crise sanitaire induise, dans l'année qui suivra la fin de l'épidémie, un accroissement des situations sociales difficiles, précipitant un nombre important de ménages en risque de précarité vers une réelle situation de pauvreté. Le phénomène se dessine dans le système éducatif où beaucoup de parents d'élèves qui avaient inscrit leurs enfants dans les écoles privées ne sont plus en mesure d'honorer les charges scolaires y afférentes. Du coup, on assiste à un clivage de l'école sénégalaise mal en point.

Face à ces urgences sociales et à l'appauvrissement d'une population déjà fragilisée et traumatisée, les travailleurs sociaux tirent une double sonnette d'alarme : d'abord, celle de voir les demandes d'assistance et d'aide exploser auprès des CPRS et des services des affaires sociales dans les collectivités locales. Selon le Président de la Commission des Affaires sociales de la Ville de Dakar, pendant la période des fêtes de Tabaski, de Korité et de Pâques, la Direction de l'Action sociale (DAS) de la Ville a enregistré plus soixante-cinq mille demandes d'aide et de secours[25].

La plupart des mesures qui étaient prises ont induit une rupture (au minimum temporaire) du lien physique entre les services sociaux et les personnes qui les fréquentent. L'enjeu est donc, pour les services, de garder le contact avec l'ensemble de leurs publics. On sait que, dans certains cas, le lieu d'implantation du centre social (quartier, bureau) constitue l'un des rares liens de socialisation pour les personnes les plus isolées :

---

[25] *Rapport de la Commission Affaires Sociales* / Ville de Dakar/ Septembre 2020.

> « Le centre social fréquenté peut également représenter un lieu de référence indispensable pour l'usager. Ce cas de figure apparaît principalement lorsque ce dernier dispose de peu de ressources dans son entourage et voit le centre comme un unique repère vers lequel se tourner »[26].

Pour faire face à tous ces défis sociaux qui existent et qui vont persister après la crise de la COVID-19, les travailleurs sociaux doivent faire preuve de résilience à concevoir aujourd'hui à « un changement de système », à « être créatifs », « à faire preuve d'intelligence » dans l'opérationnalisation des besoins existentiels les plus fondamentaux des clients.[27]

## 2. Mode d'intervention du Travailleur Social

Dès le début de l'année 1960, on a diffusé au Québec la définition du concept de fonctionnement social telle que proposée par Werner Boehm dans ce rapport :

> « Le service social a pour fin d'améliorer le fonctionnement social partout où un besoin de cette amélioration se fait sentir, soit dans les individus soit dans la société. Dans ce contexte, les termes fonctionnement social désignent les actes considérés comme essentiels pour remplir les rôles multiples que chaque individu est appelé à accomplir à titre de membre de groupes sociaux… Le travailleur social doit donc diriger son activité à la fois sur la capacité d'interactions efficaces des individus et des groupes et sur les ressources sociales du point de vue de ce qu'elles apportent à un fonctionnement social efficace ».[28]

Les principes normatifs qui orientent la pratique doivent cependant être plus précis que ce qui est proposé par des énoncés aussi généraux. La question qui se pose selon Kaufmann est de savoir : « non pas quelles sont les valeurs auxquelles souscrivent les travailleurs sociaux, mais bien quelles sont les valeurs que devraient poursuivre les travailleurs

---

[26] VLEMINCKX et SERRE 2016*)*.

[27] Camille PEUGNY 2018.

[28] Boehm, W. W. (1960*). La nature du service social, Service social, 9 (1), 71-87. Traduction par Hayda Denault des pages 40-54 du Tome 1, Objectives of the Social Work Curriculum of the Future.* New York : CSWE

sociaux »[29]. Comme le travailleur social veut contribuer au développement social des personnes et des collectivités en « améliorant leur fonctionnement social », il ne peut demeurer dans une position de neutralité axiologique. Comme l'écrit Fortin, « l'éthos propre au travail social est également porteur d'une constellation axiologique, c'est-à-dire d'un ensemble de valeurs qui le structurent et lui donnent un sens »[30].

### *a. Que peut faire le travail social face à la COVID-19 ?*

D'abord, demander aux travailleurs sociaux et aux autres intervenants de rester en permanence à l'écoute des informations scientifiques pouvant les aider à travailler efficacement au bénéfice de la population. La tentation est grande de se laisser influencer par les informations erronées, les théories du complot et autres recettes des illuminés, populistes et diseurs de bonne aventure qui risquent de biaiser la qualité de leur travail. À l'image des charlatans et faux dévots qui pendant toute la durée de la COVID-19 ont envahi les réseaux sociaux et les télévisions privées pour magnifier leurs « talismans miraculeux » soignant les malades atteints de COVID-19.

**Ezequel Ander Egg**, dans son ouvrage « Historia del Trabajo social », à l'instar d'autres auteurs qui ont publié de nombreux articles dans la revue Intervention, par exemple, souligne que le travail social a toujours évolué dans le secteur santé et auprès des couches les plus vulnérables. [31]

Les expériences avec le docteur Richard Cabot aux États-Unis, dès les premiers moments de reconnaissance de la profession, en sont une illustration. « Le travail social est appelé à occuper un rôle stratégique en matière de prévention et de promotion de la santé. ». **Dorvil** précise pour sa part :

---

[29] (Kaufmann, 1974 : 10). Kaufmann, J. N. (1974*). Problématique du service social. Notes pour le cours SVS 3000, École de service social, Université de Montréal.*

[30] Passeron, J.-C. (2003*). L'illusion de représentativité : note sur un effet de littérature réaliste, conjointe à une remarque sur « graphie-logie-nomie »,* Enquête : Cahiers du CERCOM, 4 Varia.

[31] Diccionario de trabajo sociale (2015) ECRO, - *Social service* - 284 pages.

« Le travail social agit à la fois sur la situation des personnes déjà aux prises avec les problèmes de santé que sur les déterminants de la santé, plus généralement. »[32]

En matière de santé, l'intervention du travailleur social s'effectue tant au niveau de la prévention primaire « pour empêcher l'apparition d'un trouble, d'une pathologie ou d'un symptôme », que de la prévention secondaire, où il contribue « à réduire le développement d'une maladie » et de la prévention tertiaire, auprès des groupes déjà touchés.[33]

À mon avis, face au COVID-19, les travailleurs sociaux devraient déjà être à pied d'œuvre, dans les campagnes de sensibilisation et autres activités de prévention à côté d'autres professionnels, des agents de la protection civile et du système de gestion des risques, des volontaires et professionnels de la Croix-Rouge, etc. Dans le cas du COVID-19, le travailleur social peut intervenir sur ces trois axes :

1. la recherche-action, d'une part, pour une compréhension plus fine de la réalité ;
2. d'autre part l'évaluation de l'impact des interventions en lien avec la COVID-19 ;
3. l'accompagnement des infectés et affectés suivant la méthodologie classique en quatre étapes imbriquées et non linéaires :[34]

1) l'étude et le diagnostic de la réalité ;

2) l'élaboration d'un plan d'action, en accord avec les personnes concernées ;

3) la mise en œuvre du plan d'action ;

4) le bilan de l'intervention ;

L'intervention du travailleur social est ou doit être encadrée par le code de déontologie et les valeurs et principes de base de la profession tels que :

---

[32] Henry Dorvil, *« Travail social et déterminants de la santé » Revue Intervention, UQAM,* Fév. 2019.

[33] OMS, 1948, *cité par Jacques Trémintin, « La prévention primaire, un enjeu pour le travail social », Lien social,* No 496, octobre 2009.

[34] *(*Voir Anderegg, *Metodología del trabajo social) :*

1) le respect de la personne humaine dans sa dignité et avec ses valeurs ;

2) la préservation de l'autonomie de la personne ;

3) la justice sociale liée aux principes d'équité, de non-discrimination et de non-stigmatisation, et reconnaissance des droits ;

4) la solidarité avec l'obligation morale de porter assistance aux personnes en difficulté ;

5) le secret professionnel et la discrétion dans le traitement des dossiers en conformité avec les lois en vigueur, etc.[35]

Précisons aussi que les principes ou « attitudes fondamentales » développés par Carl Rogers dans son approche centrée sur la personne comme : la congruence, la considération positive inconditionnelle, la compréhension empathique peuvent aussi guider le travailleur social dans son travail d'accompagnement.[36] Le travailleur social peut mettre aussi à profit et s'engager face à l'imminence de la propagation de la COVID-19 dans ses interventions, le savoir, le savoir-faire et le savoir-être acquis dans les curricula de formation (l'animation sociale, la psychologie sociale, l'information médicale, la méthodologie générale d'intervention en travail social et la déontologie de la profession, les méthodologies spécifiques en travail social individuel, de groupe et communautaire, la gestion des services sociaux, la méthodologie de la recherche scientifique).[37]

### *b. L'intervention en groupe*

Dans un contexte d'interventions accrues, de nouvelles pratiques entre acteurs se développent en réseaux. Ces réseaux peuvent prendre différentes configurations. Ils constituent des supports de l'action des professionnels du social. C'est par rapport à leurs besoins d'intervention qu'ils justifient leur mode de prise en charge de l'agenda des problèmes

---

[35] Ruben, Michea, *« Les approches intégrées dans l'histoire du service social latino-américain : analyse de trois modèles », Service social, vol. 36, n° 2-3, 1987, p. 434-453 ; ou Isabelle, Bouchard « L'intégration des trois méthodes d'intervention dans les stages en travail social », in UQAC, Guide formation pratique en Travail social ; etc.*

[36] Henry Dorvil, *« Travail social et déterminants de la santé » Revue Intervention, UQAM,* Fév. 2019.

[37] Roy, M., Prévost, P. (2013). *La recherche-action : origines, caractéristiques et implications de son utilisation dans les sciences de la gestion. Recherches qualitatives, 32, 2, 129-151*

sociaux. Il est, en effet, de plus en plus difficile pour un professionnel d'être compétent, tout seul en restant dans son domaine, isolé, en ne comptant que sur ses propres ressources. L'assemblage des réseaux qu'il construira sera constitué à la fois de ressources propres, de celles disponibles dans les réseaux et auxquels ils peuvent avoir accès.[38]

À ce titre, il est temps que les travailleurs sociaux et, principalement, tous les acteurs engagés dans le champ médicosocial réévaluent les grilles de lecture de leurs interventions pendant les périodes de crise, comme celle de la COVID-19. La nécessité d'une mutualisation des pratiques de réseaux d'actions collectives, me paraît la principale conduite à tenir. Pour reprendre la réflexion de **LEBOTERF** déjà cité, je m'engage à dire que le champ socio-médical manque pour l'instant de légitimité, c'est la raison pour laquelle il n'offre pas grand-chose aux modes d'intervention des différents acteurs qui font face à la COVID-19.

Il importe que les différentes catégories d'acteurs se libèrent des pratiques dont ils sont pour l'instant *« esclaves »* et suivent les conseils de **JEAN LAVE et d'ÉTIENNE WENGER** (de l'Institute for research an leaning de Pablo Alto) qui suggèrent ***« les communautés de pratiques »*** aux intervenants sociaux. Cette appellation désigne les réseaux de professionnels ayant en commun un même domaine de spécialisation et un même intérêt pour partager, élaborer et diffuser du savoir, du savoir-être et du savoir-faire. Une même passion pour une même entreprise.[39]

De telles communautés se caractérisent par leur transversalité et leur positionnement hors structures. Elles ne figurent pas dans des organigrammes ni dans des sous-regroupements. Leurs membres appartiennent à des départements, services ou structures différemment identifiés. Leur périmètre est défini sur la base d'un champ d'expertise ou de spécialité.[40] Dès lors, on peut se poser la question de savoir : qu'est-ce qu'une pratique ? Alors, « c'est un moyen de s'y prendre ».

---

[38] Abbatucci (J.F.) (2003) : *« Réflexions sur la pluridisciplinarité. À propos d'une expérience de trente ans en milieu hospitalier,* Académie des Sciences, Arts et Belles Lettres de CAEN, mai

[39] Lave (J), Wenger (E), (1991) *: Situated learning : Legitimate peripherical participative* CAMBRIDGE UNIVERSITY PRESS

[40] Guy Le BOTERF (2013) *: « Travailler en réseau et en partenariat : comment en faire une compétence collective »,* édition Groupe EYROLLES

Chaque travailleur social élabore et met en œuvre une certaine « façon de s'y prendre » pour résoudre un type de problème, pour réaliser « une famille d'actions », un paquet de services pour faire face à une catégorie de difficultés, conduire un plan d'intervention.

Comme le dit **GRENIER et PAUGET**, une pratique est sous-tendue par ce que « les chercheurs en ergonomie appellent en termes savants : des schèmes opératoires. Ils sont composés de gestes, de postures, de raisonnements, de séquences, de priorités, d'indicateurs, d'éléments de méthodes, de réponses d'outils intellectuels qui sont organisés dans des structures d'actions et de pensées.[41]

# II. Recommandations

Au bénéfice de notre analyse, le travailleur social est aux prises avec ce moment où la crise d'identité des acteurs se révèle dans toute son ampleur. Cette complexification croissante du travail social, sa professionnalisation, se poursuivrait ainsi par spécialisation toujours plus fine des professions, autour d'identification plus précises des populations et des troubles. La gageure du travailleur social aujourd'hui, c'est de répondre de son rôle et sa place dans la lutte contre la COVID-19, dans une posture d'alerte et de médiateur.

## 1. Sur le plan sanitaire et médical

- Procéder à une vaste campagne de sensibilisation d'envergure nationale auprès des populations surtout dans les zones à fortes densités urbaines contre la deuxième vague du virus ;
- Investir dans la construction de nouvelles infrastructures hospitalières de niveau conventionnel pour mieux prendre en charge les crises spontanées comme celle du coronavirus ;
- Renforcer et soutenir les structures de recherche et les laboratoires ;
- Établir des plans de communication en requérant les médias d'État et les télévisions privées ;

---

[41] Grenier (C), Pauget (B) (2006*), « Analyse de la création de connaissances métier dans les réseaux d'acteurs professionnels : le rôle de la connaissance relationnelle »* Gestion 2000, juillet-août 2006.

- Informer justement et loyalement les autorités sur la situation de la pandémie et son rythme de progression ;
- Élaborer un manuel des procédures de gestion des épidémies dans les établissements de santé publique ;
- Mettre en place un système de veille, d'alerte et de surveillance épidémiologique dans les zones à fortes concentrations humaines.

## 2. Sur le plan de la résilience

- Renforcer les valeurs et les représentations socioculturelles du génie de nos peuples pour mieux mobiliser les populations ;
- Renforcer la capacitation des groupes vulnérables dans les zones à forte densité urbaine ;
- Développer avec les populations des zones rurales des activités artisanales et agricoles génératrices de revenus ;
- Mettre en place un fonds de solidarité nationale qui serait alimenté par une campagne de contribution nationale qui serait consolidé par un apport substantiel de l'État et du secteur privé ;
- Encourager les initiatives individuelles et collectives d'autonomisation des populations vulnérables en termes d'employabilité ;
- Mettre en place un package psychosocial pour soutenir les personnes âgées traumatisées par la COVID-19.

# Références bibliographiques

**Abbatucci (J.F.)** (2003) : « Réflexions sur la pluridisciplinarité. À propos d'une expérience de trente ans en milieu hospitalier, Académie des Sciences, Arts et Belles Lettres de CAEN, mai

**Agence nationale de la Statistique et de la Démographie** (2018) « étude géomorphologique du Sénéngal », Rapport annuel.

**Anaut, M.** (2015). « Psychologie *de la résilience ».* Paris, éd. Armand Colin, Collection Cursus

**Anzieu, D.** (1985). « Le *Moi-peau.* » Dunod, Paris

**ANSD, FAO** (2018) : « Agence Nationale de la Statistique et de la Démographie/ Rapport annuel, Dakar ;

**Boehm, W. W.** (1960). « La nature du service social », Service social, 9 (1), 71-87. Traduction par Hayda Denault des pages 40-54 du Tome 1, Objectives of the Social Work Curriculum of the Future. New York : CSWE

**Bion, W.R.** (2002). « Recherche *sur les petits groupes ».* Presses Universitaires de France, Paris. (Première édition, 1961).

**Briec, C.** (2010). « L'usage de soi pour les autres ». Dans, Clot, Y. et Lhuilier, D. (Dir.), *Agir en clinique du travail.* Érès, Toulouse.

**Briec, C.** (2010). « L'usage de soi pour les autres ». Dans, Clot, Y. et Lhuilier, D. (Dir.), *Agir en clinique du travail.* Érès, Toulouse.

**BRILLON P.** : (2004) : « SE RELEVER D'UN TRAUMATISME : réapprendre à vivre et à faire confiance, 5eme EDITION : AMAZON.fr, Quebec - livres, 2004 Brillon P : idem

**Bruno Humbeek** (2020) : « *Être et conscience / Les outils de la résilience* » *(livres illustrés par Maxime Berger),* Ed. Mols, coll

**Céline Santini,** *Kintsugi (2018) : l'art de la résilience*, éd. First

**Dorvil, H.** : (2019) : « Travail social et déterminants de la santé » Revue Intervention, UQAM, Fév.

**Delion, P**. (2015). Clivage(s), psychopathologie et institutions. *Le Carnet PSY*, 5, 190, 49-51.DOI : 10.3917/lcp.190.0049

Diccionario de trabajo sociale (2015) ECRO, - social service - 284 pages

**Dorvil, H.** « Travail social et déterminants de la santé » Revue Intervention, UQAM, Fév. 2019.

Douniol, M., Nezelof, S., Gicquel, L., Delvenne, V. (2013). « Dynamique familiale et expériences traumatiques. » In *Troubles de la personnalité borderline à l'adolescence*, eds M. Corcos, A. Pham-Scottez, M. Speranza, pp. 303-330, Dunod, Paris.

**Évelyne Bouteyre**, *La Résilience scolaire : de la maternelle à l'université*, Paris, éd. Belin. 2008

**Fognini, M.** (2011). « Les forces émotionnelles des groupes » selon Bion. *Le Coq-héron*, 2, 205, 128-140.

**Freud S.** : (1989) : « Les névro-psychoses-de-défense » *Œuvres complètes III. 1894-1899. Textes psychanalytiques divers*. Presses Universitaires de France, Paris.

**Girard, R.** (2004). « Les *origines de la culture. Entretiens »*. Hachette, Paris.

**Grenier (C), Pauget (B)** (2006), « Analyse de la création de connaissances métier dans les réseaux d'acteurs professionnels : le rôle de la connaissance relationnelle » Gestion 2000, juillet-août 2006.

Hélè**ne Lefebvre, Bernard Michallet** (2010) « Résilience et Deuil. » Revue Frontières, vol. 22, numéros 1-2, 142 pages, (ISSN 1180-3479)

**Kaufmann, J. N.** (1974). « Problématique du service social ». Notes pour le cours SVS 3000, École de service social, Université de Montréal.

**Klein, M.** (2005). « Quelques conclusions théoriques au sujet de la vie émotionnelle des bébés. Dans *Développements de la psychanalyse »*, eds M. Klein et coll., p. 187-222. Presses Universitaires de France, Paris. (Première édition 1952).

**Kernberg, O.** (2016). « *Les troubles limites de la personnalité »*. Dunod, Paris.

**Lave (J), Wenger (E), (1991) : « Situated learning : Legitimate peripherical participative CAMBRIDGE UNIVERSITY PRESS ».**

**Le BOTERF, G** (2013) : « Travailler *en réseau et en partenariat : comment en faire une compétence collective », édition Groupe EYROLLES*

**Lhuilier, D.** (2007). « Cliniques *du travail »*. Érès, Ramonville Saint-Agne. DOI : 10.3917/nrp.001.0179

**Liste DIRECTION DU DÉVELOPPEMENT DU SECTEUR PRIVÉ**

(2015). Travailler avec les familles en maisons d'enfants à caractère social. *ASH*, 2933, 30

**MONTREIL, T et Lepage, M**. (2014). « *Intervention de groupe cognitivo-comportementale manualisée pour l'anxiété sociale en premier épisode de psychose » - Manuel du participant*

**Monod, G**. (2013). « Clivages institutionnels et appropriation de l'enfant ». *Enfances et Psy*, 3, 60, 116-126.

**MORESCHI, Cécile** (2018) : « Canal vie, Comprendre l'anxiété de performance chez les enfants, (N.D) (Description) »

**NOTE DE SYNTHÈSE DES NATIONS UNIES (2020) : LA COVID-19 ET LA COUVERTURE SANITAIRE UNIVERSELLE/** Octobre.

**OMS**, 1948, cité par Jacques Trémintin, « La prévention primaire, un enjeu pour le travail social », Lien social, No 496, octobre 2009.

**Passeron, J.-C.** (1988). « L'illusion de représentativité : note sur un effet de littérature réaliste, conjointe à une remarque sur graphie-logie-nomie », Enquête : Cahiers du CERCOM, 4 Varia.

**PEUGN, C (2018) :**

**Roy, M., Prévost, P. (2013)**. « La recherche-action : origines, caractéristiques et implications de son utilisation dans les sciences de la gestion ». *Recherches qualitatives*, 32, 2, 129-151

**Rapport de la Commission Affaires** Sociales / Ville de Dakar/ Septembre 2020 **Ruben, Michea, (2010)** : « Les approches intégrées dans l'histoire du service social latino-américain : analyse de trois modèles », Service social, vol. 36, n° 2-3, 1987, p. 434-453 ; ou Isabelle, Bouchard « L'intégration des trois méthodes d'intervention dans les stages en travail social », in UQAC, Guide formation pratique en Travail social ; etc.

**SYLVAIN GAULTIER** (2010). « Les clivages institutionnels souffrances de l'entre soi au travail »

**VLEMINCKX Justine et Alexia SERRE** (2016). « Contexte **de crise en Belgique francophone : quelles marges de manœuvre aux marges du social ? »** in **Le sociographe 2016/3 (N° 55)**, pages 19 à 32.

7

# La lutte contre la pandémie de COVID-19 et la pratique médicale : leçons apprises et perspectives.

Dr Mohamed Lamine LY[1]

## Introduction

C'est le 30 janvier 2020 que l'OMS a déclaré l'épidémie de COVID-19 comme urgence sanitaire de portée internationale et le Sénégal a déclaré son 1er cas le 02 mars dernier.

Une chose est sûre : l'humanité n'en a pas encore fini avec la pandémie de COVID-19. En attendant la découverte de médicaments ou vaccins efficaces contre le SARS-COV2, toute évaluation de la lutte contre cette pandémie ne peut être que partielle, pour l'instant.

Il faut se féliciter du fait que les techniciens du Ministère de la Santé aient engrangé une expertise avérée en matière de lutte contre les épidémies, édifiée graduellement, depuis plus d'une décennie. Cela

[1] **Dr Mohamed Lamine LY** est médecin spécialisé en santé publique, ancien fonctionnaire du Ministère de la Santé et militant syndical. Il est actuellement le Secrétaire général de la Coalition pour la santé et l'action sociale (COSAS).

nous vaut la prise en charge de multiples alertes, tout au long de l'année, qu'il s'agisse de flambées épisodiques de rougeole, d'épidémies de gastroentérites ou de dengue…

Il y a surtout eu le tournant de la fièvre à virus Ébola en 2014-2015, qui avait conduit à la mise sur pied du Centre des opérations d'urgence sanitaire (COUS). La bonne gestion de la phase préparatoire de la pandémie de COVID-19 a valu à notre pays de figurer dans le top 5 des pays africains ayant fait preuve d'une grande proactivité à côté du Rwanda, du Ghana, de l'Afrique du Sud et du Kenya. Il est vrai que l'État sénégalais a très tôt fait preuve d'un fort engagement et accepté de financer le plan de riposte élaboré par les techniciens du Ministère de la Santé et de l'Action sociale.

Néanmoins, l'expérience d'Ébola nous a montré toutes les difficultés rencontrées par nos systèmes sanitaires à répondre efficacement à ce genre de défis.

# I. Forces et faiblesses du système de santé et de recherche

## 1. Le handicap de l'héritage colonial

Dans notre pays, la pratique médicale porte encore les stigmates de l'approche coloniale, qui était surtout centrée sur le contrôle des endémies (trypanosomiase, malaria, pian, variole), d'où sa structuration verticale. Malgré l'apport significatif de la médecine européenne à l'amélioration de l'espérance de vie de nos populations, il faut reconnaître que son appropriation a été tardive et reste encore inachevée, la médecine traditionnelle restant pour l'écrasante majorité de nos populations l'offre de premier recours en matière de soins. Après son accession à la souveraineté nationale, notre pays, le Sénégal, a hérité de cette organisation du système, avec prédominance de la composante curative.

## 2. De vieilles traditions de planification

C'est sous ce prisme qu'il faut comprendre l'institutionnalisation progressive des pratiques de planification, découlant, de la Déclaration de la politique de santé et d'action sociale de juin 1989, qui a consacré l'approche programme. Ces orientations qualifiées, à l'époque, de nouvelles se sont matérialisées à travers un premier plan national de développement sanitaire (PNDS), pour la période 1998-2007. Un second PNDS fut élaboré pour la période 2009-2018 et celui en cours va s'étendre de 2019 à 2028.

Il s'en suivra mise en place d'une Direction de la planification, la recherche et les statistiques (DPRS) et d'une Direction générale de la santé (DGS) en vue du renforcement des activités de suivi-évaluation des activités de planification à travers la pyramide sanitaire et de mise en cohérence de la composante socio-sanitaire, avec le rattachement de l'Action sociale au MSAS.

## 3. Des efforts indéniables

Outre ces acquis réels à consolider, il faut également saluer quelques initiatives louables comme la gratuité de la césarienne, une meilleure disponibilité et accessibilité financière des produits contraceptifs, l'introduction de nouveaux antigènes dans le programme élargi de vaccination (rotavirus, vaccin polio injectable, vaccin antipneumococcique, deuxième dose de vaccin antirougeoleux…), la gratuité de la prise en charge du paludisme simple, de la tuberculose, des affections à VIH, l'acquisition de médicaments génériques contre les cancers, des progrès dans la prise en charge de certaines maladies transmissibles (paludisme, tuberculoses commune et multirésistante) et la mise en branle de la couverture sanitaire universelle incluant des initiatives de gratuité, telles que la prise en charge des enfants de moins de cinq ans et celle des personnes âgées de plus de 60 ans (plan Sésame).

## 4. Un système affaibli par l'absence de politique de santé

Malgré tous ces efforts, l'absence d'une politique de santé en conformité avec les Objectifs de développement durable (ODD) a été déplorée, la dernière version remontant à la Déclaration de la Politique de Santé et d'Action sociale évoquée précédemment. Elle se répercute sur les différents piliers du système sanitaire. On peut ainsi constater un déficit de l'autorité gouvernementale dans la régulation globale et dans la réglementation de plusieurs secteurs (médecine privée, médecine traditionnelle, dépigmentation artificielle, nutrition avec les bouillons de cuisine…). De plus, les interventions des Partenaires techniques et financiers sont mal coordonnées, alors qu'ils jouent un rôle-clé dans le financement des programmes du MSAS. Le cadre unique et harmonisé des interventions du secteur de la santé (Compact) mis en place pour une plus grande efficacité de l'aide publique au développement souffre d'un manque d'évaluation et de mise à jour. Enfin, la société civile ne s'implique pas assez dans la définition des politiques, jouant le plus souvent un rôle de faire-valoir.

Par ailleurs, on ne peut que déplorer la mal-gouvernance sanitaire avec entre autres : récurrence des conflits d'intérêts, quasi-impunité pour les auteurs de fautes de gestion, non-respect fréquent du code des marchés publics, absence d'appel à candidatures pour les postes-clés dans les hôpitaux… etc. Le suivi et l'évaluation du PNDS pâtissent de la rareté des données sanitaires à cause de la non-disponibilité fréquente de supports de collecte harmonisés et d'importants gaps dans la formation des personnels. Concernant les prestations de services, notre pays est caractérisé par une macrocéphalie, faisant de Dakar, la région la plus restreinte (0,3% du territoire national), celle qui abrite le quart de la population, avec des ressources humaines concentrées à Dakar, mais néanmoins insuffisantes.

Les districts sanitaires, qui jouent le rôle de réseaux de soins de proximité, desservent une population-cible déterminée et assurent la promotion de la santé, la prévention des maladies, le diagnostic, le traitement, la prise en charge des maladies, la réadaptation et les soins palliatifs. Ils parviennent encore difficilement à satisfaire à la demande de soins curatifs pour des raisons d'accessibilité pas seulement géographique, mais parfois financière et même culturelle. On observe un déficit chronique de personnels plus accentué au niveau des régions de l'intérieur. Cela est dramatique, quand on prend en compte la nécessité de la planification et de la régulation de l'offre de soins censée croître avec le développement graduel de la CSU.

La collecte des données sur le financement de la santé en est encore au stade de balbutiements, ce qui entrave une allocation pertinente des ressources aux structures sanitaires et une analyse objective des obstacles financiers à l'accès aux services de santé. C'est ce qui rend d'autant plus problématique la mise en œuvre de la couverture sanitaire universelle, censée préserver les patients des difficultés financières et des dépenses catastrophiques. De fait, non seulement les budgets gouvernementaux restent insuffisants, mais le partage des risques financiers entre les différents groupes de populations se fait de manière empirique.

Au niveau de la Pharmacie Nationale d'Approvisionnement censée avoir le monopole de l'approvisionnement des structures sanitaires en médicaments essentiels, on voit apparaître des ruptures de stock itératives dues à des problèmes de quantification des besoins et de délais de livraison, partiellement liées au Code des marchés publics.

Il ressort donc de l'analyse sommaire des points forts et des faiblesses du système de santé sénégalais, en se basant sur les six piliers de l'OMS, une vulnérabilité certaine malgré l'existence de certains acquis indéniables.

## II. Changements sociaux en rapport avec l'adoption de nouvelles mesures de protection des populations

### 1. Des mesures de prévention en contradiction avec nos normes sociales

En effet, malgré leur apparente simplicité, les gestes barrières et plus généralement les interventions non pharmaceutiques (isolement des cas, quarantaine, interdiction des rassemblements de masse, restrictions des déplacements) exigent, dans un laps de temps très court, des changements de comportements touchant aux relations sociales, à la culture et même à la religion. C'est ce qui explique, a posteriori, les difficultés rencontrées par les États africains, pour mettre en place une communication adaptée qui, pourtant, était la seule arme pour combattre la pandémie, en l'absence de médicament et de vaccin.

Au départ, l'excès de dramatisation de la maladie, le caractère spectaculaire du transfert des patients, l'absence de confidentialité ont provoqué des phénomènes de peur, de rejet et de stigmatisation. Ensuite, les mesures d'assouplissement prises de manière brusque et contradictoire ont conduit, faute d'avoir été largement explicitées, au relâchement et à la démobilisation des populations.

### 2. Communication sur les risques et engagement communautaire

On a finalement réalisé qu'une communication sur les risques avait des implications socio-anthropologiques, nécessitant l'engagement communautaire et ne saurait se limiter à la simple diffusion de spots radio-télévisés. Il a également fallu tenir compte, du facteur religieux, avec l'aide précieuse des socio-anthropologues, qui ont joué un grand rôle dans le ralentissement de la progression de la pandémie dans nos grandes villes religieuses, où, à quelques exceptions près, des rassemblements continuaient de se tenir.

L'Association nationale des diplômés en santé communautaire (ANDSC) a initié les BAREF (Bonnes actions rapides et faisables), qui sont des actions identifiées par les communautés, à la suite d'une analyse des comportements et pratiques à risques dans leur environnement, dans le but de rompre la chaîne de transmission. De son côté, l'association des femmes médecins du Sénégal (AFEMS) a initié beaucoup de formations surtout sur la communication sur les risques et l'engagement communautaire. Pour combattre le déni et stigmatisation, qui sont des obstacles de taille dans la lutte contre la pandémie, elle a confectionné des spots où d'anciens malades ont pu témoigner à visage découvert.

## 3. La COVID-19, au cœur d'une « infodémie » aux relents complotistes

Jamais épidémie n'aura suscité autant de rumeurs folles et de théories complotistes découlant de la domination économique et culturelle de nos pays et alimentées par l'interventionnisme de nouvelles fondations, comme celle de Bill & Mélinda Gates, prétendument philanthropiques, mais très engagées dans la défense et la promotion des valeurs du libéralisme économique. De fait, elles accordent un rôle considérable au secteur privé lucratif dans la santé mondiale et gagnent de plus en plus d'influence au sein de l'OMS, donnant ainsi du grain à moudre à des forces obscures, dont on a du mal à cerner les véritables motivations. En effet, certaines de leurs prises de position ont des relents réactionnaires et pourraient même mettre en danger la santé des populations (refus de port du masque, campagnes anti-vaccins…).

## 4. Déclin du modèle de développement occidental ?

En frappant durement les pays industrialisés et en épargnant relativement les pays à revenus faibles, la COVID-19 a brouillé les repères et paradoxalement renforcé le sentiment de fierté des pays africains mis à mal par des siècles de brimades et d'humiliations. Forts de leur expertise dans la lutte contre les épidémies, plusieurs d'entre eux ont fait preuve de méthode, de rigueur et de savoir-faire, une démarche contrastant avec les tergiversations des leaders des principales puissances occidentales, dont la gestion catastrophique de la pandémie a induit d'énormes coûts financiers et humains.

Cette situation a également ouvert, dans nos pays, de nouveaux espaces à la médecine traditionnelle et aux plantes médicinales, contribuant à magnifier la recherche médico-pharmaceutique locale.

On a assisté à une revalorisation de la culture africaine, avec la promotion de certaines valeurs, comme le resserrement du lien social, la solidarité intergénérationnelle, le renforcement du sentiment d'appartenance, contribuant, tous, à contrecarrer le sentiment de solitude. Au même moment, les pays occidentaux faisaient face à un regain de conflits au sein des couples, de violences faites aux femmes et de troubles psychiatriques, qui existent aussi dans nos pays, mais sans rapport avec le confinement, reposant plutôt sur un substrat socio-économique.

## 5. Rupture du continuum de soins

La crainte de la contagion par le SARS-COV2 a drastiquement réduit le taux de fréquentation des structures de soins, avec rupture de la continuité des services. Cela a engendré une prolifération de pathologies NON-COVID dépistées et/ou prises en charge tardivement, avec des risques accrus de complications fatales par manque de suivi. On a également remarqué la baisse des taux d'utilisation et de couverture de certaines activités préventives et promotionnelles comme la surveillance prénatale, la planification familiale, la vaccination, le suivi pondéral. Cet état de fait a contribué à une recrudescence des grossesses à risque et /ou non désirées, la survenue de pathologies évitables par la vaccination, l'augmentation de la prévalence de la malnutrition, autant de facteurs préjudiciables à la santé de la mère et de l'enfant.

L'autre hantise omniprésente au cours de cette pandémie est le risque de débordement des capacités des structures de soins, surtout dans nos pays à revenus faibles ayant des systèmes sanitaires fragiles. C'est pour minorer l'impact de cette rupture de la continuité des services et écarter tout risque de dépassement des capacités de prise en charge des cas sur la santé des populations que les sociétés savantes de notre pays ont réfléchi sur la redéfinition des parcours de soins dans les structures sanitaires. Plusieurs experts dans plusieurs disciplines médico-pharmaceutiques ont également adopté des algorithmes de prise en charge depuis le domicile jusqu'à l'hôpital de niveau 3, en fonction de la gravité du tableau clinique.

Cela a conduit les praticiens à accorder une place de plus en plus importante à la télémédecine (téléconsultations) sous forme de consultation parfois en appel vidéo.

### 6. Interférences de lobbies financiers dans la lutte contre la pandémie

Jamais auparavant, les enjeux financiers qui agitent le monde médical ne sont apparus de manière aussi flagrante aux yeux de l'opinion, se manifestant par une âpre bataille autour de l'arsenal thérapeutique utilisé pour la prise en charge étiologique des cas de COVID-19, que l'OMS s'est avérée impuissante à arbitrer. Pendant que certains, comme le Pr RAOULT, prescrivaient des remèdes familiers aux populations africaines comme la chloroquine, des antibiotiques courants, le zinc..., des firmes pharmaceutiques connues pour leur amour du gain facile, dont Gilead, s'efforçaient de commercialiser des produits onéreux comme le Remdesivir.

Malheureusement, la fabrication du vaccin anti- COVID-19, qui constitue le dernier espoir de juguler cette pandémie destructrice, subit-elle aussi les contrecoups des rivalités géopolitiques entre la Chine, la Russie et les pays occidentaux, mais aussi et surtout des convoitises financières des laboratoires occidentaux. Ces derniers font montre d'une précipitation suspecte et potentiellement nocive, à plus ou moins long terme, pour la santé des populations du globe.

## III. Recommandations pour renforcer la capacité de résilience du système sanitaire et du pays

### 1. Faire face aux chocs externes

La résilience est un concept nouveau, que l'épidémie de la fièvre à virus Ebola survenue en Afrique de l'Ouest ( 2014-2016), a contribué à davantage populariser, qui traduit la capacité des systèmes de santé à réagir à des chocs externes. De fait, les systèmes de santé des 3 pays les plus atteints à l'époque (Guinée, Libéria et Sierra Leone) avaient des capacités limitées. Les dysfonctionnements touchant plusieurs fonctions du système de santé généralement considérées comme essentielles, avaient alors empêché la mise sur pied d'une riposte appropriée et rapide face à la flambée. Dans des pays comme le Nigéria et le Sénégal ayant des systèmes sanitaires un peu mieux structurés, l'épidémie avait pu être circonscrite et/ou rapidement maîtrisée.

Les systèmes de santé peuvent être résilients, tout en fournissant des services limités ou de qualité médiocre, de sorte qu'il reste nécessaire d'améliorer les résultats. C'est pourquoi les autorités sanitaires sénégalaises ont ouvert le chantier du « renforcement du système de santé », qui met plutôt l'accent sur l'amélioration des performances du système que sur la résilience. Pour ce qui est de la présente pandémie de COVID-19, certains facteurs ont fragilisé la riposte.

Il s'agit de défaillances flagrantes dans le management des ressources humaines, ce qui est désatreux, quand on sait le rôle crucial que jouent les agents de santé dans la gestion des crises émergentes et dans le maintien des services de santé lors de situations de calamité publique durable. L'État a dû procéder à des enrôlements intempestifs de personnels temporaires pour combler les gaps en matière de ressources humaines. Les équipements de protection étaient insuffisants au début et ont été prioritairement affectés aux agents de santé travaillant dans les Centres de traitement des épidémies (CTE), centres dédiés à la prise en charge des cas confirmés de COVID-19. Ensuite, il a été déploré le retard de paiement des honoraires des agents recrutés dans les centres de traitement des épidémies, ce qui a contribué à les démotiver.

Contrairement aux autres crises sanitaires, qui touchaient essentiellement le continent africain, cette pandémie de COVID-19 a davantage atteint les pays développés, compromettant ainsi le soutien habituel des partenaires techniques et financiers (PTF), qui renforçait, tant soit peu, la résilience des systèmes de santé africains. Plusieurs fonctions du système de santé que l'on considère généralement comme essentielles ont connu des reculs. Il en est ainsi des ressources humaines, de l'infrastructure, la logistique, l'information sanitaire, la surveillance, la gouvernance et des systèmes d'approvisionnement en médicaments.

Il faut saluer la gratuité de la prise en charge des cas de COVID-19 par les structures sanitaires. Néanmoins, le contexte du financement de la santé était marqué par la faiblesse des dépenses gouvernementales, des retards de remboursement des dettes dues aux structures et de mise à disposition des subventions. Au même moment, les dépenses privées – qui prenaient principalement la forme de paiements directs des services de santé par l'usager (out-of-pocket payments) – étaient relativement importantes.

Habituellement, l'aide extérieure dans le domaine de la santé est prioritairement orientée vers des pathologies spécifiques, dans le cadre du Fonds mondial (infection due au virus de l'immunodéficience humaine, paludisme et tuberculose), et dans une moindre mesure, vers la santé reproductive (services de santé de la mère et de l'enfant). L'incapacité l'État à assurer un financement satisfaisant du système de santé est aggravée par l'allocation inéquitable et l'utilisation inefficiente des ressources dévolues aux différentes structures sanitaires, notamment celles hospitalières. Cela induit le non-respect des critères techniques et des normes de la carte sanitaire, comme on l'a constaté lors de la crise à DALAL JAMM causée par la non-fonctionnalité des structures essentielles de ce que devrait être le plateau technique d'un hôpital de cette envergure.

Que dire alors des investissements somptuaires comme le projet « Dakar Médical City » (DMC), qui a pour ambition de faire de Dakar le centre de soins de référence de la région à travers le relèvement du plateau médical aux standards internationaux, le développement de centres tertiaires de renommée et la mise en place de cliniques privées aux standards internationaux ?

## 2. Recommandations

Le plan d'investissement récemment élaboré par le gouvernement sénégalais répond à cette exigence, de procéder, le plus vite possible à des investissements importants et à et des réformes adéquates dans les systèmes de santé. Autrement, les faiblesses préexistantes des systèmes de santé s'aggraveront. Les gouvernements nationaux doivent élaborer et mettre en œuvre des stratégies visant à rendre leurs systèmes de santé plus solides et plus résilients. Les ressources allouées à la santé et aux autres secteurs sociaux sont apparues, durant cette pandémie, plus que jamais comme les investissements utiles et non comme des gouffres financiers, que les gouvernements ont toujours cherché à éviter.

Cela permettra une amélioration des indicateurs sanitaires, facilitant l'atteinte des Objectifs de développement durable (ODD) adoptés en 2015 par les États membres de l'Organisation des Nations unies et consignés dans l'Agenda 2030. La pandémie, bien que virale et donc transmissible, a montré l'urgence de réactualiser la lutte contre les maladies non transmissibles qui se sont révélées comme de véritables facteurs aggravants, surtout dans les moments où le système submergé n'arrive plus à garantir la continuité des soins. Elle a également remis au goût du jour la prise en charge extra-hospitalière et l'urgence du relèvement des plateaux techniques de même que l'augmentation des budgets des hôpitaux.

Dans le même ordre d'idées, la lutte contre la COVID-19 a aussi mis en évidence le besoin d'une plus grande flexibilité, aussi au plan du capital humain (renforcement de compétences en prise en charge des urgences, réanimation, santé communautaire…), qu'à celui de la réallocation budgétaire. Il faut impérativement relever de nouveaux défis (extrême contagiosité, confinement…) liés à la nécessité d'une nouvelle approche contre la dépendance (personnes âgées, handicapées et malades mentaux…).

Au vu des ravages causés par la COVID-19 au niveau de groupes vulnérables, sans protection sociale (travailleurs licenciés, minorités ethniques surtout aux USA…), n'est-il pas temps pour les gouvernements d'accorder la primauté à la couverture sanitaire universelle face aux schémas de médecine individuelle et/ou privée ? Partout dans le monde, mais plus particulièrement dans les pays à revenus faibles et intermédiaires se pose la question de la souveraineté alimentaire et sur celle dans des secteurs aussi sensibles que les médicaments, les technologies…

Enfin, la digitalisation semble devenir incontournable pour faire face à la gestion des flux de patients ainsi qu'aux exigences du suivi épidémiologique. Cela va du partage des données sanitaires, au tracking des contacts et à la télémédecine. Cela nécessite une coordination de la protection des données personnelles dans le cadre du renforcement de la démocratie sanitaire et de l'établissement de rapports de confiance entre, d'une part, les usagers et de l'autre, les prestataires de soins ainsi que les pouvoirs publics.

Les autorités sanitaires devront poursuivre les efforts pour disposer d'un cadre de suivi-évaluation unique et veiller à ce que les politiques, les stratégies et les plans sanitaires nationaux prévoient une composante essentielle de suivi et d'évaluation.

# Conclusion

La pandémie de COVID-19 est un révélateur des dysfonctionnements dans la gouvernance des problématiques socio-sanitaires, qui répondent à de nombreux déterminants sociaux. Ces défis embrassent la totalité de la sphère socio-économique, y compris les questions culturelles et environnementales. C'est dire que l'humanité entière est interpellée sur l'urgence et la nécessité d'opérer des ruptures courageuses dans l'élaboration et la mise en œuvre des politiques publiques. À défaut, c'est l'avenir de l'espèce humaine qui pourrait être en jeu.

# Bibliographie


Collectif d'organisations de la société civile et de sociétés savantes de la Faculté de médecine de Dakar ; Contribution sur les stratégies de prévention et de prise en charge relatives au parcours de soin au cours de la pandémie à la COVID-19

COSAS, Contribution d'organisations et de personnalités de la société civile à la gestion de la pandémie de COVID-19 au Sénégal ; août 2020

Deloitte ; What will be the impact of the COVID19 pandemic on healthcare systems ?

Gbado Béatrice Lalinon ; Friederich Ebert Stiftung ; COVID-19 : Prendre en compte le potentiel des peuples et le savoir-faire endogène

MSAS, Plan d'investissement 2020-2024

OMS, Cadre opérationnel pour renforcer la résilience des systèmes de santé face au changement climatique

Unité de coordination du Partenariat de Ouagadougou / Planification familiale ; Conseils sur le changement social et de comportement pour la planification familiale pendant le COVID-19

USAID/MSP ; Évaluation du système de santé du Sénégal

Witter Arielle ; One, 5 countries that took proactive action on COVID-19

Witter S. et Hunter B. ; ReBUILD Consortium ; Résilience des systèmes de santé pendant et après les crises - qu'est-ce que cela signifie et comment peut-elle être renforcée ?

8

# Crise de COVID-19 et travail social au Sénégal : entre rupture épistémologique et enjeux professionnels et éthiques

Madame Diop Yakhara GASSAMA[1]

## Introduction

La pandémie de COVID-19 est considérée comme n'ayant pas eu son pareil dans le monde. Répondant à tous les critères d'une parfaite crise inattendue, elle met actuellement à mal les équilibres et fondamentaux de nos sociétés modernes. Son caractère spécifique et son niveau de menace planétaire, mais surtout le peu de connaissances à son sujet et le manque de préparation des États à ses débuts tendent à

[1] **Madame Diop Yakhara GASSAMA** est éducatrice spécialisée de formation de base, psychologue-conseillère et professeure permanente à l'École nationale des Travailleurs sociaux spécialisés (ENTSS) de Dakar. Titulaire d'une maîtrise en psychoéducation de l'Université de Montréal, elle est doctorante en travail social à l'Université Laval du Québec (Canada). Son courriel : yaharadiop@gmail.com.

complexifier les actions de lutte. Une année est passée avant que des espoirs de vaccination ne pointent enfin à l'horizon.

Mais comme toute crise, elle constitue en soi une opportunité pour mener des réflexions sur ce qui dans nos organisations et sociétés a pu faciliter sa survenue, et sur les enseignements à en tirer. C'est ainsi que cet article se propose d'engager la réflexion sur les implications de la crise de COVID-19 sur les fondamentaux des professions les plus impliquées dans sa gestion. Il en est ainsi des professionnels du travail social, spécialistes de l'accompagnement et de l'intervention en direction de populations fragilisées.

Dans une première partie, la situation de la COVID-19 dans le contexte sénégalais ainsi que les mesures sociales prises au niveau de l'État sont présentées. La situation des travailleurs sociaux est ensuite passée en revue, sur le plan professionnel et épistémologique ; en effet, l'hypothèse d'une rupture sur le plan épistémologique, c'est-à-dire d'envisager une nouvelle manière de produire des connaissances pratiques pour les professionnels se pose. Dans une dernière partie, une réflexion est entamée quant aux exigences éthiques en travail social.

# I. La COVID-19 au Sénégal : surprenante adaptation

## 1. Évolution de la pandémie au Sénégal

Comme tous les pays du monde, le Sénégal s'est préparé à la crise du COVID-19 survenu dans le continent asiatique en décembre 2019. Au début de l'année 2020, le virus s'est rapidement propagé à travers tous les continents et l'épidémie a été déclarée par l'Organisation mondiale de la Santé (OMS) urgence de santé publique de portée internationale le 30 janvier 2020. Il n'est apparu au Sénégal que le 2 mars 2020 ; ce qui a permis aux autorités d'anticiper avec plusieurs mesures, comme la mise sur pied dans un premier temps d'une cellule d'alerte au sein du Ministère de la Santé et de l'Action sociale (MSAS, 2020[2]).

Le 2 avril 2020, le pays enregistrait 195 personnes déclarées positives au virus, 55 guéries et un seul décès, mais ces chiffres allaient rapidement augmenter, passant de moins de 20 cas par jour (entre le 2 et

---

[2] Ministère de la Santé et de l'Action sociale du Sénégal, www.msas.gouv.sn

le 29 mars) à 66 cas à la date du 24 avril et un cumul de 545 cas positifs, 7 décès et 262 guéris (Ndiaye, S., 2020). Actuellement, selon le rapport de situation de la Riposte à l'épidémie du nouveau coronavirus (Sitrep n° 71[3]) du 30 novembre 2020, le pays dénombre 16 089 cas confirmés de COVID-19 dont 15 607 guéris et 333 décès.

Malgré un rebond noté ces derniers jours, ces chiffres sont bien en deçà des statistiques beaucoup plus alarmantes dans les autres pays notamment en Europe, en Amérique et en Asie (OMS, 2020[4] ; MSAS, 2020).

## 2. Mesures prises par les autorités

Face à la menace de la pandémie, le gouvernement sénégalais fut confronté à plusieurs dilemmes : comment informer de la gravité de la situation sans rendre la population excessivement anxieuse, comment renseigner sur la situation de la pandémie à travers le territoire sans entrainer une stigmatisation des territoires ou personnes concernées, comment dissuader les déplacements dans un contexte d'économie informelle et de recherche quotidienne de moyens de subsistance ainsi que de proximité sociale, comment décider de la fermeture de lieux et sites religieux ou de l'interdiction de manifestations organisées par des confréries, sujets sensibles parmi la majorité sénégalaise persuadée que le pays peut être protégé et béni par des prières (Ndiaye, S., 2020).

La mobilisation exceptionnelle des professionnels du secteur de la santé et des services sociaux, mais aussi des instances territoriales et le rôle dissuasif, quoique coercitif des forces de l'ordre, sont à saluer, tout comme le leadership remarquable du Chef de l'État et du ministère de la Santé et de l'Action sociale. Ainsi, dès l'apparition du premier cas, un plan de riposte a été mis sur pied par les autorités sénégalaises. Plusieurs mesures ont suivi, parmi lesquelles la mise en marche d'un numéro vert, le renforcement des capacités des structures hospitalières, une option claire d'un type de confinement particulier basée sur la communication du slogan « restez chez vous » décliné en plusieurs des langues nationales du pays.

Dans un premier temps, les premières personnes contaminées par le virus ont été suivies systématiquement à l'hôpital, avec ou sans

---

[3] www.msas.gouv.sn

[4] Organisation mondiale de la Santé. www.who.org ;

symptômes, et les « personnes-contacts » placées en quarantaine dans des hôtels ou des sites précis. Dans un second temps, la prise en charge s'est limitée aux patients présentant des symptômes ou des comorbidités pendant que leurs contacts faisaient plutôt leur quarantaine ou isolement à domicile avec un suivi sanitaire régulier, entre autres par des centres de traitement des épidémies (CTE) (Ndao, 2020).

Dès le mois de mars 2020, des décisions au plus haut sommet de l'État ont permis la mise en place exceptionnelle de l'État d'urgence avec notamment un couvre-feu nocturne, mais aussi la fermeture des établissements scolaires et universitaires, des lieux de culte et des marchés, la restriction des déplacements interurbains, le port obligatoire du masque dans les lieux publics et de travail, le choix de plusieurs laboratoires pour intensifier les tests de dépistage, mais aussi un soutien alimentaire aux populations les plus vulnérables affectées par la pandémie (Ndiaye, S., 2020).

En plus de l'implication engagée des divers démembrements publics (ministères, institutions publiques, administration et collectivités territoriales, etc.), l'action de l'État sénégalais a pu s'apprécier par le « Programme de résilience économique et sociale » qui a permis de mettre sur pied le fonds de solidarité face à la pandémie dénommée Force COVID-19 à hauteur de 1 000 milliards. Ces fonds sont collectés pour le soutien aux ménages, aux entreprises, mais aussi à la diaspora, fortement mise à l'épreuve durant la pandémie. L'éventail de toutes ces mesures a permis le classement du Sénégal, en termes de résilience face à la pandémie, au rang de troisième mondial et premier en Afrique ; ce qui reste assez surprenant vu que le Sénégal est classé 166$^{ème}$ sur 189 pays au rang de l'Indice de Développement humain (IDH) (Ndiaye, S., 2020) et qu'il fait partie du groupe des pays pauvres très endettés.

Hormis les mesures de soutien alimentaire et de subvention des factures d'eau et d'électricité aux populations impactées par la pandémie, un soutien psychosocial est également apporté aux personnes affectées plus directement par le COVID-19 au niveau des CTE. L'équipe des CTE est multidisciplinaire et comprend des médecins, des infirmiers, des hygiénistes et des travailleurs sociaux ; ces derniers étant chargés du soutien psychosocial selon Ndao (2020).

D'autres interventions ont été notées par des organismes non publics telles les structures d'appui et d'aide aux enfants de la rue par exemple, qui se sont démarquées par la prise en charge de ces enfants dans le contexte de la pandémie. Plusieurs initiatives privées locales de générosité et d'entraide ont témoigné de la solidarité des populations à soutenir les plus fragiles d'entre elles.

Les professionnels du travail social se sont impliqués dans la sensibilisation concernant le respect des mesures édictées par les pouvoirs publics, tant dans les médias que de manière plus discrète et désintéressée. Globalement cependant, peu d'initiatives et de positionnements de la part de professionnels du travail social ont pu être notés. Or, le défi est de taille pour le secteur du travail social.

## II. Enjeux de la crise pour le travail social

### 1. Enjeux sociaux globaux

La pandémie de Covid-19 a grandement perturbé le fonctionnement normal des sociétés ; des faits et gestes, simples et naturels, sont devenus impossibles tels que se serrer la main ou s'embrasser, rendre visite ou recevoir amis et invités. Au Sénégal, plusieurs questions ont été soulevées face à certaines problématiques liées à la crise, telles que le lien à la discipline et au respect des lois et procédures du citoyen sénégalais, les rapports avec les forces de l'ordre dont l'attitude est souvent décriée, le sens, la portée et le mode d'organisation des cérémonies familiales, le rôle des médias, mais aussi notre rapport aux réseaux sociaux.

Dans le domaine de la santé, des efforts de mutualisation dans le cadre de la Couverture maladie universelle (CMU) sont certes en œuvre actuellement et doivent nécessairement être poursuivis. Néanmoins, la COVID-19 a rappelé à nos dirigeants que le système officiel de protection sociale ne protège que 18% de la population active, les acteurs du système informel et du secteur primaire étant exclus ainsi que toutes les populations démunies (Ndiaye, S., 2020).

Par ailleurs, la crise de COVID-19 a cette particularité d'avoir exacerbé les risques sociaux et d'avoir élargi les domaines potentiels d'exercice du travail social ; les personnes habituellement vulnérables le sont encore plus (personnes âgées, personnes souffrant d'affections physiques ou mentales, femmes, travailleurs du secteur informel, personnes sans emploi, personnes vivant dans la rue …) et de nouveaux cercles de vulnérabilité éclosent au niveau par exemple des domaines du tourisme, du transport et de l'hôtellerie.

De plus, plusieurs secteurs et domaines professionnels et scientifiques sont incités à une réflexion interne, à une réorientation ou redynamisation des valeurs et principes de base de leur profession, voire à une remise en question de certains de leurs fondements : les secteurs de la santé, de la sécurité, du transport, de l'information et de la communication, etc. Les professionnels du travail social ne sont pas en reste. Quotidiennement et encore plus en situation de crise, ils sont les premiers en ligne pour agir face à la vulnérabilité des populations, la fragilité des liens sociaux, les méfaits de l'injustice sociale et les risques liés aux inégalités sociales (Bourque et al., 2019, Ravon, 2009).

## 2. Au niveau des professionnels du travail social

### *a) Quelle reconnaissance et quelle visibilité pour le travail social ?*

Les divers corps du travail social au Sénégal ont toujours souffert d'un manque de visibilité qui aboutit à un manque de reconnaissance de leurs interventions autant de la part des autorités et décideurs que de la population globale.

Au Sénégal, la grande famille du travail social comprend les assistants sociaux travaillant dans des structures publiques ou privées (les plus connus), les éducateurs spécialisés employés au niveau du Ministère de la Justice et les travailleurs sociaux spécialisés de divers ministères, notamment ceux en charge de l'Action sociale, de la Famille et de la Protection de l'enfance, de la Jeunesse, de l'Éducation nationale, des Finances, de l'Intérieur ou d'autres secteurs. La famille du social s'est élargie aux conseillers en travail social employés dans des postes de cadres supérieurs dans l'administration centrale et aux inspecteurs de l'éducation surveillée et de la protection sociale du Ministère de la Justice, tous deux des nouveaux corps de cadres supérieurs encore peu connus.

Au-delà de la crise du COVID-19, le domaine du travail social est en tension de manière inhérente du fait de son rapport aux pouvoirs publics, donc de l'État, selon Bourque et al. (2019). De fait, dans le contexte de la pandémie, les décideurs au niveau du ministère chargé de l'Équité territoriale ont limité les travailleurs sociaux dans les tâches liées à la distribution du soutien alimentaire du Fonds COVID-19, tandis que ceux du MSAS ont été employés presque uniquement dans le soutien psychosocial et les actions de sensibilisation.

Malgré ce fait, les professionnels, en tant que corporation ou regroupement organisé, ne se sont pas beaucoup fait entendre, ni dans le discours ni dans l'action. Il est vrai que traditionnellement, les fonctions du travailleur social sont encore assimilées à celle de l'assistanat et de la distribution de vivres dans un contexte de pauvreté quasi chronique. Cependant, depuis que le travail social s'est professionnalisé avec la création des formations (aide social, assistant social et éducateur spécialisé) à l'ancienne École des Assistants sociaux et Éducateurs spécialisés (ENAES), une distinction s'est voulue nette entre la conception traditionnelle visant à assister les pauvres et la nouvelle orientation considérant le travailleur social comme agent de changement social.

Tout comme ailleurs dans le monde, en particulier au Québec (Canada) et en France, l'émergence de l'État providence et le développement de politiques de régimes d'assistance et de programmes d'assurance sociale pour protéger le citoyen contre les risques sociaux, ont influencé cette évolution du travail social. Dans ces pays, le travail social était au départ fortement associé aux institutions religieuses et caritatives (Bourque et al., 2019).

Au Sénégal, une telle association entre la sphère religieuse et la corporation du travail social n'existe pas a priori. En revanche, il faut noter que la mentalité du Sénégalais est extrêmement imprégnée de valeurs religieuses de solidarité, d'entraide et de charité envers le plus faible. La prégnance de ces valeurs pourrait expliquer que le travail social semble peu (re) connu en tant que profession spécifique et spécialisée : selon cette conception, tout citoyen sénégalais, à la limite, pourrait exercer aide et assistance.

Ainsi, formés comme potentiels agents de changement, les travailleurs sociaux peinent à être reconnus spécifiquement comme une profession à part entière. Les différentes crises économiques et sociales au Sénégal auraient dû permettre aux professionnels du travail social de se positionner pour mettre en avant leurs particularités, notamment dans la prise en compte de certaines minorités sociales peu visées par les politiques sociales (Bourque et al., 2019). En effet, en plus des groupes vulnérables « classiques » reconnus comme tels par les politiques sociales (tels que les enfants et jeunes, les femmes, les personnes handicapées ...), d'autres groupes sociaux minoritaires souffrent d'un manque de prise en compte : par exemple, certaines catégories de familles, de groupes ethniques ou de groupes professionnels (p. ex. : les jeunes diplômés chômeurs, les marchands ambulants).

Malheureusement, le souci de l'État face aux contraintes économiques et budgétaires peut difficilement se concilier avec les soucis d'équité et de justice sociale du plus grand nombre. Ces restrictions au niveau de l'État ont vite fait de cantonner le travail social dans des fonctions de contrôle social plus que de changement social (Bourque et al., 2019). De la même manière, les cadres du travail social, a priori pressentis pour réfléchir sur le sens et l'orientation de la profession, font plutôt face à des exigences managériales pour se conformer aux demandes de performance (Bourque et al., 2019). Les conséquences pour les praticiens du social sont immanquablement plus de mal-être professionnel, résultant le plus souvent de sentiments d'impuissance, voire d'incompétence, du stress, de la fatigue et de l'épuisement (Jobert, 2009 ; Ravon, 2009).

À cet effet, le travail social se doit donc de réfléchir sur le sens de sa profession, voire sa professionnalité.

### *b) Quelle professionnalité pour le travail social ?*

Outre l'influence des politiques sociales en vigueur pour définir l'orientation du travail social, il est essentiel de connaître les principes, les représentations et les valeurs fondant les conduites et les actions des professionnels du travail social qui leur donnent un caractère légitime selon eux (Fablet, 2009). Il est admis que dans toute profession, une grande part est laissée à la vocation et aux prédispositions recherchées lors de tout recrutement. Pour le travail social, certains traits de personnalité sont plus valorisés que d'autres, la générosité, la disponibilité, le don de soi, l'altruisme, le fait de s'accomplir humainement, ont marqué les premiers professionnels du domaine selon Fablet (2009). Grâce à ces qualités, le soutien psychosocial, qui peut être assuré aux populations fragilisées, reste un secteur clé du travail social. À ce propos, les équipes multidisciplinaires des différents CTE disposent d'assistants sociaux ou de travailleurs sociaux spécialisés chargés d'accompagner les victimes de la COVID-19 et leurs familles, et en particulier les personnes âgées rendues plus vulnérables par la pandémie (Ndao, 2020).

Le *case work* d'inspiration nord-américaine constitue le précurseur de ce qu'on qualifie actuellement d'aide individualisée psychosociale. L'histoire du travail social indique, en effet, que le domaine s'est professionnalisé d'abord au plan individuel avec le *case work* inspiré de la psychologie et rendu célèbre par Mary Richmond aux États-Unis (Chouinard, 2013 ; Fablet, 2009). Le travail social avec les petits groupes et l'organisation communautaire ne sont apparus qu'après.

Par ailleurs, le soutien psychosocial nécessite l'établissement de la relation, objet par excellence de la pratique du travail social. Celle-ci, construite entre le praticien et le sujet de l'intervention, reste une spécificité de l'action du professionnel du travail social, mais est assez incomprise par les populations et les décideurs (Chouinard, 2013). En effet, la relation avec l'usager peut laisser dénoter un manque de rigueur, voire de professionnalisme, ou une trop grande implication personnelle du professionnel.

Au Sénégal, les interactions sociales sont privilégiées et valorisées sur le plan personnel, mais également dans la sphère professionnelle. Cet atout essentiel pour les travailleurs sociaux peut présenter des revers mettant à mal la professionnalité du travailleur social. Par exemple, il n'est pas rare de voir une ingérence excessive dans des aspects privés, voire intimes de l'usager, en dehors des aspects concernant le dossier, ou alors de la difficulté de faire la part des choses entre des aspects personnels et professionnels. Dans le même sens, il est souvent difficile aux intervenants de mettre fin à la relation professionnelle. Des éléments confidentiels sont souvent susceptibles d'être partagés à autrui ce qui met en cause un droit essentiel des usagers. Tout ceci dévoile une extrême complexité des éléments relationnels définissant la profession.

Ainsi donc, le travail social révèle une importante composante relationnelle en plus d'une composante « technique » liée à une maîtrise des savoir-faire (Chouinard, 2013) ; ce qui rend donc difficile leur appréhension par la seule dimension objective. Les aspects subjectifs liés autant au sujet de l'intervention qu'à l'intervenant doivent être intégrés dans la compréhension de la profession.

En outre, le décalage entre la théorie et la pratique en travail social est un constat récurrent au sein de la profession. En effet, la théorie en travail social provient majoritairement d'autres disciplines telles que la sociologie, la psychologie, l'économie, la politique, etc. (Sorel, 2009). Des études ont démontré que les professionnels font une distinction entre la théorie acquise en formation et la pratique, qu'ils cherchent, consciemment ou pas, à séparer (Sorel, 2009). Selon les professionnels, les théories acquises durant la formation ne permettent pas l'action, mais à expliquer ou comprendre les phénomènes ; de ce fait, l'authenticité des rapports humains va primer dans l'agir selon Sorel (2009). Du Ranquet (1991) souligne ce fait en précisant que « le travail social se définit par la méthode qui s'appuie sur les connaissances et la relation qui s'appuie sur les valeurs » (Chouinard, 2013, p. 173).

Par là même, une autre source de tensions dans la profession peut être décelée, soit dans la difficulté de construire une exigence de rigueur, parce que centrée principalement sur des valeurs (Chouinard, 2013). Bouquet (2017) précise que la valeur est une manière d'être ou d'agir, une direction de vie, qu'une personne ou une collectivité considère comme idéal et désirable pour elles et pour les personnes s'y conformant.

En résumé, si, pour Sorel (2009, p.86), la professionnalité se définit comme « le champ du travail habité par le ou les professionnel-s », citant J.M. Barbier et R. Wittorski, il s'agit en fait de l'ensemble des savoirs, des compétences et dispositions mobilisées par un individu dans l'exercice d'une activité professionnelle spécifique ». En somme, la professionnalité est « un construit social produit à la fois par l'exercice de l'activité et par la réflexion sur l'activité, qui indiquent comment les professionnels occupent l'espace de travail qui leur est dévolu, étant donné la manière dont ils l'appréhendent et le signifient » (Sorel, 2009, p. 86). Donc, pour le travailleur social dont l'action sur le terrain est liée à la fois à l'humain et au relationnel, mais aussi aux aspects socio-économiques dictés par l'orientation politique, la professionnalité s'avère encore plus complexe à ancrer solidement.

En fait, définir la professionnalité en travail social reviendrait à résoudre les tensions qui s'exercent dans le champ de la profession, comme évoqué plus haut. Il semble que tout ceci revienne à définir une nouvelle orientation épistémologique à la profession.

## 2. Au niveau épistémologique du travail social

Réfléchir sur une autre épistémologie du travail social semble essentiel. Rappelons que la profession se fonde sur des valeurs humanistes et prosociales, que la relation est la pierre angulaire de l'action professionnelle, que l'objectif de l'équité et de la justice sociale est un credo. Une nouvelle épistémologie du travail social consisterait à placer la personne, en tant que sujet de l'intervention, au centre de toutes nos actions. Ce postulat, tel que formulé, est souvent repris, voire galvaudé, mais malheureusement vidé de son sens la plupart du temps.

Une première exigence de ce postulat consiste à laisser la parole aux populations et à les écouter : pas juste les entendre, ni même les écouter de manière délibérée, mais de façon active. Pour agir en pleine empathie avec la personne, Carl Rogers, éminent tenant de l'approche humaniste, affirme que l'écoute active suppose d'identifier le contenu du message, mais également de tenir compte du contexte de la personne et des sentiments et émotions qui accompagnent le message (Berger, 2012). Or, dans le contexte de la COVID-19, les bénéficiaires du soutien alimentaire, par exemple, ont plus été considérés comme « objets » (politiques ?) que comme de véritables sujets d'intervention et de réels participants ayant leur mot à dire et dont la demande devait logiquement orienter l'intervention.

Il est à saluer que la plupart des populations elles-mêmes se sont élevées contre ces actions, en déclarant vouloir être consultées suivant leurs difficultés et besoins (qui étaient autres qu'alimentaires). La demande était vraisemblablement différente de celle supposée par les décideurs. Il aurait été judicieux que les professionnels du travail social soient allés vers cette demande des populations, pour la décrypter, la décoder ou tout simplement l'écouter avant de la porter à l'attention des décideurs. Néanmoins, il faut préciser que l'écoute active est supposée être privilégiée lors des séances de soutien psychosocial aux personnes affectées par la COVID-19 et qu'en cela, l'action des travailleurs sociaux est à saluer.

En plus de l'écoute active, considérer les populations comme des sujets d'intervention signifie également tenir compte de leur subjectivité et pas seulement de la réalité objective telle que décrite par les faits. Il peut, en effet, y avoir un décalage plus ou moins grand entre les faits objectifs tels que décrits, par les médias par exemple, et la perception qu'en ont les populations globalement. Mieux, les aspects subjectifs de la relation unique et particulière entre le professionnel et un bénéficiaire doivent être soulignés et distingués d'une signification globale acceptée par la population générale. Une intervention pertinente qui se voudrait porteuse d'efficacité doit être fondée d'abord et avant tout sur les aspects subjectifs et particuliers à chaque relation professionnelle (Chouinard, 2013 ; Ravon, 2009).

L'importance de réfléchir à ces spécificités de la profession est de taille puisqu'il s'agit d'arriver à un meilleur positionnement des travailleurs sociaux sur le plan professionnel, en somme à une meilleure reconnaissance du travail social. En effet, le défi serait de

« conceptualiser ces savoirs qui s'opérationnalisent au sein même des interactions, toujours situées, qui ont cours entre un travailleur social et un usager » (Chouinard, 2013, p. 176) ; même si au-delà de cette relation, le but ultime est de réconcilier l'individuel et le collectif, soit d'arriver à une adaptation la plus optimale possible entre un usager en souffrance et les normes socialement construites. C'est à partir de ces multiples interactions du quotidien, des relations construites avec les bénéficiaires que le travailleur social peut faciliter une meilleure adaptation des populations, voire à une résilience, meilleure issue d'une crise telle que la pandémie actuelle.

L'objectif du travail social ne serait plus seulement de définir un problème social de manière froide et objective, mais en sus de comprendre la personne dans ses aspects les plus personnels et subjectifs ; compréhension absolument nécessaire à une efficacité pratique au-delà des visées de gestion statistique (Bouquet, 2017 ; Dartiguenave et Garnier, 2009 ; Ravon, 2009).

La rupture pour le travail social voudrait donc que l'on passe d'une épistémologie de l'objet (la personne comme objet d'intervention) à une épistémologie du sujet dans laquelle les aspects subjectifs sont pris en compte, conformément aux spécificités liées à la profession : importance des valeurs, centralité de la relation, etc. (Ravon, 2009). En outre, les aspects subjectifs doivent être couplés aux éléments intersubjectifs rattachés à la relation typique entre le bénéficiaire et l'intervenant. En effet, les aspects subjectifs concernent autant la personne-sujet de l'intervention que la personne de l'intervenant ; cette dernière s'engage dans la relation avec tout son être, son vécu, son background, bref, sa propre subjectivité qui ne peut évidemment pas être mise de côté. Au-delà de la réflexivité nécessaire à tout intervenant, cela entraîne des répercussions éthiques indispensables à considérer (Ravon, 2009).

## 3. Au niveau éthique

Feu l'Honorable juge Kéba Mbaye nous l'a rappelé dans sa leçon inaugurale à l'Université Cheikh Anta Diop de Dakar restée dans les annales de l'histoire du Sénégal, l'éthique constitue un gros enjeu de développement au Sénégal et un gros défi pour tous les professionnels du pays (Mbaye, 2005). Pour les professionnels du travail social, dont les bases se trouvent dans la relation avec l'autre, l'éthique est encore plus fondamentale.

En évoquant l'éthique, d'autres concepts sont souvent cités, comme s'en rapprochant ou pouvant être confondus à lui, tels que la morale et la déontologie. Selon Bouquet (2017, p. 18), alors que la morale est un « ensemble de jugements relatifs au bien et au mal destinés à diriger la conduite des hommes », l'éthique est composée de tous les questionnements constants sur la pratique, et qui va s'éprouver donc dans les actes. La déontologie, quant à elle, correspond aux « devoirs professionnels qui inscrivent la personne dans un collectif de références, de règles, de normes » (Bouquet, 2017). Il apparaît donc que l'éthique est une exigence complexe qui peut difficilement être acquise une fois pour toutes, car se définissant dans les actes de la personne, qui, eux, sont permanents et quotidiens.

En partant de la conception de Dubé cité par Bouquet (2017, p. 67) pour qui « le travail social n'existe que dans les tensions provoquées par la rencontre entre des normes sociales plus ou moins diffuses, des règles bureaucratiques et des individus singuliers », la réflexion sur l'éthique dans le champ du travail social au Sénégal peut s'articuler autour des aspects suivants : les normes et politiques sociales, les règles bureaucratiques, la personne du travailleur social. Ce découpage ne prétend pas couvrir tous les domaines concernés par la question éthique, mais répond à un choix somme toute arbitraire de notre part.

### *a. dans les politiques et normes sociales*

L'actuelle typologie des politiques sociales d'Esping-Andersen en vigueur dans les pays industrialisés rend compte de trois grandes approches : néo-libérale, conservatrice-corporatiste et sociale-démocrate (Esping-Andersen, 2007). Selon cette typologie, Esping-Andersen (2007) avance que les politiques sociales sont centrées sur les besoins du pauvre (néo-libérale), du travailleur (corporatiste) ou du citoyen (sociale-démocrate) avec une gamme de services sociaux plus ou moins étendus et généreux. Cette typologie s'avérant difficilement applicable aux pays en développement ou émergents, Gough (2013) identifie deux grandes catégories de pays en développement ou émergents selon leurs politiques sociales : les régimes de sécurité informelle (*informal security regime* en anglais) et les régimes d'insécurité (*insecurity regime*), s'ajoutant aux régimes de protection sociale (*welfare regime*) des pays industrialisés (Gough, 2013).

Le Sénégal, à l'instar d'autres pays africains sub-sahariens, ferait partie, selon Gough (2013), des pays dont les politiques sociales sont proches de ceux d'un régime d'insécurité. Quoi qu'il en soit, les politiques sociales en vigueur influencent le type d'interventions sociales à mener, encore plus si elles sont définies comme venant d'un régime d'insécurité.

D'un autre côté, la mondialisation, entre autres influences négatives, modifie l'intervention sociale, pour en faire une prestation de services, assez éloignée des valeurs du travail social et des principes éthiques la structurant (Bouquet, 2017). Autrement dit, le social est devenu un marché selon Bouquet (2017). Ainsi, le contexte national, comme mondial, exige des professionnels du travail social d'être à la fois des spécialistes des dispositifs d'aide, chargés d'impulser des interventions individualisées, tout en prenant en compte les spécificités des différentes catégories ciblées, et d'arriver à une efficacité dans le traitement collectif des demandes de tous ordres (Jaeger, 2013). Tout un défi !

Par ailleurs, encore plus que dans les pays plus avancés en termes de protection sociale, les politiques sociales au Sénégal tendent à catégoriser, étiqueter les personnes en les désignant pour mieux les identifier : par exemple, les personnes en situation de handicap, les jeunes filles domestiques, les sans emploi, les enfants de la rue, etc. À la longue, cet étiquetage, utile en partie pour des raisons de ciblage, est même utilisé par les intervenants à la fois comme un automatisme et comme une évidence (Bouquet, 2017 ; Dartiguenave et Garnier, 2009).

Or, une analyse pertinente et moins stigmatisante partirait des problématiques sociales dans une réflexion approfondie, étant donné que ce sont ces problématiques qui sont à l'origine de la situation des personnes étiquetées : par exemple, l'accès à la santé des bébés, nourrissons et enfants d'âge scolaire, le manque de structures sanitaires en milieu rural, l'encadrement scolaire des enfants de familles pauvres, l'analphabétisme des filles, le travail des enfants, etc. Cette catégorisation a également l'inconvénient de considérer la personne de manière fragmentée et non pas holistique (Dartiguenave et Garnier, 2009).

Cela étant, l'adoption des politiques sociales mène à l'établissement de règles administratives, au sein desquelles les questions éthiques sont aussi à examiner.

*b. dans les règles bureaucratiques et administratives*

À côté de cette désignation des personnes concernées par les politiques sociales, la gestion des problèmes sociaux répond à des normes et exigences de type managérial du fait d'une idéologie libérale, voire mercantiliste, aboutissant plus à un contrôle social des personnes qu'à un véritable changement social (Bouquet, 2017). Tout comme les managers et autres gestionnaires, les intervenants de terrain sont également assujettis à des procédures, mesures administratives et autres dispositifs qui, quoiqu'utiles pour une bonne organisation et structuration du travail, peinent à apporter cohérence, prise d'initiatives et autonomie aux professionnels : un comble pour un travailleur social quand on sait que l'autonomisation des bénéficiaires constitue un leitmotiv lors de la formation !

Malheureusement, la loyauté due par le travailleur social à son employeur (dans notre cas, le plus souvent, l'État) entre souvent en contradiction avec ses valeurs et sa responsabilité envers les bénéficiaires, les gestionnaires et autres responsables de services, choisissant plutôt l'efficacité à la quête de sens (Bouquet, 2017). À ce niveau, dans la relation d'aide, et encore plus dans la relation éducative avec un enfant ou adolescent en difficulté, il peut être utile de rappeler que la centration sur le processus est préférable à la centration sur le résultat. Se concentrer et mettre tous ses efforts sur le processus, c'est-à-dire sur les stratégies, méthodes et techniques à mettre en œuvre, vaut mieux, en termes de pratique, que mettre le focus sur le résultat à atteindre, même s'il est attendu et souhaité (Gassama, 2019).

La centration sur le processus correspond, en quelque sorte, aux valeurs et la centration sur le résultat à l'objectif à atteindre. Autrement dit, en termes plus imagés, prendre plaisir lors d'un long voyage en voiture vers une destination de rêve (p. ex. : en observant le paysage ou discutant avec ses voisins) est préférable au fait de ne penser qu'à la fameuse destination de rêve sans s'intéresser au voyage proprement dit (Harris, 2011).

Face à la hiérarchie, il est absolument essentiel que les travailleurs sociaux puissent interroger leurs propres pratiques ainsi que celles de l'institution et ne pas hésiter à discuter, s'opposer voire dénoncer celles qui paraissent injustes, irrespectueuses ou inégalitaires et tout faire pour chercher à y remédier (Bouquet, 2017). À ce propos, Philippe Gabéran, travailleur social et ancien cadre supérieur à l'Institut pour la Formation, la Recherche et l'Action sanitaire et sociale (IFRASS) de

Toulouse, rappelait que « le travailleur social doit être capable d'intégrer les réalités économiques et politiques modernes sans pour autant capituler sur ses finalités propres et tout en s'opposant à ses dysfonctionnements » (Bouquet, 2017, p. 63). Le but poursuivi reste de ne pas se laisser envahir par une gestion quasi-privée des services sociaux répondant à la logique de la rentabilité et du profit, en cherchant à se préserver professionnellement parlant.

### *c. dans la personne de l'intervenant*

En chaque intervenant, Bouquet (2017) explique qu'il doit coexister trois sortes d'éthique distinctes : l'éthique de conviction, l'éthique de responsabilité et l'éthique de discussion. Le travail social doit intégrer, non pas une, mais les trois formes qui se complètent l'une l'autre. L'éthique de conviction doit être défendue, car elle est celle qui promeut une conception du monde et de l'Homme en tant qu'acteur dans la société, tandis que l'éthique de responsabilité doit exister quelle que soit la complexité des situations professionnelles (institutions spécialisées, milieu ouvert, services à domicile ou dans la rue, etc.) et quel que soit le bénéficiaire que l'on accompagne au quotidien. Enfin, l'éthique de discussion se crée dans des espaces de dialogue ouvert à l'argumentation afin de s'assurer que les meilleures décisions se prennent de façon démocratique (Bouquet, 2017).

Au-delà de ces problématiques, les tensions évoquées plus haut dans la profession restent comme autant de problèmes de fond, de problèmes éthiques. À l'instar de Bouquet (2017) et Jaeger (2013), posons-nous ces questions : sommes-nous des gestionnaires de l'exclusion (selon la conception de Robert Castel) ou des agents actifs de l'inclusion ? Devons-nous nous soumettre aux normes économiques ou défendre la personne, le citoyen ? Choisissons-nous d'effectuer un accompagnement individualisé ou de la gestion du collectif de masse ? Allons-nous vers une autonomisation ou vers plus de conformisation ?

En résumé, parler de la dimension éthique au niveau de la personne de l'intervenant revient à réfléchir de nouveau sur la question des valeurs, intrinsèquement liée à l'individu. En effet, il ne suffit pas, pour le travailleur social, d'avoir des valeurs, de les partager entre professionnels et de les clamer haut et fort. Il faut arriver à y adhérer réellement de manière suffisamment convaincante pour qu'autrui puisse se les approprier, autrui étant le bénéficiaire et l'ensemble des populations que le travail social tend à servir. En effet, Bouquet (2017,

p. 51) avance que, de valeurs de références, elles doivent devenir des valeurs d'usage et être mises en œuvre concrètement sur le terrain : « les valeurs n'ont de réalité qu'intériorisées, portées par la force d'une conviction qui chercher à la faire partager à autrui ».

## Conclusion

Comme dans toute crise, des fondements au niveau sociétal ont vacillé, tremblé tout comme les bases et principes de plusieurs des professions fortement impliquées dans la gestion de la crise, en particulier les travailleurs sociaux. Le travail social souffrait déjà de plusieurs contraintes (ou tensions) parmi lesquelles un manque de visibilité sociale, une faible reconnaissance de la part des décideurs et des populations et un besoin de redéfinir les bases de sa professionnalité.

Ainsi, plusieurs défis se présentent aux professionnels du travail social, certains exacerbés par le contexte de la pandémie, d'autres réactualisés à l'occasion de celle-ci. Tous constituent un enjeu en soi pour la profession, mais plus largement un véritable enjeu de développement, à la lumière de la crise de COVID-19. Le travail social se définit, en effet, comme « une pratique professionnelle et une discipline [qui] promeut le changement et le développement social, la cohésion sociale, le pouvoir d'agir et la libération des personnes » (*European association of school of social works*, EASSW, 2017).

Pour arriver à surmonter ces tensions et défis, la formation des travailleurs sociaux est questionnée. Celle-ci doit correspondre aux enjeux sociétaux, mais également aux questionnements contemporains des professionnels du secteur. Les questions essentielles posées par le contexte de la pandémie sont, entre autres, la nécessaire rupture épistémologique qui permet de se représenter la personne accompagnée plus sujet d'intervention qu'objet ; ce qui produit nombre de questionnements éthiques parcourus brièvement plus haut au niveau des politiques sociales, des règles administratives et de la personne même de l'intervenant.

Partant de là, la formation en travail social doit veiller à réagir à des tensions au sein de la formation qui existent en miroir à celles dans la profession, à savoir les tensions entre la théorie (savoirs techniques et méthodologiques sur les politiques et problématiques sociales en cours dans la société) et la pratique (savoir-faire - habiletés, méthodes et techniques- et savoir-être -attitudes professionnelles, éthique- nécessaires à l'intervention) selon Provencher et al. (2011).

Une solution nécessaire pour renforcer l'adéquation entre la théorie acquise durant la formation et la pratique du travail social passe, entre autres, par favoriser les périodes d'alternance stages/formation. Une autre solution engagerait le futur travailleur social dans une meilleure pratique de la réflexivité, comprise comme une prise de distance critique de ses propres pensées et de ses propres actions et opposée en cela au « surconformisme » et aux automatismes irréfléchis (De Jonckheere, 2010). En effet, le travailleur social est de plus en plus défini comme un praticien réflexif, le fait de travailler sur du « matériau » humain complexe en soi et nécessairement empreint de subjectivité donc d'intersubjectivité, et touchant ainsi le professionnel parfois dans sa vie personnelle (Molina, 2016).

Finalement, la question de la recherche s'avère cruciale pour le devenir de la profession en tant que discipline scientifique. Il ne s'agit pas simplement d'une initiation à la recherche. Les étudiants en travail social doivent apprendre à s'interroger sur des problématiques pertinentes en lien avec la profession afin d'une part, de faire progresser la professionnalité des intervenants et de l'autre, faire avancer la discipline vers plus de reconnaissance scientifique. Selon Parent et St Jacques (1999), il est de plus en plus question, à côté du praticien réflexif cité plus haut, du praticien-chercheur, qui s'engage dans des actions de recherche-action ou de recherche-appliquée dans un souci de joindre les deux bouts de la profession : la pratique et la recherche.

# Références bibliographiques


Berger, K., S. (2012). *Psychologie du développement (2ème édition).* Montréal : Modulo

Bouquet, B. (2017). *Éthique et travail social : une recherche du sens.* Dunod. https://www-cairn-info.acces.bibl.ulaval.ca/ethique-et-travail-social--9782100763221.htm

Bourque, M., Grenier, J. et Rullac, S. (2019). Des pratiques en tension ? Présentation du dossier. *Nouvelles pratiques sociales, vol. 30* (2), 19-27. https://doi.org/10.7202/1066098ar

Chouinard, I. (2013). Entre valeurs humanistes et modèles d'intervention : réflexions théoriques sur le sentiment de non-reconnaissance des travailleurs sociaux. *Reflets, vol. 19* (2), 164-179. https://doi.org/10.7202/1021184ar

Dartiguenave, J-Y. et Garnier, J-F. (2009). Pour un renouvellement du savoir en travail social. *Empan, vol. 3* (75), 30-34. https://www.cairn.info/revue-empan-2009-3-page-30.htm

De Jonckheere, C. (2010). *83 mots pour penser l'intervention sociale.* Genève : IES

Esping-Andersen, G. (2007). *Les trois mondes de l'État-Providence*. Paris : Presses universitaires de France.

EASSW (2017, 10 avril). *Définition internationale du travail social.* https://www.eassw.org/global/definition-internationale-du-travail-social/

Fablet, D. (2009). Quels modèles de référence pour les travailleurs sociaux ? *Empan, vol. 3* (75), 72-79. https://www.cairn.info/revue-empan-2009-3-page-72.htm

Gassama, Y. (2019). *Méthodologies d'intervention éducative et pratiques professionnelles.* [Fascicule de cours]. École nationale des Travailleurs sociaux spécialisés ENTSS, Dakar, Sénégal.

Gough, I. (2013). Social policy regimes in the developing world. Dans P. Kennett (dir.), *A Handbook of Comparative Social Policy* (2e éd., p. 205-224). Edward Elgar Publishing

Harris, R. (2011). *Le grand saut : de l'inertie à l'action* (L. Chrétien et M.-J. Chrétien, trad.). Montréal, QC : Les Éditions de l'Homme.

Jaeger, M. (2013). Épistémologie et philosophie de l'histoire du travail social. *Vie sociale, vol. 4* (4), 17-30. https://www.cairn.info/revue-vie-sociale-2013-4-page-17.htm

Jobert, C. (2009). Élaborer sa pratique. *Empan, vol. 3* (75), 122-127. https://www.cairn.info/revue-empan-2009-3-page-122.htm

Molina, Y. (2016). La pratique réflexive dans la formation en travail social. Le parcours de professionnalisation et le mémoire de recherche. *Approches inductives*, *3* (1), 68–90. https://doi.org/10.7202/1035195ar

Ndao, M. (2020). *La situation psychosociale des personnes âgées infectées au Covid-19 dans le Centre de Traitement des Épidémies de l'hôpital Dalal Jamm de Guédiawaye*. [Mémoire de fin de formation au premier cycle]. École nationale des Travailleurs sociaux spécialisés ENTSS, Dakar, Sénégal.

Ndiaye, S. (2020, 29 avril). Action publique, comportements et philanthropie en contexte de Covid-19 : quelques réflexions à partir du Sénégal. *Philab : Réseau canadien de recherche partenariale sur la philanthropie*. https://philab.uqam.ca/blogue-accueil/covid-19-au-senegal/

Parent, C. et St Jacques, M-C. (1999). Les deux solitudes du service social : la recherche et la pratique. *Canadian Social Work Review, vol. 16*(1), 65-85. https://www.jstor.org/stable/41669678

Provencher, Y. Dumont, S. et Turcotte, D. (2011). D'hier à aujourd'hui : les enjeux de la formation des travailleurs sociaux spécialisés. *Canadian Social Work Review, vol. 28*(2), 189-207. https://www.jstor.org/stable/41669943

Ravon, B. (2009). L'extension de l'analyse de la pratique au risque de la professionnalité. *Empan, vol. 3* (75), 116-121. https://www.cairn.info/revue-empan-2009-3-page-116.htm

Sorel, M. (2009). Quand il s'agit de caractériser les référents théoriques en travail social. Retour sur une étude … *Empan, vol. 3* (75), 80-87. https://www.cairn.info/revue-empan-2009-3-page-80.htm

9

# La pandémie de COVID-19 au Sénégal : entre réponses institutionnelles et mobilisations communautaires

Dr Nfally BADJI[1] et Monsieur Mor WADE[2]

## Introduction

Apparue au cours du dernier trimestre de 2019 en Chine, la maladie à coronavirus a rapidement fait le tour du monde devenu un village planétaire. À plusieurs égards, la pandémie a surtout éprouvé rudement les systèmes de santé des pays. L'Afrique, continent aux systèmes de santé défaillants, cristallisait toutes les craintes.

Mais en termes de résilience, certains pays africains comme le Sénégal, l'« un des pays modèles en termes de mise des mesures de

---

[1] **Dr Nfally BADJI**, docteur en sociologie, enseignant-vacataire à l'École nationale des Travailleurs sociaux spécialisés (ENTSS).

[2] **Monsieur Mor WADE**, professeur d'enseignement secondaire de formation (option/Lettres modernes), il est titulaire d'un Diplôme d'études approfondies (DEA) en littérature africaine d'expression française et d'un Diplôme supérieur en travail social (DSTS), conseiller en travail social et enseignant-chercheur à l'École nationale des Travailleurs sociaux spécialisés (ENTSS) depuis juillet 2021.

prévention de la COVID-19 » selon l'OMS, ont réalisé d'excellentes performances dans la gestion sanitaire de la COVID-19.

Ainsi, allant dans le sens de stopper la propagation du virus, l'École nationale des Travailleurs sociaux spécialisés (ENTSS), à l'instar des institutions publiques ou privées des universités ou grandes écoles de formation, ont proposé les pistes de réflexions scientifiques.

Dans l'historique de la pandémie relative à la COVID-19, en juin 2020, le Sénégal a abordé une nouvelle page de l'épidémie. Celle-ci est marquée par une tendance à la hausse des contaminations et des transmissions communautaires. Le nombre de malades dénombrés par jour avoisinait la centaine. C'est ainsi qu'on avait 94 malades sur 1820 tests réalisés le 1er juin, 134 positifs le 5 juin sur 1700 tests ; cette tendance s'est maintenue jusqu'à atteindre 145 malades le 13 juin 2020 sur 1378 tests.

Vient alors le mois d'août 2020, le mois de l'augmentation accrue des cas communautaires. Cela s'illustre à travers les 82 cas communautaires enregistrés le 7 août 2020 sur un total de 172 malades, de 53 transmissions communautaires sur un total de 116 patients le 8 août, de 113 transmissions communautaires le 9 août 2020 sur 172 malades. Cependant, l'on note une amorce de régression à partir du 17 août 2020 dans les formes de contamination.

Pourtant, malgré les craintes liées aux évènements religieux comme le Magal de Touba le 6 octobre 2020, le Sénégal a connu une diminution d'infections avec parfois moins d'une vingtaine de personnes infectées. Une situation qui a suscité beaucoup d'espoir au mois d'octobre 2020.

En effet, le 24 octobre 2020, le bulletin épidémiologique du Ministère de la Santé et de l'Action sociale rapporte 937 tests avec 18 revenus positifs, soit un taux de positivité de 1,92%. Cette tendance baissière s'est accentuée au début du mois de novembre et durant toutes les trois premières semaines de ce mois, les nouvelles infections étaient en deçà de 40 cas.

Cependant, à partir du 29 novembre 2020, la courbe a changé d'allure avec une augmentation des transmissions (infos à compléter) jusqu'à ce que les autorités sénégalaises admettent que le Sénégal est entré dans la deuxième vague des contaminations à partir du 11 décembre 2020. **« Il faut se rendre à l'évidence et constater que nous avons vu un phénomène exceptionnel se produire. Nous**

**sommes dans la deuxième vague»** déclare M. Abdoulaye Diouf SARR, le Ministre de la Santé et de l'Action sociale du Sénégal.

Pour bien cerner le thème d'étude, il est question dans la première partie de présenter une problématique.

# I. Problématique

Au niveau mondial, l'origine des pathologies et le développement du virus n'ont cessé et ne cesseront certainement pas d'alimenter les débats scientifiques. Ainsi, selon GRUNEWALD et le Dr Hugues MAURY, les grandes épidémies et pandémies ne sont pas des phénomènes nouveaux. Elles font partie de la mémoire collective de l'humanité avec comme rappel les épidémies et les pandémies de peste, de choléra, de grippe espagnole ou d'Ébola qui ont ravagé plusieurs régions du monde. D'ailleurs, des crises sanitaires d'ampleur mondiale se multiplient depuis plusieurs décennies.

En dehors de la « grippe de Hong Kong », de la grippe espagnole et de la grippe asiatique dans les années 1950, au 21$^{ème}$ siècle, le monde découvre alors au cours du dernier trimestre de 2019 le coronavirus. Le nouveau coronavirus est parti du marché Huanan, situé dans la ville de Wuhan, en Chine, à environ 850 kilomètres à l'ouest de Shanghai. Ses symptômes ont été décrits chez les premiers malades le 8 décembre 2019. En effet, la pandémie du coronavirus reste le fait marquant de l'année 2020, notamment dans le domaine de la santé.

Évoluant dans le temps et dans l'espace mondial sous les dénominations SARS-CoV-2, Coronavirus, SRAS liés au nouveau coronavirus (2019-NCOV) et COVID-19, l'épidémie du coronavirus a été déclarée le 30 janvier 2020 urgence mondiale en termes de santé publique, débouchant alors sur une pandémie à partir du 11 mars 2020 selon l'OMS, touchant tous les pays du monde.

À la fin du mois de février, le premier cas de COVID-19 en Afrique de l'Ouest a été enregistré au Nigéria. En un mois, le virus s'est propagé à l'ensemble des pays de la sous-région. Au Sénégal, le premier cas a été détecté le 02 mars 2020. Au fil des premiers jours après le premier cas importé, les contaminations augmentaient de jour en jour. Le 23 mars 2020, le coronavirus a gagné Dakar et sa banlieue comme d'autres régions du Sénégal : Diourbel, Saint-Louis et Ziguinchor. Le Sénégal comptait 71 malades à cette date.

La gravité de la situation est apparue de manière claire dans le discours de Monsieur Macky SALL, Président de la République du Sénégal, discours prononcé le même jour. Dans celui-ci, le Chef de l'État sénégalais revient sur la gravité de la situation, de la propagation brutale, rapide et massive du virus. Situation inédite, mesures exceptionnelles assorties de la déclaration de l'état d'urgence entré en vigueur le 23 mars et d'un couvre-feu de 23 h à 6 h du matin. Le 7 avril 2020, au regard du nombre croissant de cas communautaires enregistrés, le Ministre de la Santé et de l'Action sociale annonce que la gestion de ces cas communautaire est laissée aux gouverneurs des régions avec la mise en place des CDGE (Comités départementaux de Gestion des Épidémies) et des CRGE (Comités régionaux de Gestion des Épidémies). Le 19 avril, le Gouvernement impose le port obligatoire de masque dans les services publics et privés, les commerces et les transports. Le 03 mai 2020, l'état d'urgence est à nouveau prolongé jusqu'au 2 juin 2020. Le 11 mai 2020, le chef de l'État annonce une série d'assouplissements des conditions de l'état d'urgence avec la réouverture des lieux publics dans le respect des mesures relatives aux gestes barrières avec le port obligatoire du masque.

Alors, nous sommes dans le contexte de « vivre avec le virus ». Mais comment vivre avec lui ?

Cependant, loin de verser dans une autosuffisance politico-sociale, les consignes sont claires : on nous demande, même s'il faut vivre avec le virus, d'être vigilants et prudents, car la COVID-19, en tant que virus circule parmi nous. À partir du 29 novembre 2020, la courbe a changé d'allure avec une augmentation des transmissions (infos à compléter) jusqu'à ce que les autorités sénégalaises admettent que le Sénégal est entré dans la deuxième vague des contaminations à partir du 11 décembre 2020. **« Il faut se rendre à l'évidence et constater que nous avons vu un phénomène exceptionnel se produire. Nous sommes dans la deuxième vague »**, déclare M. Abdoulaye Diouf Sarr, le Ministre de la Santé et de l'Action sociale du Sénégal.

D'ailleurs, dans la deuxième quinzaine du mois de décembre 2020, un phénomène exceptionnel s'est produit annonçant cette deuxième vague avec des chiffres alarmants : plus de 18 000 cas positifs sont notés, avec plus de 18 000 cas guéris, mais avec plus de 350 décès selon les bulletins épidémiologiques cumulés. Fort de ce constat augurant l'arrivée d'une deuxième vague et par rapport aux « leçons apprises dans la lutte contre la pandémie de COVID-19 », une question de recherche s'impose : **quels sont les effets des réponses institutionnelles et communautaires dans la lutte contre la propagation de la pandémie de COVID-19 au Sénégal ?**

## II. Méthodologie

Dans le cadre de cette étude, il est nécessaire de présenter un cadre conceptuel pour mieux cerner l'objet d'étude et la problématique en articulant de manière logique les concepts-clés. En effet, le thème d'étude présente les « effets des réponses institutionnelles et communautaires dans la lutte contre la propagation de la pandémie de COVID-19 au Sénégal ». Avec environ 380 000 cas confirmés et 7 000 décès au début du mois de juillet 2020, les chiffres sur la prévalence et la mortalité du coronavirus (COVID-19) en Afrique subsaharienne paraissent relativement bas par rapport au reste du monde. Cependant, la pandémie est toujours là et l'ampleur des contaminations est sujette à caution, du fait d'une probable deuxième vague.

Ainsi, de nombreuses questions restent encore sans réponses. C'est dans cette dynamique que l'on envisage l'étude des effets de la pandémie, par rapport aux réponses institutionnelles et communautaires proposées dans la lutte contre la propagation de la COVID-19. Du point de vue scientifique, le concept « effets » renvoie aux résultats, aux conséquences de ce qui est produit par une cause. Quant au Larousse. Fr, le concept « effets » est retenu comme le résultat d'une action, d'un agent ou d'un phénomène quelconque. Pour le concept de « réponses institutionnelles », il s'agit de l'appréhender sous l'angle des actions théoriques ou pratiques proposées par les institutions étatiques ou privées. En ce qui concerne les « réponses communautaires », il est question, dans une approche communautaire de la pandémie, de saisir ce concept sous l'angle des actions menées à la base par les communautés comme, par exemple, les organisations communautaires de base (OCB).

Déclarée au début comme une épidémie (« maladie qui atteint en même temps et dans le même lieu un grand nombre d'individus d'une population » (wiktionnaire, CC BY-SA 3.0)), la COVID-19 fait référence à « Coronavirus Disease 2019 », la maladie provoquée par un virus de la famille des Coronaviridae, le SARS-CoV-2. Cette maladie infectieuse est une zoonose, dont l'origine est encore débattue, qui a émergé en décembre 2019 dans la ville de Wuhan, dans la province du Hubei en Chine. Elle s'est rapidement propagée, d'abord dans toute la Chine, puis à l'étranger provoquant une épidémie mondiale. À cet effet, l'OMS la déclare comme maladie pandémique au mois de mars 2020. Une pandémie est « une épidémie affectant une partie significative des populations sur une région importante du globe, plusieurs pays voire plusieurs continents » (wiktionnaire, CC BY-SA 3.0).

Dans ce même ordre d'idées, la recension de documents relative à la revue de la littérature permet de mieux cerner l'objet de recherche et de bien aborder l'analyse et l'interprétation des données recueillies. Vu le caractère nouveau du phénomène, l'on note une rareté des productions d'ouvrages concernant la pandémie. Dès lors, l'on constate des articles spécialisés et des rapports qui essayent de proposer des pistes de réflexion et d'actions contribuant à la riposte contre la pandémie de COVID-19. Aussi est-il que l'analyse de certains articles est nécessaire. Parmi ces articles, on peut retenir :

- **L'OMS (Août 2020)** dans son rapport intitulé « **Enquête indicative sur l'impact de la COVID-19 sur les systèmes de santé** » propose les résultats d'une première enquête sur la base des rapports transmis par 150 pays. Les données collectées montrent que la quasi-totalité des pays (90%) ont connu des perturbations de leurs services de santé. La majeure partie des pays ont indiqué que nombreux services courants et non urgents ont été suspendus et les soins essentiels ont subi des interruptions. Cette première enquête indicative reste utile, car elle renseigne sur la conception de nouvelles stratégies d'amélioration de la prestation des soins de santé pendant les pandémies et au-delà.
- Le **PNUD** avec son rapport « **COVID-19 : la pandémie. Leadership et solidarité sont ce dont l'humanité a besoin pour vaincre la COVID-19** » montre que la pandémie est bien plus qu'une crise sanitaire, c'est aussi une crise socio- économique sans précédent, mettant sous pression chacun des pays qu'elle touche. Elle a alors des impacts sociaux, économiques et politiques dévastateurs.

Dans ce rapport, le **PNUD** mène la réponse socio-économique des Nations unies aux côtés de la réponse sanitaire de l'OMS et du plan d'action humanitaire globale.

- Le Bulletin **ONU INFO (novembre 2020)** sous le titre « **la pandémie de COVID-19 compromet des services de santé**

**essentiels en Afrique, selon l'OMS** » montre que cette pandémie a porté un coup sévère à des services de santé essentiels en Afrique, faisant craindre que certains des principaux problèmes sanitaires du continent s'aggravent pour l'Afrique. Ainsi, l'étude révèle des retombées indirectes et dangereuses pour la santé en Afrique comme par exemple le report des campagnes de vaccination contre certaines maladies.

- Dans **Le journal Le Monde Afrique du mois de juin 2020**, l'on note la publication d'un article réservé au Sénégal, article titré « au Sénégal, le ras-le-bol de la jeunesse contre l'état d'urgence dû au coronavirus. Cet article expose alors les manifestations nocturnes parfois violentes qui ont secoué plusieurs villes du pays pour protester contre les mesures de restrictions (couvre-feu ou interdictions de rassemblements) à cause de la pandémie de COVID-19.
- Dans **le journal Le Soleil numéro 15173 décembre 2020),** Idrissa Sané publie un article sous le titre **« Apparition de la pandémie du coronavirus dans le monde et chronique de l'évolution des contaminations et de la riposte au Sénégal ».** Dans cet article, le journaliste met en lumière l'appropriation des mesures barrières et montre que la ville de Touba est restée le foyer de tous les cas. De même, il y explique la prise en charge extrahospitalière, l'explosion des contaminations au mois de juin-juillet 2020 et la recrudescence des transmissions communautaires. L'article aussi renseigne sur une probable deuxième vague à partir du mois de décembre avec l'augmentation des cas communautaires et du nombre croissant des décès.

Dans ce contexte d'urgence sanitaire mondiale et de pandémie, la communauté internationale, avec la coopération unilatérale et bilatérale, les États, les ONG et les organisations communautaires ne cessent de se mobiliser pour lutter contre la propagation de la pandémie avec la mise en œuvre de plusieurs stratégies au niveau macro, méso et micro.

Pour **les objectifs de recherche**, il s'agit :

- de **comprendre**, dans l'objectif général, les effets des réponses institutionnelles et communautaires dans la lutte contre la propagation de la pandémie de COVID-19 au Sénégal ;

- **d'identifier** les réponses institutionnelles et communautaires dans la lutte contre la propagation de la pandémie de COVID-19 au Sénégal ;
- **d'**analyser les effets des réponses institutionnelles et communautaires dans la lutte contre la pandémie de COVID-19 au Sénégal.

La question de recherche de cette étude édicte une orientation normative évaluative de type idiographique. Ce type de recherche tend à décrire le particulier du fait ou du phénomène social. Ainsi, en ce qui concerne cette étude, il s'agit de décrire le particulier des actions menées en guise de réponses institutionnelles et communautaires dans la cadre de la lutte contre la pandémie de COVID-19 au Sénégal.

À cet effet, l'étude se fonde sur le paradigme déductif et s'inscrit alors dans la perspective d'une évaluation formative, car le Sénégal est au dixième mois de la lutte contre la pandémie de COVID-19. En cela, l'étude des effets renvoie à une évaluation à mi-parcours.

Pour l'univers de recherche, la population qui réside sur le territoire sénégalais est estimée à 12 millions d'habitants et elle connaît un taux de croissance annuel de 2,5%. La population totale s'élève à 16 705 608 habitants en 2020 (ANSD, 2020) et 18,9 millions en 2030, selon les Nations Unies. Les moins de 15 ans représentent 42,6% alors que les personnes âgées de 60 ans et plus comptent pour 5,2% de la population totale, ce qui implique un rapport de dépendance de l'ordre de 86%. Par ailleurs, les moins de 25 ans représentent 62% de la population totale. En effet, disposer d'un capital humain de qualité sera un de nos meilleurs atouts pour relever les nombreux défis dans la mise en œuvre du PSE. Et la santé des populations occupe une place centrale dans ce plan.

Ainsi, l'amélioration de la santé passera par la mise en œuvre adéquate du Plan national de Développement sanitaire (PNDS) qui dégage des objectifs, par exemple l'amélioration de l'offre et de la qualité des services de santé à travers le développement de l'approche communautaire dans la promotion de la santé et la promotion des médicaments génériques. D'ailleurs, le territoire national du Sénégal est organisé en territoires sanitaires. Les régions médicales (RM), au nombre de 14, correspondent aux limites des régions administratives. Les districts sanitaires (DS), au nombre de 77, sont des territoires sanitaires qui peuvent correspondre aux limites des départements ou aux limites des arrondissements ou même aux limites des communes.

Ces deux types de territoires sont administrés respectivement par une équipe-cadre de région et une équipe-cadre de district.

En réalité, depuis l'année 2012, la carte sanitaire au Sénégal a beaucoup changé. À cette époque, elle enregistrait 166 ambulances. Aujourd'hui, le Sénégal a 600 ambulances grâce à l'interconnexion entre la base de la pyramide sanitaire et les postes, les centres de santé. D'ailleurs, cette carte sanitaire reste présentée sous trois types d'hôpitaux (niveau 1, niveau 2 et niveau 3). En termes de maillage du territoire national, le Sénégal compte 35 hôpitaux dont 11 de niveau 1, 15 de niveau 2 (dont 2 non fonctionnels) et 7 de niveau 3, 77 districts sanitaires, 89 centres de santé dont 20 sont en réalité des postes de santé, faisant office de centres de santé, 1257 postes de santé dont 1035 fonctionnels et 2 centres psychiatriques.

Force est de constater aussi, qu'à partir de 2012, bon nombre d'hôpitaux en chantier ont été terminés (l'hôpital de la paix de Ziguinchor, l'hôpital de Fatick et celui de Dalal Jamm (Guédiawaye Dakar). De même, après la livraison de l'hôpital de niveau 3 de Touba, ceux de Kédougou, de Sédhiou et de Kaffrine seront réceptionnés au mois de janvier 2021 selon les propos du Ministre Abdoulaye Diouf Sarr (Journal le Quotidien n° 53 - 51 du 27 décembre 2020.

Pour mener à bien les stratégies de recherche, la recherche documentaire est de mise. En effet, elle permet de se fonder sur une masse critique de documents écrits ou audiovisuels traitant le thème d'étude. Pour mener à bien cette collecte, l'observation documentaire a été privilégiée et des fiches de lecture ont été employées comme instruments de collecte.

## III. Résultats

Cette partie prend en charge l'identification des réponses institutionnelles et communautaires proposées par le Sénégal dans la lutte contre la pandémie de COVID-19. De même, ces réponses institutionnelles et communautaires sont analysées et interprétées.

Les réponses institutionnelles et communautaires sont appréhendées à trois niveaux :

## 1. Au niveau macro

Ce stade correspond au niveau stratégique, c'est-à-dire les réponses édictées par l'État du Sénégal dans la lutte contre la pandémie. Conçues comme un arsenal juridique, il s'agit des décisions politiques prises par le Président de la République et son gouvernement pour une riposte à la COVID-19. Parmi ces décisions politiques, l'on note la loi d'habilitation votée par l'Assemblée nationale assortie de la « loi 2020-13 du 2 avril 2020, habilitant le Président à prendre par ordonnance des mesures relevant du domaine de la loi pour faire face à la pandémie de COVID-19 et autorisant la prorogation de l'état d'urgence ». D'autres décrets allant dans le même sens ont été signés et promulgués par le Président de la République comme « le décret n° 2020-830 du 23 mars 2020 proclamant l'état d'urgence sur le territoire national » et « le décret n° 2020 du 3 avril 2020 prorogeant l'état d'urgence sur le territoire national ».

Dans un discours adressé à la nation au cours de ce mois de mars, le Président de la République décrète la fermeture des écoles et des universités pour limiter la propagation du virus. À l'état d'urgence aussi est assorti d'un couvre-feu de 20 h à 06 h du matin et la fermeture des frontières terrestres, aériennes et maritimes. Après l'apparition du premier cas au Sénégal le 2 mars 2020, l'État du Sénégal a mis en place un plan de riposte évalué à 1 milliard 400 millions de FCFA, un fonds de FORCE COVID-19 et un plan de résilience économique et sociale logé au Ministère de l'Économie, du Plan et de la Coopération.

Afin d'atténuer l'impact économique de la pandémie du coronavirus, le Président de la République a créé un Fonds de riposte et de solidarité contre les effets de la COVID-19, le Fonds « Force COVID-19 » évalué à 1 000 milliards de FCFA et alimenté par l'État, le secteur privé, les partenaires au développement et toutes les bonnes volontés du Sénégal et de sa diaspora. Du point de vue macro, il faut noter aussi le soutien financier des entreprises au plan économique et le soutien de familles et de ménages éligibles (1 million de foyers) avec assistance en aide alimentaire d'urgence aux plus démunis.

## 2. Au niveau méso

À ce niveau, il est question de déterminer au stade opérationnel, les décisions entreprises par le Ministère de la Santé et de l'Action sociale (MSAS) en collaboration avec les autres ministères directement liés à cette crise sanitaire mondiale. En effet, en plus du plan de résilience économique et sociale multisectoriel logé au Ministère de l'Économie, du Plan et de la Coopération, au MSAS, un plan de contingence Santé, évalué à 64 milliards, a été mis en place. Ce plan de résilience intégrant le plan de contingence a mis sur pied un Comité national de Gestion des Épidémies (CNGE).

Toujours est-il que le MSAS dans le cadre toujours de la riposte a mis en place « une armoire de santé » en termes de prévention, de diagnostics par les laboratoires (Institut Pasteur et IRESSEF) et de la prise en charge au niveau des CTE, au niveau des respirateurs et des médicaments, du nombre de lignes d'oxygène, du nombre d'appareils de générateurs de dialyse…

## 3. Au niveau micro

À ce niveau, il est intéressant d'aborder les actions comme stratégies de lutte menées dans le cadre communautaire, c'est-à-dire au niveau local avec les organisations communautaires de base. Après l'approche curative adoptée au début de l'épidémie, les experts, dans les questions de santé et de prises en charge psychosociales, sont passés à l'approche communautaire pour lutter de manière efficace et efficiente contre la pandémie de la COVID-19. Au niveau local, les stratégies de lutte sont dirigées par les Comités régionaux de Gestion des Épidémies sous l'égide des Gouverneurs et des Comités départementaux de Gestion des Épidémies sous la diligence des Préfets de départements. Dans l'approche communautaire de la pandémie, la prévention reste la priorité la plus privilégiée axée sur la communication sociale à tous les niveaux à travers les médias classiques (radios, télévisions), les médias communautaires (radios, télévisions et les réseaux sociaux). Pour cela, le MSAS, à travers le SNEIPS et le COUS, dans leurs stratégies, ont fait preuve de pédagogie pour expliquer à la population la gravité de la situation, les défis et les enjeux sanitaires liés à la pandémie et le degré de mobilisation de tout un chacun.

En cela, le MSAS lance une campagne nationale de sensibilisation basée sur des stratégies de communication institutionnelle. À cet effet, l'espace public est investi pour rendre efficace cette campagne nationale de sensibilisation. C'est ainsi que des campagnes d'information, de sensibilisation et de formation sont menées sur le terrain en vue de l'appropriation par des populations des origines de la pandémie, des symptômes de la maladie et des gestes barrières à observer dans la lutte contre la propagation du virus. À cet effet, les collectivités territoriales, les relais et les volontaires communautaires, les guides religieux, les ASC des Navétanes, les artistes de tous les bords, les communicateurs traditionnels, les « Bàjjanu gox » … sont mobilisés à plus d'un titre et leurs actions mises à contribution pour une prise en charge communautaire efficace de la lutte.

Dès lors, il s'avère nécessaire d'analyser et d'interpréter les effets de ces réponses institutionnelles et communautaires proposées dans la lutte contre la pandémie. Ainsi, pour bien réussir cela, il est judicieux de les analyser et de les interpréter à partir des trois dimensions : la dimension politique, économique et socio-sanitaire. Au niveau politique, à la suite des dispositions de l'article 4 (loi 2020-13 du 2 avril 2020, les décrets 2020-830 du 23 mars 2020 et n° 2020 du 3 avril 2020) relatives à la proclamation et la prorogation de l'état d'urgence sur le territoire national sont assortis une situation d'état d'urgence sanitaire et un couvre-feu mis en place entre 20 h et 6 h du matin, et la fermeture des écoles, des marchés et des universités. Pour la première fois dans l'histoire du Sénégal, la pandémie de COVID-19 a conduit au renoncement de la célébration de la fête de l'indépendance qui s'est déroulée dans les jardins du Palais de la République pour l'année 2020. Ces réponses institutionnelles déclinées par l'État du Sénégal ont eu des effets négatifs sur la vie socioéconomique des populations et des entreprises. Cette crise sanitaire a bouleversé les trajectoires de développement au Sénégal, comme partout dans le monde.

Sur le plan économique, certains secteurs ont été directement touchés par les mesures barrières. La réduction du nombre de places dans les bus de transport en commun a occasionné des pertes de revenus pour ce sous-secteur des transports. La fermeture avancée des marchés a sérieusement limité les activités de plusieurs groupes d'acteurs (commerçants, fournisseurs, marchands ambulants, tabliers). L'impact estimé sur la croissance économique du Sénégal est visible, avec la baisse de 16% des exportations et des importations de 18% (MEPC : programme de résilience). Les secteurs les plus touchés sont : l'hébergement et la restauration avec une perte en chiffre d'affaires de 96 milliards (MTTA), le commerce avec une perte de 50 milliards (source MEPC) et le transport avec 34,3 milliards pour le transport aérien (MTTA) et 24,3 milliards pour le transport terrestre (MITTD).

Les projections de croissance du PIB révisées pour l'année 2020 après la prise en compte des effets de la COVID-19 sont alarmantes et fortement négatives pour certains secteurs.

C'est le cas dans le secteur du transport avec une projection de croissance (récession) révisée à -8,8% contre une projection initiale de 8,8% et du secteur de l'hébergement et la restauration (projection révisée en négatif 60,7% contre une croissance de 5,2% en projection initiale). Cette situation est le résultat de la pandémie et des mesures visant à en limiter la propagation. Ces mesures ont eu des effets directs sur plusieurs plans.

Sur le plan social, un nouveau comportement, une « nouvelle société » s'impose avec la distanciation sociale et le lavage des mains systématique. Ainsi, dans les stratégies de lutte, les acteurs de la santé et les intervenants sociaux placent les jeunes comme cible au cœur du dispositif de sensibilisation. Aussi est-il que les jeunes sont des gens de contacts dans les transactions sociales, car c'est comme s'ils ont une perception psychosociologique négative du virus et une ignorance de sa propagation en développant des préjugés défavorables sur l'existence même du virus.

Ainsi, devant de telles attitudes ou comportements notés chez les jeunes, de nouvelles stratégies de lutte s'imposent. Certainement, il faut aller davantage vers l'approche communautaire en ciblant le mieux possible les jeunes, car ils peuvent être des porteurs sains et même aussi de grands vecteurs de transmission. De ce fait, pour protéger les vieilles personnes, parce que très vulnérables devant le virus, il faut nécessairement informer et sensibiliser les jeunes des enjeux de la lutte contre la propagation de la COVID-19.

Cependant, le groupe cible jeune manifeste des résistances en adoptant des attitudes et des valeurs contraires au plan de riposte décliné par les autorités politiques et sanitaires. L'attitude correspond à la réaction spontanée qu'a un individu face à un objet ou une situation donnée et elle se réfère souvent à des réalités assez concrètes. Quant à la valeur, elle constitue une croyance ou une philosophie par rapport aux façons d'être et d'agir de l'individu par rapport à son environnement. De là, on parle alors de système de valeurs chez un individu ou d'un groupe.

D'ailleurs, il existe une relation d'interdépendance entre les attitudes et les valeurs, les premières étant largement conditionnées par les secondes. Pour le comportement, c'est l'agir de l'individu par rapport à une situation donnée. Il est observable, mesurable et analysable.

Dans le contexte de la COVID-19, le groupe cible jeune a marqué beaucoup de résistances lors de l'état d'urgence en défiant le couvre-feu. Leurs résistances sont souvent liées à leurs attitudes. Du point de vue cognitif, les jeunes ignorent la dangerosité de la maladie et développe en même temps des prénotions cognitives sur le virus. Ainsi, la plupart prennent la pandémie comme un « complot sanitaire » grandement orchestré par les grandes puissances au détriment de l'Afrique et des Africains. Au niveau émotif, les jeunes éprouvent des sentiments de rejet vis-à-vis des fondements de l'existence du virus et des effets sanitaires négatifs. En cela, à cette maladie imposant un changement de comportements au quotidien, les jeunes refusent souvent de respecter les gestes barrières surtout le port de masque dans les lieux publics rendu obligatoire pourtant par la loi.

Ainsi, dans l'échelle des attitudes, la dimension comportementale ou conative chez le groupe cible jeune n'a pas été bien prise en compte dans le plan de riposte. Ces attitudes développées sont souvent liées aux sources de résistances. Parmi ces sources de résistances, l'on peut aborder celles liées :

✓ à la personnalité à travers les habitudes, à la peur de l'inconnu et à la perception sélective :
  - Du fait des habitudes, par exemple, serrer la main en se saluant reste un comportement lié à nous. Et malheureusement, la propagation du virus passe nécessairement par le contact. Ainsi, l'on doit de changer de comportement en adoptant un comportement nouveau en se saluant par les coudes ou même par les pieds. Et l'on n'est pas habitué à le faire.
  - Dans la peur de l'inconnu, il est aussi admis que tout projet de changement contient une bonne part d'inconnu. Parfois, on ne sait pas beaucoup ce que sera demain. Dans cette situation de pandémie, les jeunes rétorquent souvent l'idée selon laquelle que cette crise sanitaire renferme beaucoup de zones d'ombre, du point de vue médical avec les débats théoriques des laboratoires sur l'origine du virus, l'usage de la chloroquine et de la fiabilité des probables vaccins.

- Pour ce qui est de la perception sélective, elle est un mécanisme psychologique par lequel la personne a tendance à sélectionner les informations ou évènements pour ne sélectionner que celles ou ceux qui confirment ses impressions ou ses comportements. Dans le cadre de la riposte contre la pandémie, les jeunes, très connectés aux réseaux sociaux, ont tendance à sélectionner les informations qui les confirment dans cette remise en cause de cette pandémie diversement médiatisée à travers de monde.

En dehors des sources de résistances liées à la personnalité, il y a les sources de résistances liées au système social de l'individu.

✓ En effet, elles prennent en compte la conformité aux normes, le rejet de ce qui est étranger.

  - Dans la sous-dimension relative à la conformité aux normes, un projet de changement peut bouleverser l'équilibre des normes actuelles dans un système. En effet, au cours de l'état d'urgence, les jeunes ont défié les dispositions du couvre-feu et de la circulation inter-régions.
  - Le rejet de ce qui est étranger est connu et est souvent inconnu, et qu'il peut être menaçant pour les habitudes, les croyances ou les comportements acquis. Ainsi, pour les jeunes, la pandémie liée à la COVID-19 reste un programme déjà planifié par les grandes entreprises pharmaceutiques. Alors, doit-on, selon leurs perceptions, accepter tout ce qui vient de l'étranger avec un virus entouré de zones d'ombre et une maladie pleine d'énigmes.

Sur le plan sanitaire, les effets sont inquiétants avec la diminution du taux de fréquentation des établissements sanitaires, la stigmatisation des personnes contaminées par la COVID-19, la faiblesse des prises en charge des malades atteints de maladies chroniques (insuffisance rénale, diabète ou autres affections requérant une attention régulière). Les systèmes sanitaires comptent énormément dans le développement du capital humain et de la protection sociale des personnes. Selon l'OMS, le système de santé est appréhendé comme la totalité des organisations, institutions et ressources consacrées à la production d'intervention sanitaire dont l'objectif principal est d'améliorer, de rétablir et de préserver la santé. Avec cette urgence sanitaire, la pandémie de COVID-19 n'a cessé d'ébranler les systèmes sanitaires même les plus solides du monde.

En effet, au Sénégal, la pandémie de COVID-19 a mis à nu les faiblesses du système sanitaire. Parmi ces faiblesses, l'on peut retenir :

- au niveau des ressources humaines, l'on note un déficit, car là où l'OMS préconise 1 médecin pour 5000 à 10 000 habitants, 1 infirmier pour 300 habitants et 1 sage-femme pour 300 femmes en âge de reproduction, le Sénégal est à 1 médecin pour 17 000 habitants, 1 infirmier pour 8700 habitants et 1 sage-femme pour 4600 femmes en âge de reproduction ;
- au niveau de la formation du personnel, il existe un déficit de formation en chirurgie, et plus grave, on constate aussi la fuite des cerveaux ;
- au niveau de l'équipement et de la rémunération du personnel soignant, le plateau technique n'est pas relevé dans beaucoup d'infrastructures sanitaires selon les zones, et le régime indemnitaire soulève des points de revendication et même de mouvements d'humeur de grèves chez les syndicats de la santé.

Malgré ses faiblesses, ce système sanitaire présente des forces à ne pas négliger. Parmi celles-ci, l'on peut retenir :

- un système de santé organisé avec une pyramide sanitaire bien articulée ;
- la hausse régulière du financement de l'État, participant à la pérennisation des activités dans le secteur de la santé ;
- la multiplicité des instruments de couverture du risque-maladie, offrant la possibilité de toucher toutes les catégories de la population, dans le cadre d'une politique de développement de l'assurance-maladie, avec une volonté politique réelle de réduction du fardeau des ménages à travers des initiatives de gratuité (mise en œuvre de la CMU) ;

# Conclusion

Durant cette année 2020, la COVID-19 est la crise globale de notre époque et le plus grand défi auquel nous ayons été confrontés depuis la Seconde Guerre mondiale. Mais la pandémie est bien plus qu'une crise sanitaire, c'est aussi une crise socioéconomique sans précédent mettant sous pression chacun des pays qu'elle touche ; elle a des impacts sociaux, économiques et politiques dévastateurs qui laisseront de profondes cicatrices.

Dans un plan de résilience et de riposte contre la propagation du virus, l'État du Sénégal, pour bien réussir cette riposte, a présenté à travers le Ministère de la Santé et de l'Action sociale une « armoire santé » qui a permis aux équipes d'être efficaces en termes de prévention, de diagnostic par les laboratoires, de prise en charge au niveau des CTE, mais aussi de médicaments et autres comme réponses institutionnelles sanitaires dans la lutte contre la pandémie de COVID-19.

Dans le domaine socioéconomique, l'État du Sénégal a mis en place le PUARC (Programme d'urgence d'appui à la riposte COVID-19). En même temps, le Sénégal, dans ce contexte de mise à l'arrêt de l'économie mondiale, a fait la demande d'appui budgétaire en réponse à la crise (ABRC). L'objectif de l'opération est de soutenir la phase de riposte sociale et contribuer à l'atténuation des risques macroéconomiques liés à la pandémie. Le PUARC est aligné sur le Programme de Résilience économique et social (PRES) déployé, comme réponses institutionnelles par les autorités, afin de faire face aux volets sanitaires, sociaux et économiques de la crise.

Cependant, malgré les nombreux efforts consentis, les résistances remarquées chez les jeunes risquent d'altérer les dispositifs mis en place au niveau communautaire dans le cadre de la riposte déployée lors de la deuxième vague.

# Références bibliographiques


- **Barry, S.** *« COVID-19, réveillon de Noël macabre ».* ***Journal Walf quotidien***. N° 8625 du 26 et 27 décembre 2020.

- ***Communiqué.*** *« CECI SÉNÉGAL CRISE COVID-19 : au-delà de la réponse de santé publique ».* Avril 2020.

- ***Journal Le Quotidien.*** *« Interview de Abdoulaye Diouf SARR. La situation est à surveiller comme du lait sur le feu ».* Les Marques du Quotidien. N° 5351 du 26 et 27 décembre 2020.

- **L'OMS.** *« Enquête indicative sur l'impact de la COVID-19 sur les systèmes de santé ».* Rapport d'août 2020.

- **La Banque Mondiale.** *« Sénégal : appui additionnel pour renforcer la riposte face à la COVID-19 ».* **Communiqué de presse du 19 juin 2019**.

- **Le Ministère de la Santé et de l'Action sociale.** *« Riposte à l'épidémie du nouveau coronavirus COVID-19, Sénégal ».* **Rapport de situation** n° 10 du 06 avril 2020.

- **ONU Info.** *« La pandémie de COVID-19 compromet des services de santé essentiels en Afrique, selon l'OMS ».* **Bulletin** *de* novembre 2020.

- **PNUD.** *« Évaluation des besoins et ripostes face aux répercussions socioéconomiques ».* ***Rapport* du 30** avril 2020.

- **……….** *« COVID-19 : la pandémie. Leadership et solidarité sont ce dont l'humanité a besoin pour vaincre le COVID-19 ».*

- **Sané, I.** *« Apparition de la pandémie du coronavirus dans le monde et chronique de l'évolution des contaminations et de la riposte au Sénégal ».* ***Journal Le Soleil.*** N°15 173 du 24 décembre et 25 décembre 2020.

# 10

# COVID-19 : vue (s) du Sénégal et perspectives altermondialistes

Pr Babacar DIOP dit Buuba[1]

## Introduction

Notre contribution part d'une réflexion écrite d'abord en wolof, puis traduite dans différentes langues africaines et non africaines. Le site en ligne seneplus.com les a diffusées au cours de l'année 2020. C'est une synthèse qui vous est donc présentée ici. Bien entendu, la suite et le suivi de la pandémie au Sénégal sont à trouver dans les annexes d'un livre, à paraître et voir dans les médias et rapports des différents acteurs impliqués dans la lutte pour une santé pour tous, dans notre pays, en Afrique et dans le monde.

[1] **Babacar DIOP Buuba,** Professeur titulaire de classe exceptionnelle, Faculté des Lettres et Sciences humaines de l'Université Cheikh Anta Diop (UCAD), Président de l'Association Panafricaine d'Alphabétisation et d'Éducation des Adultes (PAALAE), Ancien Médiateur de l'UCAD.

# I. Odyssées virales d'une Corne du Levant à une autre du Couchant

L'apparition de la COVID-19 a réveillé les chercheurs et relancé l'intérêt des études portant sur les calamités, les maladies sur la longue durée, de l'Antiquité à nos jours.

Les spécialistes de l'Antiquité, des périodes intermédiaires jusqu'aux temps modernes, ceux de l'époque contemporaine, peuvent articuler le local au global, la courte, la moyenne et la longue durée. Ils n'ont pas tort, car, dès l'Antiquité, l'instituteur des historiens, Thucydide avait préféré la séquence courte (guerre de Péloponnèse 431 - 401) à la longue durée et aux digressions infinies, chères à Hérodote, qu'il a du reste critiqué. Ainsi il n'a pas manqué de signaler que la peste qui s'était déclarée à Athènes venait d'Afrique selon certains (idem, ibidem XLVIII) Pour être plus précis, il indique l'Éthiopie au sud de l'Égypte (les Soudan actuels) et éventuellement l'Éthiopie actuelle plus Érythrée, etc., la Libye antique, bref l'espace que les Égyptiens (*Kmtiyu, Rometiyu,* les Noirs, les êtres humains par excellence dans leur esprit) désignaient sous des noms différents (*Nehesiyu, Temehu, Kerma, Kush, Napata, Meroé, Punt, etc.) l'espace élargi que des Occidentaux désignaient sous différents noms (Négritie, Guinée, Azanie ; l'espace élargi que les Orientaux désigneront sous des noms (Magan, Melucha, Gana, Mali, Soudan, Hibesha, Zanj, etc.).* Comme quoi le doute et/ou la stigmatisation ont aussi une longue histoire.

Il s'agit de la première épidémie documentée. S'agit-il du typhus, suite à la guerre entre Athènes et Sparte, les deux cités grecques hégémonistes ?

Les symptômes sont décrits :

- l'ignorance des médecins impuissants et qui périssent en grand nombre ;
- les contaminations sont relatées ;
- l'immunité aussi ;
- l'absence de morale, la peur, le désespoir, bref la faiblesse des êtres humains ;
- les oracles sont faux ;
- les prières ne peuvent rien ;

- le conflit des lois : lois divines/lois humaines.

On peut considérer qu'il s'agit d'un texte de référence philosophique et moral (cf. Anne Marry, philosophe, médecin et historien, *in la Peste d'Athènes,* et *Petite Histoire et grande endémie, au micro* de Caroline Lachowski, le 25 mars 2020). En ces temps qui courent, nous suggérons la relecture de *Xarnu bi* (le siècle, le 20$^{e}$), le long et le beau poème d'un des membres de la pléiade sénégalaise, de langue wolof, Seriñ Musaa Ka. Il s'agit d'un regard lucide sur la crise mondiale du début du XXe siècle, années 20-30). Un regard d'Afrique, du Sénégal, sur l'économie, la politique, les idéologies, la spiritualité.

Le grand savant sénégalais, Cheikh Anta Diop, s'est exprimé sur les bouleversements constants de la pensée humaine :

> « La métaphysique de la liberté, de l'angoisse et de l'action au sens sartrien, change complètement à la lumière des nouvelles données biologiques … ». La religion en tant que soif de spiritualité n'est pas en train de dépérir quoiqu'on pense un matérialisme élémentaire. La science appuyée sur les dernières découvertes de l'astrophysique prévoit deux scénarii possibles pour la « fin » du cycle actuel de l'univers : Univers ouvert ou fermé.
>
> L'humanité serait condamnée à disparaître irrémédiablement sauf si la supériorité de la vie l'emporte sur la mort de façon inattendue, imprévisible. Le système solaire pourrait subsister en se modifiant pendant encore cinq milliards d'années, estime-t-on.
>
> Mais pendant le premier millénaire, les conditions actuelles resteraient à peu près les mêmes. Quand on a vu ce que l'humanité a fait en 5 millions d'années d'existence, qui peut dire ce qu'elle ne pourrait pas faire en un milliard d'années.
>
> C'est ce sort « aride » de l'humanité qui amène certains savants néo-positivistes à ressusciter l'animisme … il y avait donc une raison universelle, un logos, pourquoi pas un ka imminent à la matière. Ce tête-à-tête avec soi-même, dans un cosmos, indifférent déserté par l'esprit, semble inquiéter l'Occident qui s'aperçoit brusquement qu'il cohabite avec des peuples qui savent encore ce qu'ils sont venus faire sur la terre et que les réalisations des Nations ici-bas sont intimement liées à cette conviction. La recherche d'une philosophie qui réconcilie l'homme avec lui-même répond à une double nécessité : nécessité de reprendre la route de l'histoire et de marcher avec plus de conviction que jamais, de chasser pour de bon le doute semé par Spengler. Nécessité sur un plan général de trouver un sens

à la vie, à l'existence (C. Anta Diop, Philosophie, science et religion, in Revue Sénégalaise de Philosophie, 1985)

## II. Système Monde - Économie Monde - Science Éducation Monde

Ce qui fait la différence entre les épidémies (fléaux sanitaires relativement localisés dans un pays ou dans une région) et pandémies antérieures (grand fléau qui a atteint plusieurs pays, régions, continents) et la crise 2020, c'est qu'avec la COVID-19, pour la première fois dans l'histoire de l'humanité, le lieu de naissance (Wuhan, Chine), le rythme de progression, de diffusion, le nombre de victimes sont relatés en temps réel, dans le monde. Ainsi, les termes : système monde, société monde, empire monde reprennent vigueur dans la conjoncture actuelle, à la faveur de cette crise sanitaire planétaire. Les identités et les actions des acteurs locaux et globaux sont suivis au jour le jour, notre collègue, frère et voisin, le professeur Lat Soukabé MBow précise :

> « En dehors des Etats-Nations, on entend par acteurs globaux les organisations intergouvernementales, les firmes multinationales et les ONGs. Il existe d'autres acteurs, répondant à cette définition, mais leur influence sur le système monde est moins structurante. Parmi les fausses idées circulant sur les mutations géopolitiques de la période post-Guerre froide, figurent celles affirmant ou prédisant la relégation des Etats-nations au rang des maillons administratifs dans une société internationale où les principaux acteurs des décisions politiques étrangères seraient les organisations supra-nationales ou des firmes multinationales » (Géopolitique, une grammaire pour comprendre les crises et les conflits, Presses Universitaires de Dakar, 2019, p/115).

Des analyses pertinentes sont produites depuis le déclenchement de la pandémie, certaines articulent les enjeux scientifiques, philosophiques, économiques, le jeu des acteurs, comme l'a bien fait Valerie Bugault, docteur en droit privé à la Sorbonne, dans Stratégie du 1er avril 2020. Elle a bien distingué les faits, les perceptions et les narrations, les stratégies du pompier pyromane et du triangle de Karpman, le jeu des rôles (bourreau, victime sauveur) ; campe les camps du tout réel et du tout fiction. Elle signale l'émiettement des connaissances et l'isolement des peuples.

Elle rappelle l'apparition peu préparée d'un virus en Chine, puis une série de nouvelles alarmistes en forme d'hécatombes, la préparation psychologique par des organismes tels que la Banque Mondiale prévoyant dès 2017, de bonds spécifiques de pandémies. Puis s'en suit une litanie de pays touchés, les innombrables populations touchées et confinées. Un peu partout, les services hospitaliers étouffent. Elle insiste sur le contexte géopolitique très particulier où la puissance économique chinoise, aujourd'hui arrivée à maturité, s'est alliée à la puissance russe pour contrer l'hégémonie américaine et ses alliés. Dans ce dernier camp, le tempo et le rythme sont donnés par un cartel d'entreprises dirigé par les principales banques globales d'investissement qui ont leur quartier général (QG) à la City of London.

Donc, d'un côté, il y a un virus très contagieux et qui devient dangereux lorsqu'il se fixe dans les poumons et les voies respiratoires. Les patients à ce stade n'ont quasi plus de virus dans le corps et il devient inutile de leur appliquer le traitement préconisé par le Pr Didier Raoult, médecin français, qui depuis Marseille n'a cessé de proposer un remède provisoire et pratique à base de chloroquine. Certains de ses collègues à travers le monde depuis la Chine, les USA, l'Afrique, dont le Sénégal, prennent au sérieux cette piste et l'empruntent.

De l'autre côté, on a des médecins stipendiés et donc peu crédibles, très liés aux lobbies pharmaceutiques qui ont accompagné financièrement des partis politiques, qu'ils font flèche de tout bois à travers les médias pour disqualifier le professeur et ses partisans. Elle ne manque pas de rappeler la déconstruction méthodique du service de la santé publique, allant de la liquidation des stocks de matériels, aux restrictions de lits et de personnels hospitaliers sous les différents régimes qui gèrent la dynamique néolibérale.

En même temps, on annonce le futur vaccin obligatoire qu'on a annoncé pour septembre 2020, la course de laboratoires est lancée pour la cagnotte du futur vaccin. Elle donne son avis : les vaccins rapidement élaborés sont peu efficaces et dangereux et il s'y ajoute que le virus identifié mute, se présente avec plusieurs souches différentes et l'une d'elles a plusieurs variantes.

Elle termine son analyse par le confinement des populations, en signalant le rôle des Nations unies, et de certains États dans le jeu à double détente (anarchie sociale, contrôle et surveillance). L'idée d'un gouvernement mondial, cher à la Fondation Bill et Mélinda Gates, au centre John Hopkins, à l'OMS, à Jacques Attali, à Jordan Brown est rappelée. En fin de compte, elle envisage deux voies possibles : soit une reprise en main politique des pays par leurs ressortissants, soit l'accélération du globalisme intégral avec un gouvernement mondial. Les peuples auront ce qu'ils méritent à son avis.

Bien entendu, il y en a qui, comme en France, vont se contenter des prophéties de Nostradamus ou au Burkina de celles de Dango « *égyptologue inspiré*, théoricien des virus cycliques ». On a fait appel ou on a prêté des propos à des prix Nobel, le professeur Luc Montagnier de France, le Japonais Tasuko Hongo, qui auraient fait comprendre que le virus n'est pas « naturel », sinon il n'aurait pas fait le tour du monde de manière spectaculaire, bravant diversité climatique et géographique, intempéries.

Le second s'est démarqué des *fake news*. Il faut saluer les bonnes initiatives de l'UNESCO durant la crise, celle consistant à rester vigilant dans le traitement, la diffusion et la réception des informations. Au même moment, d'autres organismes des Nations Unies versaient dans le catastrophisme surtout en direction de l'Afrique. Bref, avec la complexité du phénomène, il faut redonner la dignité aux approches multi variate explanation, théories des faisceaux, regards croisés, dialectique enrichie, approfondie, revivifiée.

> Ce qui est nouveau dans le contexte actuel, c'est qu'on est parti de stigmatisation à stigmatisation (peur à l'égard des Chinois, des Asiatiques, puis des Blancs, puis des Africains) à un rythme infernal en l'espace d'un trimestre entre janvier et mars 2020). Or il faut être, solide, solidaire, s'exercer à être serein, zen. Chaque citoyen(ne) du monde a vécu à sa manière le déferlement du coronavirus.

Les ouvriers, les paysans, les chefs d'entreprise, les travailleurs du secteur informel, les artistes, les musiciens, les enseignants-chercheurs qui constatent l'arrêt des enseignements, voire l'animation culturelle et scientifique, des encadrements de masters et de thèses, les leaders des partis politiques, des mouvements sociaux, religieux, les professionnels de la communication, etc., tous se sont adaptés au rythme de la COVID-19. Parmi eux, les personnels des services médicaux, sociaux, d'hygiène, d'environnement, de sécurité sont montés en première ligne. Des élans de solidarité ont été manifestés, des sursauts de dépassement, mais aussi des manifestations de peur, de stigmatisation, d'opportunismes politiques, sociaux, économiques, etc.

## III. COVID-19 autour des Mamelles

À partir du Sénégal et plus précisément à partir des Cornes de l'Afrique, à Dakar, ville refuge *(dëkk Raw)* plus précisément, on a vécu ce que peut vivre un Sénégalais qui a une partie de sa famille ou des parents, voisins, amis, collègues dans chaque continent : l'annonce des cas, le suivi, le sauvetage ou parfois le décès des personnes qui ont été touchées par la calamité.

À partir du lieu d'observation et d'action (avec les mouvements citoyens, sociaux, politiques), il a été possible de noter quelques lenteurs ou hésitations, mais surtout des actions de bravoure, de courage, de compassion, des débats sérieux, polémiques, confus parfois, des cassures de destins liés (sur les personnes à risques, traitement provisoire), symboliques (décès de Manu Dibango, le géant camerounais de l'afro jazz, de Pape Diouf géant du journalisme et du management sportif, l'un à Paris l'autre à Dakar, deux Africains de la diaspora qui sont partis à l'Hexagone (la France), le premier musicien à Paris, dès l'époque coloniale, le second journaliste et manager, témoin et acteur dans la phase post-coloniale. Banalisation de la mort ; enterrements, furtifs, deuils dans la solitude.

Pour beaucoup, il ne sera pas facile de reprendre les esprits, mais on peut penser que l'humanité survivra à la COVID-19, comme elle a survécu aux guerres mondiales, à la peste et aux autres fléaux, mais le monde post-coronavirus sera un autre monde postmondialisation (Yoro Dia in quotidien du 1er avril 2020, n° 5134, p.3). Notre compatriote indique des leçons à tirer sur le plan de l'autosuffisance alimentaire, du relèvement du plateau médical, etc.

Albert Sy, complice des années de braise, pour reprendre Hamidou Dia, autre complice et frère qui nous a devancés sur l'autre Rive, a bien observé et analysé les pratiques, les effets liés au confinement des populations ; il a invité à inventer une communication spécifique à l'adresse des populations contraintes de sortir pour survivre (cf. Tribune du 1er avril 2020, p.5). Dans le même organe, sur la même page, Mohamed NDJIM expose les avertissements-conseils d'Interpol (Police des polices du monde), pour faire face aux troubles civils ou à des émeutes liées aux restrictions, à des inquiétudes relatives à l'alimentation, aux mesures de lutte, contre la maladie., etc. (article cité p.5)

Jacques Attali rappelle que chaque épidémie majeure, depuis des millénaires, a conduit à des changements essentiels dans l'organisation politique des Nations et que naitra une culture qui sous-tendait cette organisation (in *que naîtra ? Géopolitique,* 19 mars 2020).

La liste des leçons à tirer est longue, elle s'allonge et s'allongera. Un autre collègue Ndiaga Loum, juriste et politologue, souligne l'impuissance des grandes puissances, surtout européennes, la revanche globale de l'idéalisme sur le réalisme, le paradoxe troublant de l'hyperpuissance chinoise, le déclin de l'hyperpuissance américaine face à un ennemi imprévisible, le nouveau poumon des experts dans un nouvel ordre mondial à réinventer, la consolidation du lien familial et social paradoxalement rendue possible par la distanciation sociale ( le Témoin, 1er avril 2020, p. 10).

Chacun pourra voir midi à sa porte. Ainsi les points de vue d'un panafricain pragmatique, d'un altermondialiste réveillé, peuvent être formulés.

La crise du coronavirus a remis sur scène la primauté de la santé et de l'éducation en matière de politique de développement véritable. Il est révélateur que des pays comme la Chine et Cuba se soient mieux comportés que le reste du monde et prêtent main-forte à ceux qui le souhaitent. Il est à noter un repositionnement du service national d'hygiène du Sénégal. En effet, 7 milliards de francs CFA sont prévus pour permettre à ce service de redorer le blason de la prévention (cf. dossier Sud Quotidien, 30 mars 2020, pp. 5 à 8). Reste à savoir comment articuler les politiques d'environnement, d'hygiène, d'éducation pour plus d'efficacité maximale. L'éducation et la souveraineté, l'organisation sécuritaire doivent être la corde, la dialectique sociale. Notre collègue Mouhamadou Lamine Bâ de l'UGB a bien montré les défis de l'éducation formelle à l'épreuve du coronavirus et les opportunités qui lui sont ouvertes pour la continuité et le renforcement des apprentissages à tous les niveaux du système éducatif. (Le Quotidien du 31 mars 2020, p.10).

Nous nous permettons d'élargir la perspective en direction de l'éducation informelle (parentale et médiatique), non formelle (associative). Nous devons mettre en profit les sages conseils du professeur A. M. Mbow, ancien Directeur de l'UNESCO. A. Elimane Kane pose bien les articulations à opérer.

> « Le principe d'une société humaine douée de faculté de délibérer librement pour opérer les choix devant déterminer son présent et son futur, n'a peut-être pas toujours existé. Mais il s'est manifesté dans l'histoire des hommes avec des fortunes diverses selon les époques et les civilisations. L'accroissement des connaissances et des pouvoirs de l'homme dans tous les domaines, y compris grâce à la machine, est de nature à garantir la préservation de cette faculté de délibérer et de choisir librement sa destinée. Nul n'ignore que même dans les sociétés démocratiques les plus avancées, la manipulation de l'opinion, pourtant réputée régulatrice et déterminante, est monnaie courante ; au point que des sociologues se sont demandé si le pouvoir qu'on lui prête n'est pas surfait. Dès lors, on est en droit de s'interroger sur la capacité de manipulation des technosciences servant les desseins du transhumanisme et contrôlée par les tenants de celui-ci : ne rendent-ils pas encore plus illusoires l'existence et l'exercice de cette faculté de délibérer librement en ayant en vue l'identité et les valeurs de l'humain ?
>
> L'on notera toutefois que c'est probablement, quand ce pouvoir de manipulation s'appuiera en même temps sur un mythe érigé en doctrine universelle, que la manipulation aura une signification et peut être l'effet réel d'une civilisation post-humaine. Pour conserver sa faculté de délibération et de choix, l'humanité devra se montrer capable d'inventer un mythe à son avantage, y compris en gardant et en s'appuyant sur les performances de la technique. Un motif d'espoir toutefois pour l'humanisme et pour la philosophie du sujet : les vertus de l'ignorance et l'incertitude. Elles ont un trait commun paradoxal ; l'inachèvement. Un manque porteur de progrès. L'une des caractéristiques de l'univers et de l'homme.
>
> L'inachèvement est une perspective offrant des motifs d'espérer qu'entre les raisons de vivre et les moyens de vivre, l'homme, individuellement et collectivement, pourra toujours accorder la primauté aux premières. Donneur de sens et mesure des choses auxquelles lui seul peut en donner ». (A. E. Kane : « Éloge des identités, de l'universel et du particulier, L'Harmattan, 2019, p.161)

Pour évaluer, reconnaissons que, dans l'ensemble, à mi-chemin, le Sénégal a relativement bien géré la crise du coronavirus, depuis la Présidence de la République jusqu'au niveau des mouvements associatifs en passant par les relais des leaders politiques, des guides religieux, coutumiers. Les cas importés, comme les cas issus de contacts établis ou les cas considérés comme communautaires ont été suivis et traités et/ou vaincus.

Le Président de la République qui a su faire preuve d'intelligence dans ce dossier, à un certain moment, devrait en tirer des leçons et veiller à la mise en œuvre des recommandations non seulement des Assises nationales politiques, sociales et économiques (2008-2009), mais aussi celles des Assises, de la Santé, de l'Éducation, de la Recherche et de la Formation (2013-2014), sans oublier ce qui pourrait sortir des dialogues en cours. Ainsi, il sortirait par la grande porte en terminant son deuxième et dernier mandat.

Il faut féliciter particulièrement l'équipe médicale, scientifique, technique et logistique avec une mention spéciale au Pr Moussa Seydi qui a fait preuve de rigueur scientifique, de communication pertinente et de courage pragmatique contre les sceptiques mystificateurs dans la lutte des lignes sur les voies et moyens d'en sortir, avec Pr Didier Raoult et d'autres spécialistes, et ont montré qu'il fallait servir aussi les plus démunis.

Dans le contexte actuel, les acteurs politiques ont joué et continueront de jouer leur partition ; on a observé les partisans du soutien sans réserve aux initiatives du chef de l'État, les tenants du soutien tactique, de la participation au sursaut national face à la pandémie, tout en maintenant leur démarcation stratégique. Chacun, chacune a ses raisons, l'essentiel est de survivre pour mieux vivre dans le présent et le futur. Les revirements spectaculaires suite aux pressions socio-économiques religieuses peuvent dérouter les plus avertis.

Le bilan après un mois de lutte contre le coronavirus était établi en ces termes et chiffres :

> 195 cas positifs ; 40 % importés, 54% de contacts suivis, 4% de transmission communautaire ;
>
> 1 décès (celui du journaliste sportif, ancien Président de l'Om de France).

Le professeur Moussa Seydi de la Faculté de Médecine, Pharmacie, d'Odonto-Stomatologie (FMPOS) de l'Université Cheikh Anta Diop (UCAD) et chef du service des maladies infectieuses de l'hôpital de Fann, était resté constant dans sa démarche et avait répété que les patients guérissaient plus rapidement avec l'hydroxychloroquine. Le Pr Abdoulaye Bousso du Centre des Opérations d'Urgences et

Sanitaires (COUS) a continué d'avertir sur le danger de la propagation communautaire. Le docteur Alpha Sall de l'Institut Pasteur de Dakar a rassuré qu'il n'était pas encore nécessaire de procéder à un dépistage massif et son collègue, Mamadou Diarra Bèye du SAMU, de rassurer aussi que les structures de réanimation répondaient aux normes internationales.

Qu'à cela ne tienne, des collègues ou des étudiants de l'École Polytechnique de Dakar et de Thiès ont montré leur sens de la créativité, alors que les économistes donnaient des suggestions sur la gestion du fonds Force COVID-19 (Sud 3-4-5 avril 2020). Les historiens, archivistes documentalistes avaient déjà informé sur la gestion des cas sanitaires antérieurs dans l'histoire de notre pays (cf. Sud du 30 mars 2020 avec les éclairages des professeurs Ameth Ndiaye de l'École des Bibliothécaires et Archivistes Documentalistes de Dakar (EBAD) et Mor Ndao, chef du département d'histoire de la Faculté des Lettres et Sciences humaines (FLSH) de l'UCAD ; un panel élargi sous forme de webinair a été organisé sous la modération du Recteur de l'UCAD Ibrahima Thioub, avec la participation d'Adama A. Pam, responsable de la division Documentation de l'Organisation des Nations unies pour l'Éducation, la Science et la Culture (UNESCO) à Paris.

Dans ce contexte, les réflexions des philosophes sur l'identité de (l'universel, le particulier), sur la mort (A.E. Kane, Mamoussé Diop, Djibril Samb, etc.) sont pertinentes. Des écrivains comme Boubacar Boris Diop, des artistes peintres comme Ousmane Faty Ndongo, mon vieux compère de route dans l'Association Nationale pour l'Alphabétisation et la Formation des Adultes (ANAFA) et la Pan African Association for Literacy and Adul education (PAALAE), Goslam l'artiste, comme nos musiciens Cheikh Sow depuis Bordeaux, Go Ba depuis la Suède, Lamine Tounkara dit Saro à Dakar nous ont fait vibrer.

C'est par les universitaires que je termine en les encourageant à persévérer dans cette voie ; en tenant compte de la complexité des phénomènes médicaux, à la charnière des questions biologiques, géographiques, éthiques, politiques et économiques. Les avis et propositions jugées iconoclastes comme celle du professeur Moussa Thior, adepte de l'immunité collective, doivent être examinées, comme du reste celles des partisans de l'utilisation de l'artémisia, présentée au monde grâce à une coopération africaine féconde

(Congo-Madagascar). En plus des opportunités qu'offrent les écoles doctorales, il faut reprendre les vertus premières des universités, faites de souplesse et d'échanges, en revisitant des expériences comme celle du fameux groupe de l'Imaginaire qui a été actif à l'UCAD dans les années 80-90 à l'UCAD. Experts des sciences humaines, naturelles, physiques, chimiques, juridiques, économiques, techniques se retrouveront pour mieux réfléchir et agir.

Ainsi, biologie et culture, physiognomonie et stigmatisation seront mieux analysées et corrigées pour l'enrichissement et le progrès des sciences et des spiritualités. On peut se risquer dans une hypothèse : en Afrique, le taux de prévalence, de pénétration de la COVID-19 semble être inversement proportionnel à l'âge et à l'intensité de l'intégration dans la mondialisation historique, géographique, économique et politique. Il serait utile d'étudier les cas du Lesotho, du Soudan du Sud, de la République Centrafricaine (RCA), des Comores et du Malawi.

Tout cela rend pertinent l'appel d'Alioune Sall, Directeur Exécutif de l'Institut des Futurs Africains, pour que deux (2) des quatre (4) cornes de l'Afrique, à savoir le Sénégal et l'Afrique du Sud, accélèrent leurs cadences en matière de recherches médicales, avec bien entendu les experts des deux (2) autres cornes (Égypte et Éthiopie) et avec ceux des communautés économiques et scientifiques régionales, existantes ou à créer pour jouer leur rôle d'avant-garde, d'entrainement vers la souveraineté scientifique, médicale, éducative, politique, économique, sécuritaire, culturelle et idéologique (lire La pandémie a donné naissance à un précariat mondial (in Soleil du 31 mars 2020).

D'où la nécessité de s'inspirer des thèses du professeur Samir Amin, sur la déconnexion programmée et solidaire pour une meilleure reconnexion des continents. Nous rêvons d'une Afrique débarrassée de bases militaires étrangères, qui assure sa propre sécurité, comme l'ont préconisé ou souhaité C. Anta Diop, Nkwame Krumah, Gamal Abdel Nasser, Mouammar Al Kadhafi.

Elle doit s'enrichir des aspects positifs de ses cultures variées, diverses et fécondes.

Elle doit être toujours ouverte aux grands courants de pensée, aux religions universelles et/ou localisées, aux mouvements altermondialistes, tout en développant ses stratégies, tactiques spécifiques.

Elle va se distinguer au sein d'une ONU revigorée où elle aura un droit de véto, son drapeau supranational, son hymne supranational, sa langue d'unification, le swahili sera enseigné dans toutes les universités comme le seront toutes les grandes langues sous-régionales, voire trans-régionales. Elle aura enfin sa monnaie unique, l'*Ifrikiya* (chaud, le feu maîtrisé, dompté) qui coexiste avec les monnaies sous régionales, *Agisymba ou Agambie* (hippopotame, ancêtre du Ghana, du Mali anciens) avec le *Dirham* au Nord-Ouest et Nord-Est, le *Zanj* pour la Corne de l'Afrique, la région des Grands Lacs, à côté du *Kongoma ou Kongoga ou Kongoka* pour toute l'Afrique Centrale et le *Randzusho* en Afrique Australe.

Les intellectuels organiques universitaires ou actifs dans les mouvements sociaux pourraient approfondir la réflexion sur au moins dix (10) axes phares.

## IV. Identités, missions des établissements d'Enseignement supérieur

Les franchises universitaires et libertés académiques, les questions d'éthique et de déontologie

Les ressources pour l'Enseignement supérieur : pour l'éducation et la recherche, ressources humaines (recrutement, capacitation, performances, évaluation, carrière, retraite, éméritat), ressources scientifiques, techniques, institutionnelles, financières

Le calendrier scolaire et universitaire pour la formation diplômante et non diplômante, animation scientifique et culturelle, plus que d'actualité après les ravages du COVID-19). Quels réaménagements à court, moyen et long terme ?

La production et l'animation culturelles et scientifiques

Le ranking des universités ici (Afrique) et ailleurs (reste du monde) : critère et dispositifs internes et externes

Histoire de l'engagement militant dans les secteurs de l'Éducation et de la Recherche (étudiants, enseignants, chercheurs, Personnel administratif, technique et de service (PATS)

La recherche fondamentale et appliquée dans le public, le privé et le communautaire. Au sortir de cette crise, il y a urgence à approfondir et à articuler (ex-lutte contre le corona et le paludisme par exemple, la pharmacopée moderne et traditionnelle.

La 3ème mission des universités (universités ouvertes, extensions, services à la communauté).

La gouvernance des établissements scolaires et universitaires, problème d'efficience, d'efficacité, code d'éthique

Gestion des crises et conflits, médiation interne et externe

## V. Épilogue ou interlude

Depuis donc la presqu'île du Cap-Vert, Dakar, les Mamelles, Almadies, terre et colline, grotte, coin de spiritualité concentrée et contrastée, j'ai pu sentir le tournant du deuxième mois d'observation au Sénégal ; cette pique redoutée et annoncée parfois par des officiels dont le Ministre de la Santé et de l'Action sociale, Abdoulaye Diouf Sarr, la Directrice de la Santé Mme Khémesse Ngom Ndiaye. Il suffira de lire ces signaux dans nos documents annexes regroupés sous le titre « *Chroniques d'angoisses et d'espoirs* ».

Il est légitime de se demander si le bon départ médiatisé ne constitue pas en réalité un faux départ. Un des excellents éditorialistes de seneplus.com, Serigne Saliou Guèye n'a pas hésité à titrer « *Les frais du dilettantisme* » (seneplus.com du 26 avril 2020). Il a souligné l'absence de prévision, les erreurs d'appréciation, de pilotage de la lutte contre la pandémie. À son avis, on avait crié trop tôt victoire et entonné l'hymne de l'exception sénégalaise. Il a bien suivi le déboussolement des autorités politiques face aux embouteillages humains, etc.

Il est révélateur que durant le second mois d'observation, le cap de 1 000 cas a été dépassé, au début du troisième, avec 3 décès, la barre presque symbolique de 10 a été dépassée en wolof *fukk* semble proche de *sukk,* être à genou. On s'est mis à souhaiter ne pas atteindre (20, *nitt ou ñaari fukk, ñaari sukk, deux* génuflexions, ce qui pourrait tout de même permettre de se redresser, avec comme dans la lutte traditionnelle (*làmb),* une troisième chance, et ainsi mieux s'orienter, *niit.*

Le grec Diogène a voulu aller à la recherche d'un vrai être humain qui peut rire ou pleurer *rama, ramatou* des Égyptiens qui est passé d'homo erectus à sapiens. *Ku bëreey daan, seuls* ceux qui luttent peuvent espérer vaincre, reconnaît un dicton wolof

Durant les dernières semaines d'Avril, le Sénégal est classé dans les dix premiers pays où la progression de la COVID-19 est la plus grande avec une augmentation journalière en moyenne de 100%. La question est de suivre pour repérer correctement le pic ou encore mieux le plateau épidémiologique.

Il est vrai que le Sénégal, comme du reste l'Afrique, malgré les prévisions catastrophiques de certains esprits bien ou mal intentionnés, n'a pas été à la deuxième classe des pays engagés dans la lutte. Les spécialistes des différentes disciplines essayeront d'analyser le répit accordé à l'Afrique, du reste confrontée au même moment au paludisme, aux menaces des inondations, du criquet pèlerin, aux terrorismes de toutes sortes, à la mal gouvernance, au fléau des dettes honteuses et illégitimes, etc.

Au moment où, après un trimestre, les dégâts étaient chiffrés à 2 954 106 touchés par le virus, 87 458 guéris ; 205 398 décès, la Méditerranée Orientale avait 5%, l'Europe 50%, les Amériques 37%, le Pacifique Occidentale 6%, l'Afrique pouvait, comme l'Asie du Sud Est avoir 1. Et dans cette Afrique, brillaient certains succès histories et/ou happy end (Lesotho, Comores, République Centrafricaine, Mozambique, Rwanda, Madagascar) alors que d'autres présentent des signes inquiétants (République Sud-africaine, plus le Maghreb et Machreb).

Comme quoi ceux qui étaient les plus intégrés au marché mondial et aux trafics divers ont été les plus menacés et les plus atteints. L'aventure et les complicités et solidarités ont démarré dans le cadre d'un dialogue entre Dakar, Mbao, Thiaroye en direction des Niayes, Kër Mbay Faal, Yeen, Tubaab Jalaaw, en direction de Joof Yoor, Yaayeem, Kër Samba Ja avec des allers-retours vers Paris, Toulouse, Bruxelles, La Sicile, New York, le Canada, retour sur Dakar Fann, Plateau, Médina, Mermoz sans oublier le quartier Bopp, siège de l'Union pour la Solidarité et l'Entraide (USE) au centre A. Malick Gaye sans oublier l'internet vers divers sites dont celui du Congad COVID-19, du Congrès pour la Renaissance démocratique (CRD), 100 fleurs s'épanouissent, *Xare bi* (la lutte), du Syndicat autonome de l'Enseignement supérieur (SAES), Fitness Club UCAD, Afrika Jom, etc.

Le semi-confinement m'a permis de rédiger ces lignes. J'ai bien observé les vaches errantes de Dakar, de Liberté à Ouakam, elles étaient heureuses, tranquilles sur le terrain de football ouvert, aux jardins d'enfants, aux lycées de Ouakam, elles ne pensaient pas à tous les chants religieux et la prière rituelle de la fin du Ramadan ou à celle de l'Aid El Kébir, la fête du mouton, la Tabaski. Elles respirent leurs propres crottes, leur farniente a pris fin malgré leurs protections mystiques et mythiques, car enfin les autorités administratives ont pris leur courage à deux mains (cf. Observateur du 27 avril 2020, p.2).

Moi, je pensais que la COVID-19 serait saisie pour accélérer le nettoiement, l'assainissement de Dakar. Ainsi, le canal de la Gueule Tapée serait nettoyé comme le long collecteur de Hann, Fann sera préservé, sécurisé et débarrassé des eaux usées et des algues. Il faut espérer que le saupoudrage des canaux à ciel ouvert, comme la toilette des marchés va se poursuivre et régulièrement. Sacrées populations ! Sacrés politiciens ! Vivent les citoyens !

Bonne chance à vous tous et toutes qui avaient lu mes états d'âme. J'espère qu'on va vivre ensemble longtemps pour échanger et approfondir nos analyses, améliorer nos actions pour le développement durable et solidaire.

Si nous devons partir sur l'Autre Rive avant la neutralisation du coronavirus, j'aimerais bien retrouver dans ma dernière demeure, à Ndar (là où le fleuve termine sa course poursuite contre la mer.

On se retrouvera sur l'Autre Rive de toutes les façons

*Amen, Amiin Imn* le caché, l'invisible

*Amoon naa fi* Il était une fois

*Daa naa am* Cela revenait parfois

*Dina amati* Cela reviendra

Ainsi va la Vie

## VI. Retour sur la rive ferme

L'un des plus grands défis auxquels l'actuel gouvernement sénégalais est confronté, demeure l'articulation des défis internes (réaménagements profonds de l'économie et du territoire, en respectant les normes environnementales consacrées, en faisant preuve de bonne gouvernance, scientifique et technique politique, surtout électorale, économique, socio-culturelle, religieuse et spirituelle) et externes (combat solidaire pour la réparation des crimes odieux coloniaux, néocoloniaux, pour l'annulation des dettes, complices illégitimes, illégales, pour l'accélération de la lutte pour un nouvel ordre mondial, en matière de sécurité, d'environnement, etc. ). C'est la voie royale pour la solidarité entre les peuples, le développement durable et la coopération mutuellement avantageuse.

Le jeudi matin 28 mai 2020, je quitte mon bureau et repose mon stylo tout en ayant à l'œil, la manne, le bourbier, le purgatoire libyen : si proche d'une des cornes septentrionales de l'Afrique. J'ai à l'esprit trois faits majeurs :

Au Sénégal, Dakar est la ville la plus infectée par la COVID-19 et à Dakar, c'est le secteur Ouest, surtout la zone Ouakam Almadies où j'habite qui est la plus touchée ;

C'est là où il y a les spéculations foncières, les constructions sauvages, les plus inouïes, les plus insolentes, les plus irresponsables au Sénégal et sur la Presqu'île du Cap-Vert. Des activistes, défenseurs de l'environnement, des socioculturels sont mobilisés.

Depuis quelques jours, la mobilisation grandit pour le recentrage africain et solidaire en matière de pharmacopée. Les luttes vont continuer, les victoires les plus belles sont *souvent douloureuses. Mucc dans la belle langue wolof* signifie, donner naissance après une grande souffrance. Moïs ; *Muusa,* le prophète est égyptien et africain, le pauvre Freud a osé le dire et l'écrire.

Cette leçon est dans nos mythes : les divinités les plus terrifiantes (la lionne Sekhmet, le crocodile *Sobek*, l'hippopotame *Tawrt* chez nos ancêtres égyptiens, *Mali Bero* qui autorise d'accéder à Bamako, *Maam Kumba* Baŋ à *Ndar Géej,* Saint-Louis du Sénégal) sont aussi symboles de fécondité et de vie nouvelle. La vie continue, elle continuera encore pour des siècles, des millénaires, qui sait ? Cheikh Anta Diop a bien ouvert les esprits.

# Bibliographie

Bugault, Valerie, in Strategie, Avril 2019

Diop Cheikh Anta, Science et religion, in Revue Sénégalaise de philosophie, 1985

Ka, Moussa (Serigne), poête sénégalais auteur de Xarnu bi

Marry, Anne, La peste d'Athènes, petite histoire et grande pandémie, sur RFI, 25 mars 2020

MBow, Lat Soukabbe, géopolitique, une grammaire pour comprendre les crises et conflits ; PUD, 2019

# 11

# Sénégal : quels scénarii pour le post-COVID-19

Messieurs Moubarack LO[1] et Amaye SY[2]

## Introduction

Le Sénégal qui a connu son premier cas de COVID-19 le 2 mars 2020, n'est épargné ni par la pandémie, qui secoue le monde entier, ni sur le plan sanitaire, ni au niveau économique. Onze mois plus tard (le 07 février 2021), le Sénégal a enregistré un total de 28 760 cas déclarés dont 23 559 guéris et 682 décès. Sur le plan économique, le Sénégal est fortement touché. Pour l'année 2020, le taux de croissance du PIB est projeté à 0,7%, contre 5,3 % en 2019. À moyen terme, de grosses inquiétudes pèsent sur la mise en œuvre réussie de la seconde phase du PSE (2019-2023), étant donné que les infections continuent d'augmenter jour après jour, à un rythme qui ne faiblit pas.

---

[1] **Monsieur Moubarack LO**, DG du Bureau de Prospective économique (BPE) Sénégal.

[2] **Monsieur Amaye SY**, Directeur de l'Unité Étude et Analyses stratégiques du Bureau de Prospective économique.

Le présent document a pour objet de présenter les conséquences économiques et sociales de la COVID pour le Sénégal et d'esquisser les voies possibles de relance économique. Il est structuré en trois parties. La première partie aborde le contexte sanitaire et économique au niveau sous-régional, africain et mondial. La seconde partie passe en revue la situation économique et sanitaire au Sénégal et analyse les impacts de l'environnement international et régional sur le pays. La dernière partie esquisse les scénarii de relance économique, en se fondant sur le contexte sanitaire qui serait à l'œuvre et sur les comportements des acteurs.

# I. Le contexte sanitaire

## 1. Au niveau international et national

Au 07 février 2021, le monde a enregistré environ 106,5 millions cas COVID-19, dont plus de 2,3 millions de morts et près de 59,4 millions de personnes guéries. En Afrique, les cas officiels de COVID-19 ont atteint, à la même date, un cumul de 3,68 millions, près de 95 000 morts et 3,25 millions de personnes guéries. Les cinq pays africains ayant le plus de cas déclarés, qui représentent actuellement environ 70% du total officiel continental, sont l'Afrique du Sud (1 476 135 cas), le Maroc (475 355 cas), la Tunisie (217 086 cas), l'Égypte (169 640 cas) et l'Éthiopie (142 338 cas). Le Sénégal a connu son premier cas de COVID-19, le 2 mars 2020. Onze mois plus tard (le 07 février 2021), il a enregistré un total de 28 760 cas déclarés dont 23 559 guéris et 682 décès. Durant toute cette période, la maladie a connu une trajectoire sinusoïdale.

Du 2 mars au 17 août 2020, les nouveaux cas positifs issus des tests ont augmenté progressivement, passant de 4 cas, dans la semaine du 2 au 8 mars 2020, à 987 cas, dans la semaine du 10 au 16 août 2020. Après cette période de hausse rapide des cas, le pays a observé un mouvement de baisse considérable des nouveaux cas détectés, faisant apparaître une tendance à l'extinction de la maladie entre mi-septembre et mi-novembre 2020 (générant une moyenne de 11 cas par jour, dans la semaine du 2 au 8 novembre, et un seul décès déclaré, contre une moyenne de 141 cas par jour et 21 décès dans la semaine du 10 au 16 août). De fait, le pays a connu des baisses consécutives des cas de COVID-19 en septembre (-17%) octobre (-11%) et novembre 2020 (-21%).

## 2. Scénarii sanitaires envisageables au Sénégal

L'état des lieux effectué ci-haut permet d'attirer l'attention sur deux faits.

D'abord, l'évolution des nouveaux cas, même si elle peut parfois baisser d'intensité, n'en conserve pas moins un signe positif, sous l'effet des nouveaux cas communautaires qui augmentent inexorablement en nombre, d'une semaine à l'autre. Et chaque cas communautaire peut générer, plusieurs cas contacts. Tant que le pays n'est pas en mesure d'éradiquer les cas communautaires, il restera sous la menace de nouvelles infections multiples ; eu égard au fait que ces cas peuvent transmettre la maladie avant leur découverte.

Ensuite, l'apparition des cas communautaires est le signe que l'identification des cas confirmés ne couvre pas toute la réalité de la maladie et que des cas COVID-19 non connus continuent de circuler dans la société, y compris des cas asymptomatiques qui peuvent transmettre la maladie. Tout cela indique que l'incertitude est le mot qui convient le plus pour désigner la situation et les perspectives de la COVID-19 au Sénégal. Incertitude sur le nombre réel de personnes infectées. Incertitude sur le taux de reproduction de base de la maladie (appelé Ro dans la littérature épidémiologique). Incertitude sur l'existence d'une immunité croisée, provenant par exemple d'une vaccination contre des maladies connexes à la COVID-19 ; permettant d'obtenir un taux de reproduction effectif plus faible que le Ro et d'annihiler la possibilité de croissance exponentielle de la pandémie de COVID-19.

Devant cette situation plus qu'incertaine, il nous a paru impératif d'effectuer un travail prospectif d'expertise pour comprendre les transformations en cours et anticiper les futurs possibles sous forme de scénarii argumentés. L'objectif étant d'aider la prise de décision et l'action. Dans le cadre de l'analyse morphologique, les scénarii sont obtenus par la combinaison d'hypothèses prospectives cohérentes entre elles. Nous adoptons cette démarche et construisons ainsi trois (3) prospectifs d'évolution des cas de COVID-19 au Sénégal à l'horizon 2023.

### *a. Scénario Vert : la COVID-19 est rapidement vaincue au Sénégal*

Pendant une période prolongée, le pays ne compte plus de nouveaux cas, excepté les cas importés qui sont détectés dès leur arrivée ou pendant leur période de confinement obligatoire.

### *b. Scénario jaune : la COVID-19 s'estompe lentement*

Le rythme des infections journalières sur tous les segments (communautaire, contact, importé) est stable pendant une période prolongée puis baisse lentement. Pendant une période prolongée, le nombre de nouveaux cas est continuellement en baisse.

### *c. Scénario rouge : la COVID-19 s'installe durablement sans vaccin*

Le rythme des infections journalières sur tous les segments (communautaire, contact, importé) ne cesse d'augmenter. Ce scénario rouge (comme le scénario jaune) engendre un besoin urgent de mise en place d'un programme spécial COVID, comme il en existe pour d'autres maladies durables (tuberculose, paludisme) pour la gestion des cas.

## II. Le contexte économique

**Une liste croissante d'indicateurs économiques montre** clairement que l'épidémie affecte négativement la croissance économique mondiale à une échelle jamais connue depuis au moins la crise financière mondiale de 2008-2009. Le produit intérieur brut (PIB) réel de la **zone OCDE** a diminué de 1,8% au premier trimestre de 2020, la plus forte baisse depuis la contraction de 2,3% au premier trimestre de 2009, au plus fort de la crise financière, selon des estimations provisoires. **En Afrique subsaharienne**, le FMI estime que, sur une base trimestrielle, la croissance est tombée à -10,9% (en rythme annualisé) au cours des 3 mois se terminant en mai, ce qui est la pire croissance jamais enregistrée.

**Au Sénégal, au troisième trimestre 2020,** selon la Direction de la Prévision et des Études Économiques (DPEE), l'évolution de l'activité économique interne hors agriculture et sylviculture, mesurée par celle de l'Indice général de l'Activité (IGA), est ressortie à 2,8% au troisième trimestre 2020, en variation trimestrielle. Sur une base annuelle, une contraction de 3,7% de l'activité est notée. En cumul sur les neuf premiers mois de l'année, la croissance de l'activité est estimée à -2,4%. Le taux de croissance du PIB est projeté à -0,7% par le Gouvernement pour l'année 2020 contre 5,3 % en 2019.

Pour atténuer les effets de la crise imputable à la COVID-19, le Gouvernement du Sénégal a lancé un Programme de résilience économique et sociale, construit sur quatre piliers : 1) le renforcement du système de santé ; 2) le renforcement de la résilience sociale des populations ; 3) la stabilité macroéconomique et financière pour soutenir le secteur privé et maintenir les emplois ; et 4) l'approvisionnement régulier en hydrocarbures, produits médicaux, pharmaceutiques, et denrées de première nécessité.

Les besoins financiers pour les différentes composantes du programme de résilience économique et sociale s'élèvent à 1000 milliards FCFA. Par ailleurs, pour tenir compte de l'impact de la pandémie, le Gouvernement a réajusté le deuxième plan d'actions prioritaires 2019-2023 du Plan Sénégal Émergent (PSE), référentiel unique des stratégies de développement économique et social depuis 2014. L'objectif de cet ajustement est de rétablir la trajectoire initiale du PSE en s'appuyant sur l'objectif de la phase II et 4 nouveaux défis nés de la crise : (i) réduction de la dépendance vis-à-vis de l'extérieur à travers une industrialisation durable et inclusive, (ii) accélération de la souveraineté alimentaire, sanitaire et pharmaceutique, (iii) consolidation de la protection sociale et de l'équité territoriale et, (iv) transformation digitale de l'économie, notamment dans des secteurs clés tels que l'éducation, la santé et l'administration, pour les rendre plus résilients aux crises.

## III. Les scénarii de relance économique

La relance post-Covid est tributaire du scénario sanitaire qui sera à l'œuvre, de l'environnement international et régional et des choix de comportement des acteurs nationaux : État, secteur privé et ménages.

## 1. Comportements attendus de l'État

Au Sénégal, la volonté de jouer un rôle stratégique dans le processus de développement du pays est une **tendance lourde** de l'État. Depuis l'indépendance, il initie des politiques de développement comme la série des plans quinquennaux de développement et les trois générations de documents de stratégie pour la réduction de la pauvreté (DSRP). Depuis 2014, l'État poursuit un plan de développement ambitieux, le « Plan Sénégal Émergent » (ou « PSE »), qui comprend une série de réformes économiques et de projets et programmes et dont la première phase (PSE 1) a été mise en œuvre entre 2014 et 2018. Le PSE 1 a impulsé une nouvelle dynamique de croissance économique qui s'est située à 6,6% en moyenne entre 2014 et 2018 contre 3% entre 2009 et 2013. La seconde phase compte consolider et accélérer ces performances en portant le taux de croissance à 9,1% en moyenne (réévalué à la baisse avec l'avènement de la Covid) entre 2019 et 2023.

Toutefois, la crise de COVID-19 et son impact jettent de réelles interrogations sur la capacité de l'État à dérouler ses actions en vue de la réalisation des objectifs. Ces incertitudes portent sur la (i) capacité de l'État à mobiliser les ressources internes et externes nécessaires, ii) la capacité à exécuter les ambitieux programmes, notamment à matière d'industrialisation et d'autosuffisance alimentaire, (iii) la capacité à mettre en œuvre les réformes clés.

La **première incertitude** relative au comportement de l'État porte sur la capacité de mobilisation de ressources adéquates afin de réaliser les projets et programmes prévus par le PSE. En effet, la mobilisation forte de ressources à la fois internes et externes a joué un grand rôle dans les bonnes performances obtenues durant la phase 1 du PSE. Les ressources internes ont ainsi progressé en moyenne de 10% par an. Les recettes fiscales se sont accrues, passant de 1482,5 milliards en 2014 à 2145,8 en 2018. Sur des contributions des PTF initialement attendues à 3729 milliards de CFA, un total de 5963,352 milliards a fait l'objet d'engagements conclus. Ce qui correspond à un taux de concrétisation des engagements de 159,92%. Le stock de la dette publique s'est établi à 6010,5 milliards de francs CFA en 2017 contre 4112,9 milliards en 2014, faisant passer le taux d'endettement de 42,1% du PIB en 2014 à 47,7% du PIB en 2017.

Pour la seconde phase du PSE, l'État compte sur une poursuite de l'amélioration des ressources. Il envisage de porter le taux de pression fiscale de 15,1% en 2017 à 20% en 2023. Parallèlement, l'État vise une croissance des dépenses publiques de 9% en moyenne entre 2019 et 2023 et ambitionne de hisser le niveau des investissements publics à 7,5% du PIB en 2023 contre 7% en 2018 et 6% avant le PSE. Toutefois, selon l'évolution de la crise sanitaire, ces projections de mobilisation de ressources et de dépenses risquent de buter sur les perspectives de croissance plus faibles et les comportements des partenaires techniques et financiers, des créanciers privés, des marchés régionaux et internationaux analysés ci-haut.

La **seconde incertitude** est relative à la capacité de l'État à exécuter les ambitieux programmes notamment à matière d'industrialisation et d'autosuffisance alimentaire. La formulation du PSE et sa mise en œuvre ont fait émerger comme **signal faible** une forte volonté de l'État de se doter d'une nouvelle politique industrielle. Le PSE consacre une place de choix au secteur industriel avec des projets-phares. Il s'agit de mettre en œuvre des Plateformes industrielles intégrées, des Paris industriels, des agropoles intégrées et compétitives ainsi qu'un Hub minier régional. Déjà, la construction de la Plateforme de Diamniadio, démarrée en 2015, affiche un taux d'avancement de 99% pour la première phase. De même, la lettre de politique sectorielle de développement de l'Industrie (2017/2023) a pour ambition de relever des défis importants tels que l'accélération de l'industrialisation du Sénégal ainsi que la compétitivité soutenue par une recherche appliquée, un encouragement à l'innovation et l'exploitation judicieuse de la propriété industrielle. D'après les prévisions du PSE, le poids de l'industrie dans le PIB serait porté à 25% en 2023 contre 20,6% en 2017. Le taux de croissance de la productivité industrielle passerait de 2,9% en 2017 à 10% en 2023. En outre, la part des exportations de biens manufacturés sur le total des exportations atteindrait 79,7% en 2023 contre 58,2% en 2016 et la part de la valeur ajoutée manufacturière dans le PIB se situerait à 20% contre 12% en 2016. Outre la contrainte de ressources, l'État pourrait tenir compte du contexte international difficile et du comportement des investisseurs étrangers pour retarder la mise en œuvre de ces programmes. En effet, ces projets ont tous pour objectif intermédiaire d'attirer des investissements étrangers (l'État ambitionnant de faire passer les IDE de 2% du PIB en 2013 à entre 6 et 8 % à l'horizon 2023).

À l'image des ambitions en matière d'industrialisation, les actions envisagées par l'État dans le secteur agricole pour renforcer la sécurité alimentaire et accélérer la marche vers l'autosuffisance dans certaines filières agricoles pourraient fortement pâtir du contexte sanitaire. Le

Gouvernement s'est engagé à faire du sous-secteur agricole l'un des moteurs du développement économique et social. Cette volonté s'est exprimée à travers la mise en place du PRACAS qui représente le volet agricole du Plan Sénégal Émergent (PSE). Sur la période 2014-2018, le budget du Ministère de l'Agriculture et de l'Équipement rural a enregistré une hausse de près de 13%. La production céréalière, constituée principalement de cinq filières (mil, riz, maïs, sorgho, fonio), a plus que doublé, sur la période 2014-2018, passant de 1 251 248 tonnes en 2014 à 2 838 938 tonnes en 2018, selon les résultats de la Revue annuelle conjointe du secteur.

Par rapport à la production de riz paddy, même si l'objectif de 1 600 000 tonnes n'a pas été atteint, la production de 2018, évaluée à 1 156 307 tonnes, a enregistré une hausse de 107% par rapport à 2014. La seconde phase du PSE entend poursuivre les efforts d'augmentation de la production et de la productivité agricole. L'agriculture s'est ainsi vue attribuée 7% de l'enveloppe du PSE.

Au total, le contexte sanitaire et social pourrait pousser l'État à opérer des arbitrages budgétaires en faveur de secteurs sociaux (santé, transferts monétaires), générant un effet d'éviction pour les ambitieux programmes de relance du secteur productif aux résultats plus lointains.

La **troisième incertitude** porte sur la mise en œuvre du processus de réformes initié depuis 2014, en vue de générer des investissements privés de qualité à fort impact économique et social et dont la poursuite et le renforcement sont prévus dans la seconde phase du PSE. En particulier, les réformes à haut coût politique comme celles relatives au foncier ou au Code du travail pourraient être reportées si le contexte sanitaire et social est défavorable.

## 2. Comportements attendus du Privé national

Le secteur privé national est invité à **jouer un plus grand rôle dans la phase 2 du PSE**. Le Gouvernement souhaite que la croissance soit plus portée par le secteur privé et également que cette croissance soit inclusive et créatrice d'emplois. L'analyse de la capacité du secteur privé à répondre à cette invitation et son comportement selon le scénario de crise sanitaire passe par l'identification des dynamiques de changements en termes de tendances lourdes, de signaux faibles et d'incertitudes majeures.

L'environnement du secteur privé national est caractérisé par **plusieurs tendances lourdes**. Le Sénégal offre un cadre politique stable, des infrastructures d'assez bonne qualité, des institutions relativement solides et une position géographique favorable. Le Sénégal est également parti à une série d'accords avec plusieurs grandes économies (en particulier avec la CEDEAO, la Chine, les États-Unis, l'Union européenne) qui assurent à son secteur privé un accès privilégié aux marchés extérieurs.

Les entreprises au Sénégal sont fortement diversifiées, du point de vue de leur taille, mais restent dominées, en termes de production, par les grandes entreprises, selon le Recensement général des Entreprises (RGE) de 2017. Elles évoluent majoritairement (82,3%) dans l'informel. Depuis 2000, la contribution des services à la croissance du PIB a été constamment comprise entre 2 et 2,5 % ; le secteur employant environ 40 pour cent de la population active. Certains sous-secteurs à forte valeur ajoutée, tels que la finance et les télécommunications, ont montré de forts taux de croissance, mais ont encore un poids limité dans le PIB et la création d'emplois, tandis que le commerce intérieur, informel et improductif, reste le sous-secteur le plus important, représentant près de la moitié de tous les emplois créés en 2008-2013.

L'accès au financement est difficile pour les PME qui font face à des exigences de garanties élevés[3]. En 2014, 51,8% des entreprises manufacturières identifient l'accès au financement comme une contrainte majeure. L'offre de biens et services est marquée par une incapacité chronique à satisfaire la demande intérieure. La balance commerciale est structurellement déficitaire (de -18,4% du PIB en moyenne sur la période 2009-2013 à -12,6% entre 2014 et 2018). Les exportations qui représentent 27% du PIB en 2018 restent faibles par rapport aux pays de référence. Les niveaux d'investissement privé sont inférieurs à ceux de certains pays de référence4. L'investissement privé est, en effet, contraint par le coût élevé et le faible accès à l'énergie ; les risques microéconomiques relatifs à la lourdeur des procédures de

---

[3] Selon la Banque Mondiale, pour l'octroi de prêts, des garanties sont requises pour 95% des entreprises de taille moyenne contre 85,2% et 81% des entreprises de même taille respectivement en Afrique Subsaharienne et dans le monde. La valeur de la garantie est également un peu plus élevée au Sénégal pour ces entreprises évaluées à 228% du total.

[4] Le taux d'investissement (public et privé) de 30,8% du PIB sur la période 2014-2018, apparaît faible par rapport à ceux de la Malaisie et de la Thaïlande (50%) ainsi que de la Corée du Sud (43%), durant leur période de transition économique.

paiement d'impôts et du système judiciaire, la réglementation du travail ainsi que les barrières non tarifaires (selon la Banque mondiale).

En outre, l'investissement global est marqué par une faible efficacité illustrée par un ICOR[5] relativement élevé (6,3) comparativement à la moyenne de l'UEMOA (4,6). La productivité moyenne du travail au Sénégal, par personne employée, est faible. Cela est dû au fait que : (a) relativement peu de personnes sont pleinement employées, et (b) l'écrasante majorité de la population active est engagée dans un travail informel, à petite échelle et à faible productivité. Quelque part, entre 90 et 95% de l'emploi serait informel, selon la source. L'emploi total dans le secteur privé formel n'est que d'environ 400 000, tandis que la population en âge de travailler est proche de 9 millions. La demande de travail est très insuffisante relativement à l'offre. Ce sont près de deux cent soixante-neuf mille (269 000) jeunes dont 57% provenant du milieu rural qui arrivent annuellement sur le marché du travail.

Or, l'offre d'emplois annuelle ne dépasserait pas trente mille (30 000). La transformation structurelle mesurée en termes de migration intersectorielle est très lente. Les transitions de l'emploi vers des secteurs à productivité élevée et croissante comme les services à forte valeur ajoutée, les industries manufacturières ou technologiques ont été très limitées. Concernant la structure sectorielle de l'emploi, il est constaté une baisse de la part du secteur secondaire dans l'emploi. Dans l'ensemble, le rôle du secteur privé dans la stimulation de l'économie a été pendant longtemps limité en raison d'un climat d'investissement et des systèmes de gouvernance faibles et d'une mise en œuvre timide de réformes.

Toutefois, depuis quelques années, le secteur privé national est marqué par plusieurs avancées qui constituent autant de **signaux faibles**. La FBCF portée par le dynamisme de l'investissement privé s'inscrit sur une tendance haussière, avec une croissance de 7,6% en moyenne annuelle sur la période 2014-2018, contre 5,4% dans la période (2009-2013). À la faveur des réformes du PSE 1, la productivité globale des facteurs a vu sa contribution à la croissance passer à 2,1% entre 2014 et 2018 contre -1% entre 2009 et 2013. Les exportations connaissent une forte progression, avec un taux de 9% en moyenne

---

[5] L'ICOR (Incremental Capital Output Ratio) est le rapport entre les investissements de l'année n et la variation du produit intérieur brut. Un ICOR élevé correspond à une utilisation inefficace des ressources en capital.

annuelle sur la période 2014–2018, contre 7% de croissance sur la période 2009–2013. Le Sénégal a réussi à améliorer régulièrement la diversification de ses produits tout en élargissant la gamme de ses partenaires commerciaux.

En particulier, il a diversifié ses exportations de produits alimentaires, de certains produits manufacturés (principalement du ciment), de produits chimiques et de mines, et en 2014, il a exporté 1 727 produits, soit une augmentation significative par rapport aux 1 284 produits exportés en 2000. Ses partenaires commerciaux sont également bien équilibrés, avec les pays d'Afrique de l'Ouest absorbant environ un tiers de ses exportations, le reste allant principalement vers l'Europe et dans une moindre mesure vers l'Asie. En conséquence, la part de marché du pays, en baisse constante dans le passé, s'est redressée en 2010 et a commencé à augmenter depuis. En particulier, le Sénégal connaît une forte hausse des exportations de produits horticoles notamment à destination du marché européen, depuis 2010.

L'agriculture sénégalaise a connu des signes de transformation structurelle en raison de la diversification et d'un rôle croissant des produits irrigués. En effet, les exportations de l'horticulture ont été multipliées presque par 10 en dix ans, tandis que la production de riz irrigué a également fortement augmenté. Les crédits intérieurs exprimés en proportion du PIB ont presque doublé entre 2005 et 2018, passant de 15,6% en 2005 à 28,3% en 2018. La gravité du problème de l'électricité au Sénégal s'est considérablement atténuée ces dernières années. En 2007, 41,2% des entreprises ont indiqué que l'électricité était un obstacle majeur à leurs activités ; en 2014, ce pourcentage a été réduit à 8,1%.

- En outre, le Sénégal a constamment amélioré le climat d'investissement au cours des cinq dernières années. Le Sénégal figurait parmi les 10 meilleurs réformateurs mondiaux dans le rapport Doing Business 2016. Depuis 2015, le Sénégal a réalisé 23 réformes substantielles. La poursuite, le renforcement ou l'interruption de ces signaux encourageants enregistrés par le secteur privé constituent aujourd'hui des incertitudes majeures. Le comportement du secteur privé en matière d'investissement et d'emplois sera dans une large mesure déterminé par le scénario sanitaire qui se réalisera. Dans le scénario le plus favorable, l'investissement privé devrait poursuivre sa dynamique haussière appuyée par les reformes et les investissements de l'État, la croissance du financement bancaire, le dynamisme des marchés intérieurs et extérieurs, la santé et la productivité préservées des travailleurs. Cette expansion de l'investissement devrait aller de pair avec une préservation de l'emploi voire sa hausse. Dans les autres scénarii, une baisse de l'investissement privé est hautement probable du fait de l'attentisme induit par les incertitudes liées à la durée de la crise sanitaire, d'une mise en œuvre limitée des réformes par l'État, d'une santé et d'une productivité affaiblie des travailleurs, d'un accès plus difficile aux financements bancaires à cause d'un accroissement du risque perçu par les banques, ainsi que d'une demande intérieure et extérieure molles. Dans ce cas de figure, l'emploi devrait fortement en partir. Le contexte sanitaire est celui du scénario vert :

- La capacité de mobilisation de ressources et dépenses est conforme aux prévisions du PSE
- Les réformes du PSE sont fortement mises en œuvre
- Les choix de politiques sectorielles sont conformes à ceux du PSE
- La capacité d'investissement du secteur privé national est intacte
- Le secteur privé augmente sa pénétration dans le marché intérieur et ses parts de marchés extérieurs
- Les créations d'emplois par le secteur privé s'accélèrent.

## 3. Comportements attendus des ménages

Du côté des ménages, **les incertitudes** concernent (a) les transferts qui leur sont envoyés par la diaspora et qui sont un déterminant important de leur capacité à consommer et (b) leur motivation sur le lieu de travail qui impacte lourdement leur productivité et leurs revenus. Les transferts des migrants constituent un déterminant important de la consommation des ménages. Les envois de fonds représentent 10% du PIB au Sénégal et sont une source importante du revenu du ménage. Leur dynamique sera principalement guidée par le contexte économique des pays sources.

Le contexte sanitaire qui prévaudra risque d'avoir des conséquences significatives sur la motivation des travailleurs sur le lieu du travail. En effet, on peut envisager que dans le scénario sanitaire le plus favorable, la motivation des travailleurs est préservée et le contexte offre ainsi un potentiel d'augmentation de leur productivité. Dans le scénario intermédiaire, il est possible d'assister à un affaiblissement de la motivation des travailleurs. Cette situation limiterait une progression forte de leur productivité. Dans le scénario sanitaire le plus défavorable, la motivation des travailleurs pourrait être fortement affaiblie par le contexte. Cela entrainerait une baisse de leur productivité et de leurs revenus.

## 4. Jeu d'hypothèses et scénarii

À partir de l'analyse des comportements possibles des trois acteurs menés dans la section précédente, nous formulons pour chaque acteur et pour chaque variable d'action trois hypothèses. Le tableau 2 suivant montre l'ensemble des hypothèses économiques prospectives proposées.

*Tableau 1 : Hypothèses retenues pour la construction des scénarii économiques*

| **Acteur** | **Incertitude** | **Hypothèse 1** | **Hypothèse 2** | **Hypothèse 3** |
|---|---|---|---|---|
| État | Capacité de mobilisation de ressources et de dépenses | forte | moyenne | faible |
| | Mise en œuvre des réformes | Forte | moyenne | faible |
| | Appui au secteur productif | Mise en œuvre des projets phares du PSE | moyenne mise en œuvre des projets | faible mise en œuvre des projets phares du PSE |
| Secteur privé | Capacités d'investissement | fortes | moyennes | faibles |
| | Pénétration du marché intérieur | forte | moyenne | faible |
| | Pénétration des marchés extérieurs | poursuite et renforcement de la dynamique PSE 1 | ralentissement de la dynamique PSE 1 | recul de l'accès |
| | Demande de travail | forte | moyenne | faible |
| Travailleurs | Motivation à travailleurs | forte | moyenne | faible |

La combinaison cohérente des sous-systèmes économie et santé permet de dégager trois scénarii d'évolution des perspectives économiques du pays à l'horizon 2023 :

Scénario 1 : Le PSE remis sur les rails

- sont pleinement motivés.

**Dans ce Scénario 1 (« Le PSE est remis sur les rails »),** on anticipe une ***croissance moyenne de 6% par an*** entre 2019 et 2023 et le taux de pauvreté passe de 37,8% en 2018 à 31,88% en 2023.

Scénario 2 : Le PSE partiellement mis en œuvre.

- Le contexte sanitaire est celui du scénario jaune.
- La capacité de mobilisation de ressources et dépenses est partiellement conforme aux prévisions du PSE.
- Les réformes du PSE sont partiellement mises en œuvre.
- Les choix de politiques sectorielles sont partiellement conformes à ceux du PSE.
- La capacité d'investissement du secteur privé est moyenne.
- Le secteur privé ralentit sa pénétration des marchés intérieur et extérieur.
- Les créations d'emplois par le secteur privé ralentissent.
- La motivation des travailleurs est affaiblie par le contexte sanitaire.

**Dans ce Scénario 2 (« Le PSE est partiellement mis en œuvre »),** on prévoit une croissance moyenne qui ressort à 4% par an entre 2019 et 2023 (en recul par rapport aux résultats atteints lors de la mise en œuvre du PSE 1) et un taux de pauvreté qui passe de 37,8% en 2018 à 35,6% en 2023 (soit une diminution de 2,2 points de pourcentage).

Scénario 3 : Le PSE déréglé

- Le contexte sanitaire est celui du scénario rouge.
- La capacité de mobilisation de ressources et dépenses par l'État est faible.
- Les réformes du PSE sont faiblement mises en œuvre.
- Les choix de politiques sectorielles sont faiblement conformes à ceux du PSE.
- La capacité d'investissement du secteur privé est faible.

- Le secteur privé national détériore sa position dans les marchés intérieur et extérieur.
- Les créations d'emplois par le secteur privé sont faibles.
- La motivation des travailleurs est fortement affaiblie par le contexte sanitaire.

**Dans ce scénario (« le PSE est déréglé »),** la croissance moyenne se situerait à 2% par an entre 2019 et 2023 et le taux de pauvreté augmente dans la période, passant de 37,8% en 2018 à 39,2% en 2023.

## Conclusion

Le Sénégal, comme les autres pays du monde, subit les impacts de la COVID-19 et s'interroge sur le devenir de son ambition de devenir un pays émergent à l'horizon 2035. Devant une situation sanitaire plus qu'incertaine, ce document a présenté trois scénarii prospectifs d'évolution des cas de COVID-19 au Sénégal. Ceux-ci ont permis d'esquisser des hypothèses sur les comportements des acteurs économiques selon le scénario sanitaire qui serait à l'œuvre, et de définir des trajectoires d'évolution du PSE correspondant aux différents scénarii sanitaires.

L'avènement du succès du scénario le plus favorable (« PSE remis sur les rails ») suppose que le pays soit capable de vaincre la pandémie de COVID-19 et de mobiliser activement les acteurs locaux autour de la stratégie de relance économique définie dans le Plan d'Actions Prioritaires du PSE ajusté et accéléré, mis en place au mois de septembre 2020.

# Bibliographie


- Banque Mondale, *world development indicators*
- Commission économique pour l'Afrique (2020), *la COVID-19 en Afrique : sauver des vies et l'économie*, avril 2020
- Lo Moubarak (2017), *l'émergence économique des nations, définition et mesure*, L'Harmattan Sénégal, mars 2017
- Ministère de l'Économie, des Finances et du Plan : *Plan Sénégal émergent : programme d'actions prioritaires 2019-2023*
- Ministère de l'Économie, du Plan et de la Coopération (2020), *PAP 2 ajuste et accélère. (PAP 2a) pour la relance de l'économie.*
- Ministère de l'Économie, du Plan et de la Coopération (2020), *situation économique et financière en 2020 et perspectives en 2021*
- OMS (2017), *évaluation de la sévérité de la grippe pandémique (pisa)*, mai 2017
- Https://apps.who.int/iris/bitstream/handle/10665/272872/who-whe-ihm-gip-2017.2-fre.pdf?ua=1

# 12

# Quotidiennetés des patients dans les centres de traitement de la COVID-19 en République de Guinée

Pr Aly TANDIAN[1], Dr Oumar DOUMBOUYA[2] et Dr Tatiana Dièye MBENGUE-FAYE[3]

## Introduction

Une maladie est généralement décrite par les soignants en termes de symptômes. Néanmoins, chaque malade a son propre point de vue concernant la maladie, basé sur ses expériences antérieures, ou encore

[1] **Aly TANDIAN** est Sociologue, Professeur Titulaire des Universités, et enseignant-chercheur à l'Université Gaston Berger (Sénégal) où il a créé le Laboratoire d'Études et de Recherches sur le Genre, l'Environnement, la Religion et les Migrations. Il est l'auteur de plusieurs publications scientifiques et a bénéficié de nombreuses distinctions internationales. À ce jour, Professeur a encadré des thèses de doctorat au Sénégal, en Espagne et en Francc.

[2] **Dr Oumar DOUMBOUYA** est enseignant-chercheur à l'Université Général Lansana Conté de Sinfonia Conakry et membre associé au Laboratoire d'Études et de Recherches sur le Genre, l'Environnement, la Religion et les Migrations de l'Université Gaston Berger de Saint-Louis (Sénégal) Contact : oumardoum@yahoo.fr

[3] **Dr Tatiana Dièye MBENGUE-FAYE** est membre du Laboratoire d'Études et de Recherches sur le Genre, l'Environnement, la Religion et les Migrations de l'Université Gaston Berger de Saint-Louis (Sénégal) Contact : tatianadieye@yahoo.com.

ancré dans sa culture, dépendant en somme du rapport de l'individu à la société. De par ce constat, notre article donne la parole aux personnes qui ont contracté une maladie *nouvelle,* ce qui a tout son impact notamment auprès des personnes dont le moteur de leurs conduites repose sur le partage de vécu. De plus, l'analyse de ces points de vue est d'autant plus importante que la question de la prise en charge à domicile lorsque les conditions le permettent, notamment pour les personnes asymptomatiques, est à l'étude dans certains pays africains pour pallier les cas de refus de prise en charge par peur de la stigmatisation.

Cette contribution de la sociologie vient dévoiler un pan de cette stratégie de lutte contre la COVID-19 en République de Guinée. Les résultats collectés montrent que le patient est autant un être social que culturel tout en insistant sur l'impact de la connaissance de son statut sur sa relation avec l'autre.

## I. Démarche méthodologique

Dans le cadre de cette étude, nous avons privilégié l'approche socioanthropologique à la fois dans la collecte de données que le traitement de celles-ci. Pour ce faire, nous avons cherché à partager le mode de vie des acteurs étudiés, en se faisant accepter et en participant aux activités de ces acteurs et en vivant leurs enjeux. Il s'agit donc, pour nous chercheurs, de pratiquer une immersion participante sur le terrain d'enquête pendant plusieurs jours. Avec l'observation participante, nous nous sommes immergés pleinement dans la vie sociale des acteurs étudiés où nous avons pris un rôle réel avec l'idée de compréhension d'une situation et non sa description stéréotypée. Ainsi, nous avons effectué notre travail de terrain sans passer par des intermédiaires, par conséquent, l'apprentissage de la langue des populations étudiées constitue pour nous un minimum, une manière de *pénétrer la mentalité des patients*.

En clair, le fait social interrogé est saisi par la voie d'une véritable observation, une observation immédiate. Une telle démarche nous a permis de pointer du doigt le recueil le plus direct possible des informations sur les centres où sont internés les patients, nos acteurs observés. Ce mode d'appréhension du réel s'est fait avec un minimum de précautions (écoute attentive des patients, intégration à un processus de production, *familiarisation* avec le milieu pour obtenir des informations les plus proches des faits, etc.). La méthode de recueil des informations utilisée est la biographie qui nous a permis d'analyser la réalité sociale en saisissant la manière dont les acteurs étudiés perçoivent et définissent la situation qu'ils vivent à un moment donné.

Nous signalons qu'au moment de la collecte des données, l'administration médicale des centres de Gbessia et de Donka a été informée sans réellement être sollicitée pour avoir son autorisation même si à diverses occasions nos supports de collecte - guides d'entretien - ont été partagés avec elle. Les différentes parties de l'article portent sur premièrement "l'individu, cet être social et culturel", deuxièmement sur "l'analogie entre la COVID-19 et le VIH-SIDA" et troisièmement sur "le choc psychologique et les patients plus sereins".

## L'individu, cet être social (...)

Pour faire face à la propagation du virus, des gestes barrières, des mesures de distanciation physique et des dispositifs de protection de la santé sont vantés et à plusieurs reprises d'incessants rappels sont faits aux populations en Guinée. En situation d'impossibilité de respect ou de risque de rupture de la distanciation physique d'au moins 1m, le port du masque est obligatoire. Ce faisant, le concept de distanciation physique a été préféré à celui de distanciation sociale, car l'injonction de la distanciation sociale n'a pas eu raison des interactions sociales et des patients interrogés nous ont confirmé cela au cours de nos enquêtes aux centres de Gbessia et de Donka à Conakry.

> « L'hôpital, certes c'est comme la prison, mais ici les relations se créent entre nous et même entre nous et les médecins ! » (Patient. 27 ans. Centre de traitement épidémiologique de Gbessia).

> « Une relation étroite se construit déjà entre nous les patients, on s'amuse et chacun raconte son expérience avec la COVID-19 ! » (Patiente. Centre de traitement épidémiologique de Donka).

Malgré la proximité sociale, il existe des moments qui n'occultent pas le fait que nos interlocuteurs sont admis dans les centres, nos lieux d'observation, pour une prise en charge sanitaire. Pour confirmer cela, certains de nos interlocuteurs nous avouent qu'il leur arrive d'éviter tout contact avec d'autres « *pensionnaires* » par peur d'une nouvelle contamination.

« Des cabines étaient de capacités différentes (de 2-3 voire 4-5 places) et plus d'une dizaine de places étaient disponibles. La plupart avec des toilettes et d'autres non, comme la nôtre. Cela me convenait tout à fait d'être dans une cabine de 2 parce que je ne voulais surtout pas me retrouver avec des personnes ayant différents niveaux de la maladie. J'avais bien observé les patients et me suis dit dès le départ de ne pas être avec les plus malades d'autant que j'étais asymptomatique et que je n'avais présenté jusque-là, aucun signe de la maladie : ni toux, ni perte de goût et de l'odorat, ni fatigue excessive, etc. » (Patient. 43 ans. Centre de traitement épidémiologique de Gbessia).

*Photo 1 : Salle d'hospitalisation au centre de Gbessia*

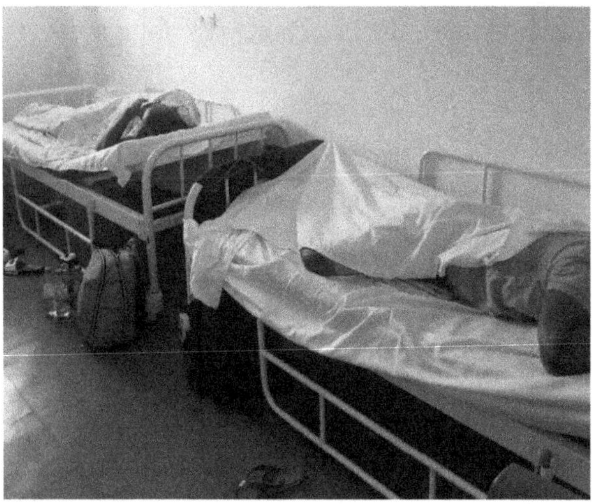

*Crédits photos : Nous-mêmes, Mai 2020*

## (...) et culturel

Avec la COVID-19, la représentation culturelle et religieuse de la maladie est peu prise en compte dans l'élaboration de stratégies pour endiguer la pathologie alors qu'accepter la maladie et vivre avec elle ne dépendent pas uniquement des recommandations et conseils sanitaires. Cela est d'autant plus vrai parce qu'annoncer à une personne qu'elle a la COVID-19 semble être bouleversante et peut entraîner chez le patient une résignation dont le seul remède est de se confier à Dieu.

« Je suis resté positif dans la tête. Je me confie à Dieu » (Patient. 27 ans. Centre de traitement épidémiologique de Gbessia).

Pour certains de nos interlocuteurs, la COVID-19, au-delà de l'isolement dans lequel il installe le patient, fait développer chez ce dernier une certaine angoisse de la mort. Ainsi, le vécu de l'isolement rappelle aux personnes concernées la *réalité de la pandémie* de la COVID-19 tout en rappelant les limites, en République de Guinée, des moyens de prise en charge des malades et le manque de ressources nécessaires pour endiguer la pathologie. Une telle situation permet de comprendre la mondialisation des mesures de prise en charge dans un contexte de ressources limitées d'une maladie qui, existant bel et bien, demande à penser global, mais à agir local.

> « Pour mieux s'en prémunir, il n'y a pas meilleurs moyens que de respecter les mesures conseillées par nos autorités ; je ne vois pas d'autres alternatives » (Patiente. 12 ans. Centre de traitement épidémiologique de Donka).

Nous nous référons à Alain EPELBOIN (2009) qui précise que dans un contexte de pandémie, deux pôles s'offrent à voir : un *pôle coercitif* (autoritaire) et un *pôle compréhensif* (empathique) généralement réservé aux élites privilégiées, à la famille et aux amis. Selon lui, la compréhension équivaut à l'humanisation de la réponse à l'épidémie de façon à ne pas rajouter de la souffrance et de l'angoisse.

Des patients interviewés sont unanimes concernant cette humanisation de la prise en charge en dépit de l'insuffisance des moyens de confort au niveau de leur lieu d'hospitalisation.

> « J'apprécie beaucoup les attitudes des soignants. Ils sont gentils et nous apaisent beaucoup avec des conseils » (Patiente. 26 ans. Centre de traitement épidémiologique de Gbessia).

> « Les personnels soignants s'évertuent du mieux qu'ils peuvent faire pour nous satisfaire » (Patiente. Centre de traitement épidémiologique de Donka).

La proximité entre personnels de santé et patients tout en confirmant l'impossible distanciation sociale vantée çà et là pour vaincre la COVID-19 atteste que « *le patient a besoin d'être écouté pour être rassuré* ». En clair, le fait de prêter une oreille attentive au patient est un *protocole de communication* efficient, *car c'est une manière de permettre au patient d'exprimer* ses émotions. En Afrique de manière générale, la vie sociale est régie par une interaction sociale ininterrompue et chaque cérémonie culturelle ou religieuse est l'occasion de retrouvailles. La maladie n'échappe pas à cette règle. D'ailleurs, en cas de maladie, les voisins et la famille se relaient au chevet du malade ce qui est presque impossible avec la COVID-19. Les malades étant confinés, pas de visite ni de possibilité d'entrevue avec les proches. Au Centre d'étude et de formation en infectiologie de Guinée, cela est une des principales revendications des populations interrogées qui estiment que l'harmonie du couple ou de la famille peut être menacée par le confinement :

> « Depuis la déclaration de la pandémie, mon mari est confiné dans les mines par son entreprise, cela a un impact négatif sur la vie familiale » (Patiente. 25 ans. Centre de traitement épidémiologique de Gbessia).

> « Communiquer sur la COVID-19, laisser les proches visiter les malades ou du moins donner les nouvelles des malades ».

La solidarité familiale pour la prise en charge des patients est fondamentale, car elle permet d'atténuer les conséquences sociales. Cette aide peut être polymorphe et peut combiner un soutien matériel, psychologique et un soutien en matière de soins. Selon nos interlocuteurs, l'isolement crée une certaine fragilité psychologique chez les patients et pour échapper à cette situation, au Centre épidémiologique de Gbessia, les interactions sont développées par des malades qui se regroupent en petits groupes pour discuter et même pour regarder la télévision.

> « Pour le moment, l'ambiance entre les patients est bonne ; ceux qui partagent la même chambre semblent être plus proches. Le coin télé est toujours rempli. J'imagine que des amitiés s'y créent également » (Patient. 43 ans. Centre de traitement épidémiologique de Gbessia).

*Photo 2 : Rencontre entre patientes au centre de Gbessia*

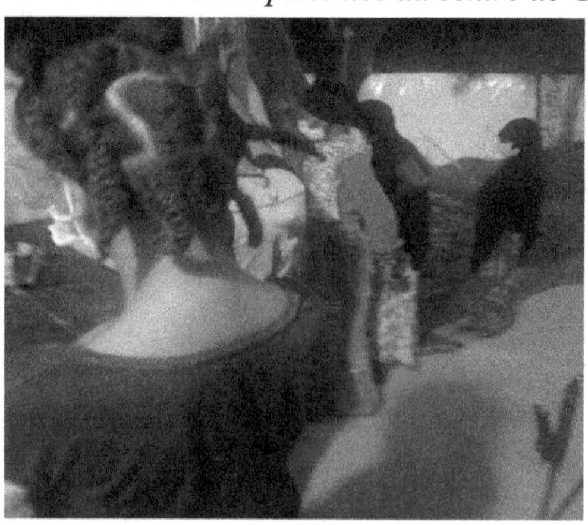

*Crédits photos : Nous-mêmes, Mai 2020*

*Photos 3 et 4 : Visite du personnel soignant aux patients du centre de Gbessia*

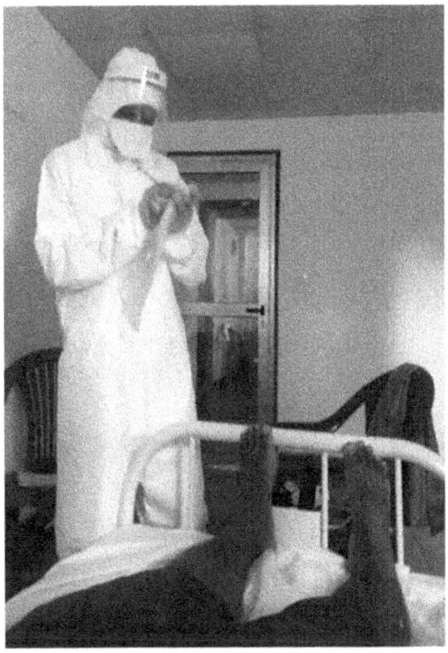

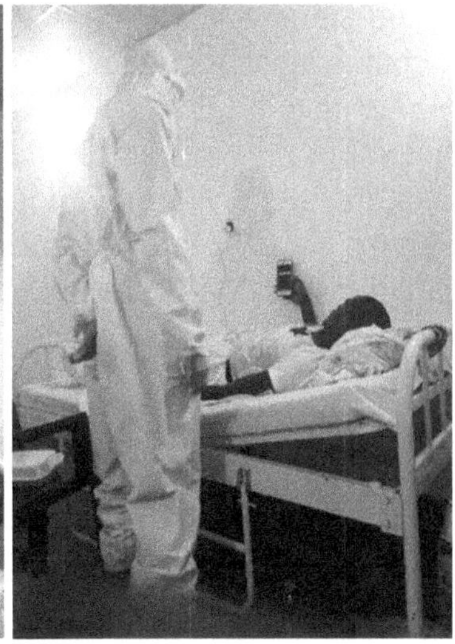

*Crédits photos : Nous-mêmes, Mai 2020*

À travers les petits groupes, se développe une solidarité entre patients. Chacun essaie d'être attentif à l'autre tout en le restant aussi à ce qui se passe en soi. Cette posture d'écoute est une aptitude qui s'acquiert et s'exerce notamment dans ce contexte d'hospitalisation. Offrir son soutien et son écoute, sans jamais se sentir envahi ou menacé est le rituel des patients rencontrés aux centres d'hospitalisation de Donka et de Gbessia.

## II. L'analogie entre la COVID-19 et le VIH-SIDA

Au cours des dernières années, la gestion sanitaire du VIH-SIDA en République de Guinée a mobilisé des discours controversés de la part des populations locales ainsi que des professionnels de santé. À titre d'exemple, Arnaud BADINIER, chef de mission de Médecins Sans Frontières à Conakry, a signalé que la lutte contre le VIH en Guinée accuse « un grand retard » par rapport au reste du continent africain : « *Entre 2010 et 2016, le nombre de nouveaux cas du VIH en République de Guinée n'a diminué que de 5% alors que la région de l'Afrique de l'ouest et du centre a enregistré une baisse de 12%* ».

Malgré cela, 65% des personnes vivant avec le VIH connaissent leur statut.

S'agissant de la COVID-19, si des propos rassurants ont fusé tout au début soutenant que le dispositif de riposte comporte un quadrillage communautaire inspiré de l'expérience d'Ébola, il demeure que la propagation du virus se fait de manière peu contrôlée non seulement du fait du suivi épidémiologique limité et du manque de capacité et de réactivité du système de santé, mais surtout parce que certaines populations sont encore sceptiques vis-à-vis de l'existence de la pathologie et par conséquent des déclarations du gouvernement et de ses directives.

En République de Guinée, l'analogie entre la COVID-19 et le VIH-SIDA ne se limite pas à la connaissance du statut des patients, à la prolifération du virus et à la croyance de l'existence de la pathologie, elle se retrouve jusque dans les terminologies utilisées par les patients pour décrire la manière dont la maladie est connue et ce, quel que soit leur âge.

> « J'étais à 100% convaincue d'avoir été positive » (Patiente. Centre de traitement épidémiologique de Donka).

> « J'ai fait le test de la COVID-19 le 25 pour m'assurer de mon statut. Deux jours après, mon résultat est tombé, j'étais triste d'apprendre que je suis positive » (Patiente. 12 ans. Centre de traitement épidémiologique de Donka).

> « Il serait impératif de connaître son statut en dehors de toutes considérations symptomatiques » (Patient. 47 ans. Centre de traitement épidémiologique de Donka).

> « Moi je conseillerai aux gens d'aller faire leur test de dépistage pour connaître leur statut parce qu'on ne sait jamais quand est-ce qu'on a contracté la maladie » (Patient. 48 ans. Centre de traitement épidémiologique de Gbessia).

Cette analogie va plus loin avec la peur de connaître son statut voire la résignation « *J'ai accepté ma positivité à la maladie* » (Patient. 26 ans. Centre de traitement épidémiologique de Gbessia). À Conakry, principal foyer de la pandémie de Coronavirus en République de Guinée, tout laisse croire que la population ne se précipite pas pour aller se faire dépister. À cause notamment d'un précédent lié à l'épidémie à virus Ébola, les gens refusent de se rendre à l'hôpital pour se soumettre au test ou pour y être hospitalisé. Durant la période à laquelle Ébola a sévi en République de Guinée, il y eut des pertes en vies humaines au point que les populations accusaient les médecins, par le truchement du gouvernement, de réduire volontairement la population guinéenne en ôtant la vie des patients hospitalisés. Cette rumeur provoqua une psychose chez la plupart des Guinéens.

Aujourd'hui, on en paie le prix par l'indifférence voire par la défiance des populations vis-à-vis des structures hospitalières, mais aussi vis-à-vis de l'État guinéen. D'ailleurs, rares sont ceux qui croient aux statistiques fournies par l'Agence nationale de sécurité sanitaire qui est un établissement public à caractère administratif créée le 4 juillet 2016 par le président de la République de Guinée, placée sous la tutelle du Ministère de la Santé.

Le ravage meurtrier causé par la pandémie de COVID-19 à travers le monde qui est devenu un village planétaire n'a pas laissé indifférentes les populations de la République de Guinée. D'après la plupart de celles-ci, « *ne pas se faire dépister c'est ne pas reconnaître ni faire reconnaître son statut de malade et donc pas de risque de mort ou de stigmatisation* ». Ce qui fait penser à la politique de l'autruche puisque cela ne fera qu'aggraver la situation en cas de maladie voire une source de contamination d'autres personnes.

## 1. Le choc psychologique

Bien que moins prononcé chez les personnes malades qui attendaient uniquement la confirmation par les tests réalisés, le choc psychologique à la suite de l'annonce des résultats des tests de dépistage est clairement ressorti des propos des personnes infectées et sans symptômes, déclarées « positives » à la COVID-19.

> « Quand on m'a annoncé mon résultat, ce fut la panique. Ça m'a affaibli moralement. Je ne saurais dire sans ambages où j'ai contracté cette maladie » (Patient. 32 ans. Centre de traitement épidémiologique de Gbessia).

> « J'étais touché par le résultat de mon test, parce que vu l'ampleur de la maladie avec tout ce qu'on voit dans les médias internationaux » (Patient. 39 ans. Centre de traitement épidémiologique de Gbessia).

Nos interlocuteurs nous avouent avoir connu un choc psychologique inhérent à l'annonce d'une maladie jugée grave. Seulement, leur choc reste atténué par la religion.

> « J'étais un peu choquée quand même parce que j'avais peur pour le reste de la famille, mais j'ai fini par accepter parce que j'ai foi en ma religion » (Patiente. Centre de traitement épidémiologique de Donka).

Cet état de fait a conduit à l'incitation au dépistage face à une maladie contagieuse en dépit des précautions individuelles et collectives prises par certains malades.

> « J'ai pris toutes les précautions nécessaires à savoir l'installation d'un kit sanitaire dans le foyer donc un lavage régulier des mains et application des autres mesures préventives. Je ne peux vous dire exactement comment et où j'ai contracté la maladie. Seul Dieu sait » (Patiente. Centre de traitement épidémiologique de Donka).

Selon Karl Marx, « *la religion est l'opium du peuple* », mais qu'en dit-on à Conakry, surtout en contexte de COVID-19 ?

Encore une fois, en République de Guinée, la religion, surtout musulmane, consciemment ou inconsciemment, est devenue synonyme de fatalité non seulement dans la perception des choses par les gens, mais aussi dans leur pratique de tous les jours. Pour eux, tout est la volonté de Dieu. S'il y a cette maladie, c'est parce que Dieu l'a voulu et la maladie n'atteindra que celui qui y est prédestiné. Pour cela, certains se refusent à respecter les mesures barrières imposées par l'État sous peine d'amende de 30 000 GNF (3,12 $US).

D'ailleurs, on se plaît à dire que, selon un hadith du Prophète Muhammad :

> « Si une épidémie ou pandémie vous trouve dans une contrée, il ne faut pas en sortir et si elle sévit dans une contrée, il ne faut surtout pas s'y rendre. Ainsi, si l'on est foudroyé par une épidémie, l'on fait partie des martyrs » (Patient. Centre de traitement épidémiologique de Donka).

« *C'est seul Dieu qui nous sauvera de cette maladie* », est la phrase récurrente qu'on entend à longueur de journée. Et même si la mort s'en suit par négligence, l'on n'hésitera pas à mettre cela sur le compte de la volonté divine parce que tout est sujet à religion.

> « (…) Je reçois de nombreux coups de fil de membres de ma famille. Ils m'encouragent et me soutiennent en insistant sur notre religiosité, la croyance en Dieu et l'endurance de mon état d'esprit (…) » (Patiente. Centre de traitement épidémiologique de Donka).

## 2. Des patients plus sereins

Celia KITZINGER (1998) fait le constat que ce que les gens « savent » auparavant influence leur manière de comprendre le contenu des informations données par les médias. Les personnes disposant de la bonne information paraissent plus rassurées et cela se reflète à travers leurs propos :

> « Je pense que le coronavirus n'est pas mortel quand on accepte de se dépister et de se soigner à temps. Je ne ressens aucune douleur » (Patiente. 23 ans. Centre de traitement épidémiologique de Gbessia).

> « Quand on m'a annoncé mon résultat, ça ne m'a pas causé de stress parce que bien avant, je développais tous les symptômes » (Patient. 53 ans. Centre de traitement épidémiologique de Gbessia).

Dès lors, il est noté une description des symptômes par certains patients qui s'appuient sur leurs expériences avec d'autres maladies telles que le paludisme ou la grippe. Ainsi, les connaissances antérieures influencent la manière dont est appréhendée une nouvelle maladie. En atteste l'expérience avec Ébola qui a permis l'appellation des centres dédiés à la prise en charge des personnes atteintes de COVID-19, des centres de traitement en lieu et place de centres d'isolement.

Thémis APOSTOLIDIS et Lionel DANY (2012) expliquent que les mises en représentation des risques mobilisent des systèmes de pensée symptomatiques et préexistants ancrés dans le sens commun et constitués d'expériences sociales, d'apprentissages et de communications. Dans le même ordre d'idées, David Le BRETON (2017) affirme qu'un risque n'a donc pas le même poids lorsqu'il est évalué par un scientifique ou jugé par des populations concernées dont les critères d'appréciation seraient liés à leur vie quotidienne, à leur expérience, à la proximité de l'objet du risque.

Le point de vue des patients sortants est non négligeable, contribuant à rassurer sur le caractère curable de la maladie et sous-entendant une reprise des activités. Il s'agira de faire avec ces patients guéris, de véritables acteurs du faire-faire et du faire-avec.

> « Vraiment c'est la joie. Je suis très content d'être testé négatif. Aujourd'hui, c'est notre onzième jour ici. Vraiment je suis très content, j'ai déjà appelé Madame pour lui dire qu'on m'a annoncé que je suis négatif. Ce centre est meilleur par rapport aux autres parce qu'ici, les docteurs sont tout le temps-là, ils viennent nous

sensibiliser, les médicaments, le manger, tout est bien. Vraiment, nous sommes très réconfortés ici. Le conseil que je donne à mes amis *idem* qu'à moi, c'est de juste prendre une mesure de sécurité, de faire beaucoup attention. Dire que je suis guéri aujourd'hui, que je ne vais pas contracter au moins le virus dehors, non ! À condition que tu prennes un garde-fou, tu respectes les barrières. C'est ça seulement qui va nous sauver parce que ce n'est pas complètement éradiqué dans notre pays. Donc, j'informe tout le monde de faire une barrière contre cette sale maladie. Vraiment, je suis très fier d'être en bonne santé. Mes amis vont me manquer et la route m'attend » (Patient. 47 ans. Centre de traitement épidémiologique de Gbessia).

Les représentations sociales semblent être au-dessus des discours médicaux. Par conséquent, le social a toute sa pertinence. La présence dans ces centres peut paraître contraignante pour certains patients, voire traumatisante. Le témoignage de cette femme de 28 ans rencontrée au Centre de traitement épidémiologique de Gbessia donne à comprendre cet état de fait pour qui des agents de santé ne sont plus soignants, mais vecteurs de la maladie.

> « Ces équipes sanitaires qui étaient bien protégées nous exposaient beaucoup et pour avoir une idée de cette situation, je vous donne un exemple : ces médecins pouvaient toucher plusieurs patients sans changer de gants et sans se désinfecter les mains et sans respecter les règles de distanciation, ils ne respectaient aucune mesure de sécurité. Quand je repassais tout ce film dans ma tête, je me disais que j'étais dans la merde. Ces médecins prenaient nos températures avec le même appareil et sans le désinfecter. J'ai donc fait mention de tout ce qui se passait auprès des autorités sanitaires et les gels ont été distribués » (Patiente. 28 ans. Centre de traitement épidémiologique de Gbessia).

Les travaux de Claudine HERZLICH (1969) révèlent que la façon dont on parle de la maladie et de la santé est très différente du langage médical. Cette chercheure explique que le malade décrit son état à partir de l'inactivité que cela engendre et évoque les implications de la maladie par rapport à la modification de son mode de vie et de son identité sociale. Des entretiens réalisés nous renseignent que les personnes interrogées manifestent une certaine *joie relative* au moment de quitter le centre de traitement à la suite d'un rétablissement sans omettre de formuler des conseils à leurs compatriotes pour le respect des gestes-barrières.

> « Je suis dans la joie. Je suis là depuis le 22 ! Oui ! D'une part, je suis très contente, d'autre part, je suis triste parce que mon mari est là. Ah ! Vraiment, c'est la tristesse hein. C'est très difficile de vivre sans la famille. Une fois dehors, je vais demander aux gens de respecter les mesures préventives, de respecter les mesures-barrières, de se protéger ! Je demande à tous les Guinéens et Guinéennes de respecter ces mesures ! » (Patiente. 37 ans. Centre de traitement épidémiologique de Gbessia)

> « Un sentiment de joie parce qu'au fait la maladie a créé une psychose dans la tête des gens qui sont autour de moi. Actuellement, c'est une sorte de délivrance ! Vous-même vous avez constaté que tout le monde est relaxe là ! Au fait, aujourd'hui ça fait onze jours que je suis dans le centre. On m'a fait un test le huitième jour et c'est aujourd'hui que le résultat est arrivé, soit trois jours après le test. Je suis content de rejoindre ma petite famille et puis voilà ! Une fois dehors, c'est un conseil, pas de méfiance, mais de respect des gestes-barrières que je vais donner aux gens. Il faut être très attentif parce que moi qui vous parle, je ne sais pas comment j'ai contracté cette maladie. Il faut être très attentif, il faut se sauver et sauver les autres et cela n'est possible qu'en respectant les mesures-barrières » (Patient. 48 ans. Centre de traitement épidémiologique de Gbessia).

La *joie relative* manifestée par des patients interrogés nous montre une certaine euphorie brute, mais elle est traversée par des appels à la vigilance pour une meilleure gestion de la crise sanitaire. Nos interlocuteurs insistent sur le fait qu'il faut un principe de précaution à travers les messages préventifs. Ils rappellent également la nécessité d'avoir un mental fort face aux stigmatisations de la part du voisinage et, ce, malgré les campagnes de sensibilisation en direction des populations locales.

> « Tout ce remue-ménage a causé du tohu-bohu chez nos voisins qui nous regardent en chiens de faïence. À leurs yeux, nous sommes des brebis galeuses qui avons apporté le loup dans la bergerie. Mais tout cela ne nous ébranle point sachant que nous avons pris la bonne décision de nous faire dépister à temps. Nous sommes dans le quartier, l'une des familles sinon la famille la plus intellectuelle. Nous avons tous les types de métiers y compris de nombreux médecins, infirmiers et même un laborantin. Nous préférons donc connaître notre statut pour nous protéger et protéger notre environnement immédiat » (Patient. 43 ans, Gbessia de traitement épidémiologique de Gbessia).

> « Je reçois de nombreux coups de fil de membres de ma famille. Ils m'encouragent et me soutiennent en insistant sur notre religiosité, notre croyance en Dieu et l'endurance de notre état d'esprit. Il ne manque pas de me rapporter tout ce qui se dit dans le quartier notamment en mal contre notre famille. Je leur dis de ne pas en tenir compte, car les rumeurs ont cette fonction de répandre le faux et de déstabiliser la victime, surtout si elle n'est pas imperméable » (Patient. 43 ans. Gbessia de traitement épidémiologique de Gbessia).

Tout ceci expliquerait en partie la psychose voire la réticence des populations à aller volontairement se faire dépister. L'annonce de la sortie du centre de traitement est accueillie diversement par les patients. Mais c'est toujours une occasion de réjouissance pour les patients et leurs proches. C'est le cas de ce patient informé de sa sortie du centre de Gbessia :

> « Bon ! Un sentiment de joie parce qu'au fait moi, depuis mon premier jour ici, c'est vrai que le nom de la maladie crée une psychose dans la tête des gens, mais pratiquement, moi je ne me suis pas mis dans ce cadre-là. Mon dernier sentiment, c'est vraiment un sentiment de joie parce qu'aujourd'hui, je vais retrouver ma petite famille et là, je suis très content. Vous savez quand on dit à quelqu'un qu'il est atteint de la COVID-19, vous savez ce que cela fait chez des gens. Je suis sûr que ma famille va être très contente de me voir dès ce soir à la maison ».

## Conclusion

Cette étude, entre autres points significatifs, rappelle la gestion de la crise sanitaire, le principe de précaution, l'importance des attitudes face au risque dans la gestion d'une crise sanitaire, *etc*. En clair, nous pouvons mentionner que la question du vivre-ensemble au cœur de cette maladie induit une reconfiguration du lien social, car le respect des mesures barrières vise certes à se protéger, mais aussi à protéger les personnes vulnérables notamment. Le collectif prend ainsi le dessus sur l'individu dans la mesure où les normes médicales vont inéluctablement imposer une refonte de certaines normes sociales. Si on prend en compte la théorie des risques concurrents (Patrick PERETTI-WATEL, 2020) qui montre que les risques sanitaires entrent en concurrence avec d'autres risques, la durée du traitement, par conséquent, la durée du séjour au niveau des centres de traitement, demeure une réelle contrainte pour certains patients.

Le système a souvent des failles et cela se ressent dans son fonctionnement. Par exemple, lorsque le service d'appel du centre annonce à une personne qu'elle a été testée positive et que deux jours plus tard, le même opérateur rappelle la personne pour lui dire que c'était une erreur et que le test s'est avéré négatif. Il y a eu erreur lors de la manipulation des échantillons ou au moment du report des résultats.

> « Après qu'un Ministre ait été déclaré positif de la COVID-19, avec qui j'étais en contact quelques jours avant son test, j'ai ainsi eu le courage d'aller faire mon test. 5 jours après, on m'appelle dans les bandes de 22h pour m'annoncer que je suis positif. C'était la panique je vous avoue, j'ai ainsi passé une nuit blanche sans fermer l'œil. Le lendemain, j'ai arrangé mes affaires et me suis dirigé vers le centre comme conseillé. Quelques minutes après mon arrivée au centre de Donka, je reçois un autre appel de l'ANSS m'informant que mon test est négatif. Deux résultats contradictoires à la suite d'un seul test, lequel est exact ? J'ai appelé chacun des deux numéros pour tirer les choses au clair, je suis resté ainsi confus durant toute la journée. Et le soir, on m'appelle pour des excuses en précisant que mon test est effectivement négatif. Je suis rentré à la maison pour un confinement de 14 jours sur ma propre initiative pour être davantage rassuré, et pour des mesures de prévention. Ç'a été une dure épreuve pour moi, je vous l'avoue » (Homme. 25 ans. Étudiant en Master de droit. Conakry).

# Références bibliographiques

APOSTOLIDIS Thémis et DANY Lionel, 2012, « Pensée sociale et risques dans le domaine de la santé : le regard des représentations sociales », *Psychologie française*, vol. 57, n° 2, p. 67-81.

BRETON Le David, 2017, *Sociologie du risque*, Paris, Éditions PUF, Collection Que sais-je ? 128 p.

EPELBOIN Alain, 2009, « L'anthropologue dans la réponse aux épidémies : science, savoir-faire ou placebo ? », *Bulletin Amades*, 78.

GOFFMAN Erving, 1979, Asiles. Étude sur la condition sociale des malades mentaux et autres reclus. P.41, Paris, Éditions de Minuit.

HERZLICH Claudine, 1969, *Santé et maladie : analyse d'une représentation sociale*, Paris, Éditions Mouton, 210 p.

KITZINGER Celia, 1998, D&S Forum. *Discourse & Society*, 9 (1), p.131–134.

# 13

# Impacts socio-économiques et sur le transport maritime de la pandémie de COVID-19 en Afrique centrale

Madame Nice Michée ISSANG[1]

## Introduction

### 1. Contexte général et problématique de l'étude

L'épidémie COVID-19 est apparue dans un contexte caractérisé par une relative faiblesse de l'activité économique mondiale avec un taux de croissance de 2,4% et devrait atteindre 4,9% en 2020, une croissance qui a été contrecarrée par la propagation du virus et qui a conduit à envisager l'entrée en récession de l'économie mondiale en 2020.

[1] **Nice Michée ISSANG**, est une juriste de formation, doctorante à l'université de Nantes (France) en géographie portuaire depuis l'année 2016.

**Figure 1. Représentation de la propagation de la covid19**

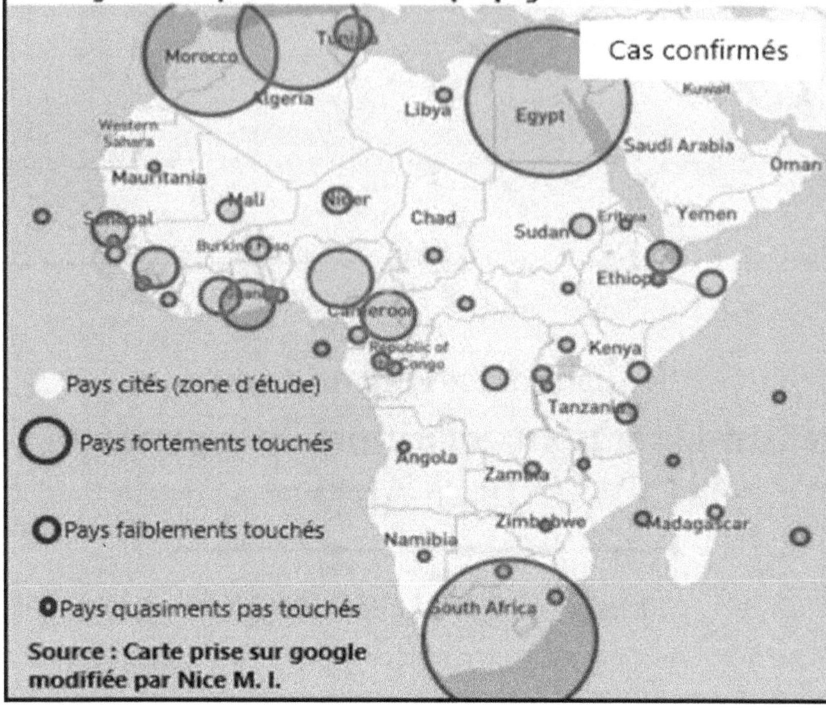


**Source : Carte prise sur google modifiée par Nice M. I.**

En Afrique subsaharienne, la croissance devait, selon les « Perspectives économiques régionales » annoncées par le FMI en octobre 2019, se maintenir à 3,2% en 2019 et s'accélérer à 3,6% en 2020. Le même optimisme a été manifesté par la Banque africaine de développement qui, dans son rapport sur les « Perspectives économiques en Afrique » en 2020, annonçait que le taux de croissance du PIB réel, estimé à 3,4% pour 2019, devrait s'accélérer pour atteindre 3,9% en 2020[2] et 4,1% en 2021. Cependant, les perturbations généralisées provoquées par la pandémie de COVID-19 ont rendu nécessaire la reconsidération de ces perspectives. Ainsi, dans la parution d'avril 2020 des « Perspectives économiques régionales, Afrique subsaharienne », le FMI[3], tenant compte de la crise sanitaire et économique sans précédent qui menace de faire trébucher la région et d'inverser les progrès encourageants constatés

---

[2] Mise à jour des perspectives de l'économie mondiale, WEOUpdateJune2020, site : www.imf.org

[3] FMI, Bilan sur la stabilité financière dans le monde (Avril 2020) 4 www.who.int/COVID-19/information

ces dernières années, projette une contraction de 1,6% de l'économie de la région en 2020[4].

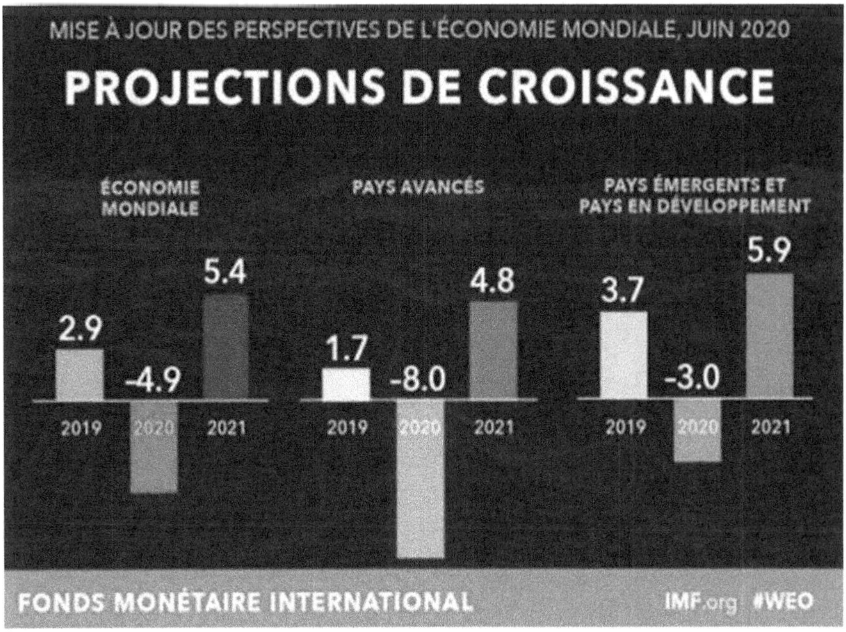


Face au risque sanitaire, les gouvernements, tout en supportant les coûts des soins curatifs et de prise en charge des personnes infectées, ont pris des mesures drastiques visant à endiguer la progression de la pandémie et à en atténuer les effets. Ces mesures à caractère préventif ont eu des répercussions sur l'économie mondiale, particulièrement celle de l'Afrique Centrale, qui est notre zone d'étude. Alors, quelle est l'ampleur de ces répercussions ?

## 1. But et méthodologie de l'étude

Le présent document a pour but d'analyser les conséquences de la pandémie COVID-19 en Afrique Centrale sur le plan socio-économique (I), ensuite sur les pays pétroliers africains (II) et enfin sur le trafic maritime (III). Au cours de notre étude, nous déclinerons ses conséquences non seulement de manière générale, mais en citant plus précisément les cas de certains pays d'Afrique.

[4] www.imf.org imf-and-covid19.

*Figure 2 : Facteurs les plus affectés par la pandémie en Afrique Centrale*

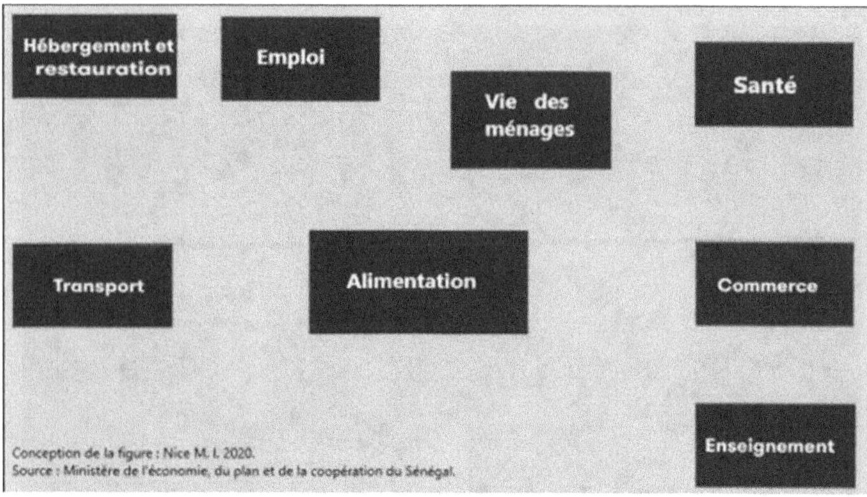


# I. Impacts socio-économiques en Afrique centrale

## 1. Impacts sur la santé

Figure 3. Impacts sociaux de la pandémie en Afrique Centrale.

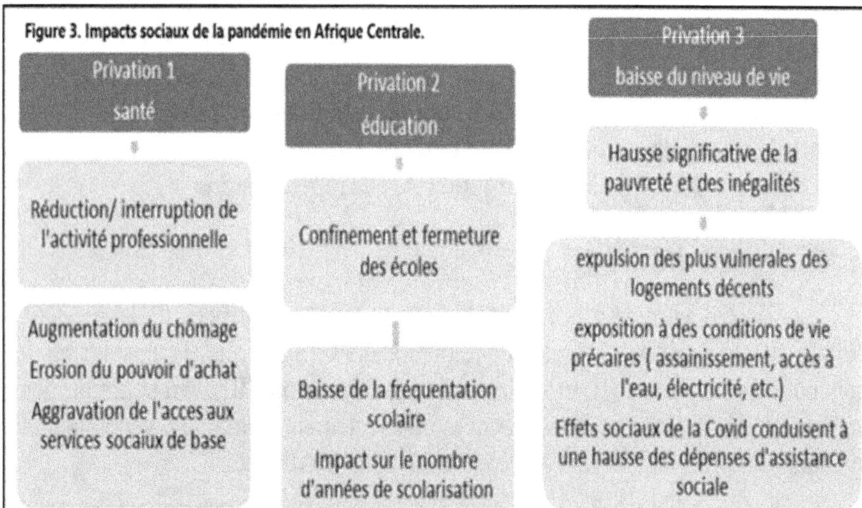

Source : Analyse interne des données du consultant, août 2020, Nations Unies, République du Congo

La crise COVID-19 étant avant tout sanitaire, de nombreux impacts ont été identifiés dans ce domaine. Il s'agit : de l'augmentation de la peur des personnels de santé, de la stigmatisation des services de santé, la baisse de la fréquentation des formations sanitaires, de la mauvaise communication sur la pandémie créant la phobie des hôpitaux, du risque d'accroissement des dépenses catastrophiques de santé, la perturbation de certains programmes de santé (VIH/SIDA, PEV), la baisse de l'offre[5] en matière de santé sexuelle et des consultations[6]. Les conséquences de cette pandémie montrent à quel point le cadre sanitaire est défaillant en Afrique.

## 2. Impacts sur les populations vulnérables

En dehors des impacts relatifs à la santé et à l'éducation qui affectent davantage les populations vulnérables que d'autres franges de la population, les impacts les concernant de façon spécifique se résument à la réduction, voire l'interruption de l'activité du chef de ménage, la baisse du revenu et du pouvoir d'achat des ménages[7]. C'est notamment le cas des ménages en insécurité alimentaire dont le pourcentage est passé de 7, 6 % à 30,8 % et leurs sources de revenus reposent sur le secteur informel à l'instar de l'Afrique de l'Ouest[8].

À Brazzaville (Congo) par exemple, le revenu moyen des ménages qui était évalué à 695 US dollars par mois avant la pandémie, a chuté à moins de 400 US dollars par mois au cours du premier semestre de l'année 2020[9]. Une baisse de revenu qui a eu des conséquences importantes sur l'équilibre quotidien des conditions de vie des ménages.

---

[5] LADNER J., GIARD J. (2020), La pandémie de COVID-19 : une opportunité pour développer la formation en santé mondiale, Rouen.

[6] PAI (2020), Réduire les impacts du COVID-19 sur la santé et les droits sexuels et reproductifs dans les pays à faible et moyen revenu, un appel à l'action de la société civile, Washington.

[7] INS, UNICEF (2020), Analyse de la pauvreté multidimensionnelle en Afrique.

[8] NS, 2020, Résultats de l'enquête sur l'emploi, le secteur informel et sur la consommation des ménages / Bilan global de l'enquête.

[9] Ministère du Plan, de la Statistique et de l'Intégration régionale. Institut National de la Statistique, République du Congo, les comptes nationaux, sept. 2020.

**Figure 4. Impacts économiques de la pandémie en Afrique Centrale. Source : Analyse interne des données du consultant, N-U, R. du Congo, 2020.**

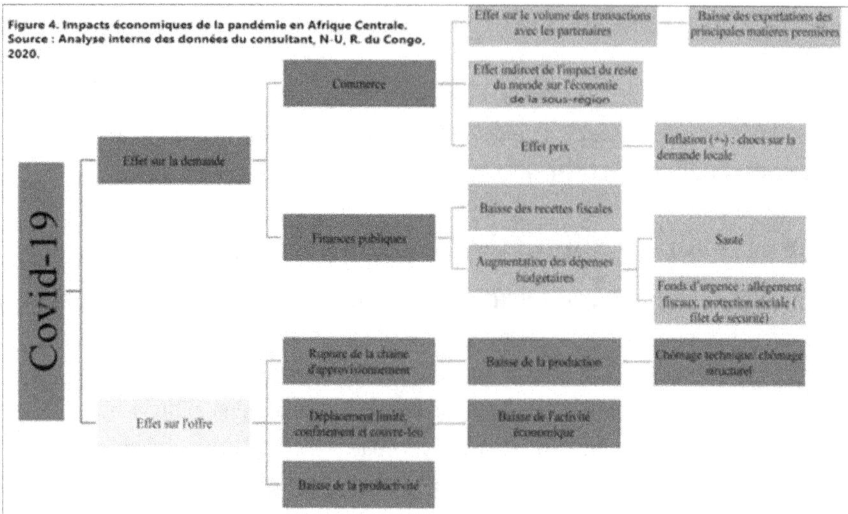


## 3. Impacts sur les entreprises

Le principal impact de la pandémie sur les entreprises du secteur formel (tableau 1) est en baisse d'activité, celle-ci va de 34% à 76% pour les entreprises dont l'activité a été jugée indispensable ou essentielle[10] par le gouvernement[11], et de 77% à 96% pour les entreprises exerçant des activités non essentielles[12].

Au Congo par exemple, il résulte de cette baisse d'activité une réduction du chiffre d'affaires et la mise en chômage technique de nombreux employés (soit 25,2% des employés pour les entreprises affiliées à UNICONGO[13], l'un des patronats du Congo[14]).

---

[10] Sont considérés comme essentiels dans le cas d'espèce, les activités agricoles, l'élevage, la pêche, la banque, la foresterie, les industries alimentaires, voir décret 2020-99 du 1er avril 2020 pour plus de détails.

[11] Commission économique des Nations Unies pour l'Afrique (avril 2020), le COVID-19 en Afrique. Sauver des vies et l'économie.

[12] Sont considérées comme non essentielles, les activités des branches suivantes : Automobile, Assurance, BTP, commerces non essentiels, hôtels et restaurants non réquisitionnés, industrie métallurgique.

[13] UNICONGO (2020), Crise du corona - virus (COVID-19) en République du Congo : impact économique et social sur les entreprises d'UNICONGO, avril.

[14] CNSEE (2020), Enquête sur l'emploi et le secteur informel au Congo.

Quant à l'impact sur les entreprises du secteur informel, plus qu'une baisse d'activité, c'est plutôt une interruption d'activité qui a été enregistrée avec pour corollaire la perte de revenu au Congo[15], en République Démocratique du Congo (RDC) et en RCA[16] (figure 4).

Source : Cliché du journal camerounais, cageots de tomates.

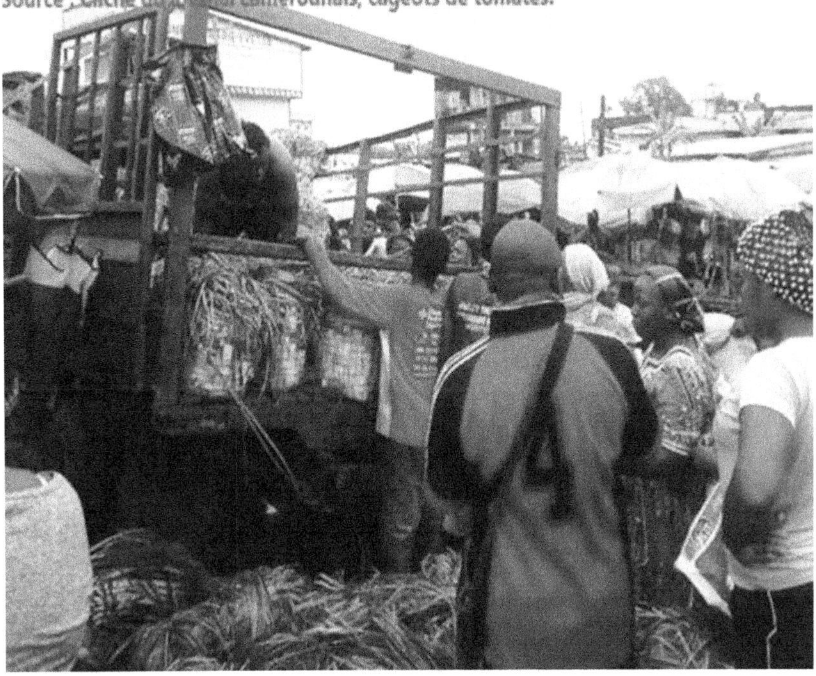

Au Cameroun par exemple, dans une étude plus récente portant un échantillon de plus 250 entreprises, le GICAM[17] affirme que 96,6% des entreprises du pays sont impactées négativement par la pandémie. Des filières économiques comme celle de la tomate (baisse des prix défiant toute concurrence à des cageots de tomates invendus : illustration image) ou encore l'hôtellerie – restauration sont totalement en crise[18] (avec la fermeture des frontières cette filière est l'une des plus touchées actuellement dans le pays).

---

[15] UNICONGO (2020) – Impact du COVID-19 sur les entreprises congolaises – édition du 5 mai 2020)

[16] CEMAC (2020), Programme des réformes économiques et financières de la CEMAC.

[17] Groupement inter patronal du Cameroun.

[18] Journal Le Monde Afrique Cameroun, l'économie camerounaise durement touchée par la pandémie, publié par Christian Eboulé, le 17 août 2020. Voir aussi www.information.tv5monde.com

| Tableau 1. Situation des entreprises du secteur formel au premier trimestre 2020 | | | |
|---|---|---|---|
| **Branches considérées comme essentielles** | **Evolution de l'activité mars / avril 2020** | **Salariés** | |
| | | **En activité en avril 2020** | **Mis en chômage technique ou licenciés** |
| *Banques* | -53% | 46% | 11% |
| *Commerces essentiels* | -58% | 42% | 15% |
| *Industries agroalimentaires* | -55% | 36% | 41% |
| *Maintenance tertiaire* | -69% | 27% | 39% |
| *Santé* | -61% | 39% | 22% |
| *Sécurité* | -3% | 98% | 0% |
| *Télécommunication et NTIC* | -47% | 32% | 36% |
| *Transport maritime et transit* | -34% | 37% | 28% |
| *Transport routier* | -76% | 23% | 45% |
| *Source : UNICONGO* | | | |

## 4. Impacts sur l'agriculture et l'économie forestière

L'un des effets des mesures d'endiguement de la pandémie est dans le secteur agricole, la rupture de la chaîne d'approvisionnement en intrants au niveau des marchands en provenance surtout de la République démocratique du Congo (RDC) vers le Congo[19]. Il en a résulté une hausse des prix de ces intrants qui, combinée à la limitation des déplacements, s'est soldée par une baisse d'activité et de revenu (-50% dans l'activité maraîchère). Un autre impact de la pandémie dans la sous-région est l'augmentation de l'ordre de 13% au premier semestre de 2020 du coût des importations alimentaires essentiellement constituées de produits carnés (volaille, viande et abats, poissons, crustacées et mollusques) avec des conséquences sur la sécurité alimentaire[20].

En effet, au Congo par exemple, plus de 70% des besoins alimentaires sont couverts par ces importations[21] qui poussent le pays à débloquer chaque année plus de 600 milliards de FCFA[22]. Dans la branche des industries agroalimentaires, le principal impact est la baisse du chiffre d'affaires allant jusqu'à 64% pour certaines

---

[19] PNUD (2020), COVID-19, réponse intégrée du Pnud : préparation, riposte, relèvement, New York.

[20] BOURSE F. et al. (2020), Crise du COVID-19 : quels scénarii pour les 18 prochains mois ? Éd. Futuribles.

[21] BEAC, (2013), rapporté dans CNUCED, Examen de la politique de l'investissement de la République du Congo, Genève, décembre 2014

[22] Boukoulou H. (2018), Note technique : projet de création de l'agence de développement du secteur agricole et rural au Congo, FAO, Brazzaville

entreprises spécialisées dans la fabrication de l'aliment de bétail à cause de la rupture des circuits d'approvisionnement en intrants de première nécessité[23] (maïs et soja).

Dans le domaine de l'économie forestière, il a été noté un recul des exportations de bois avec un arrêt complet enregistré au mois de mai 2020[24], une baisse importante des taxes forestières de l'ordre de 5 milliards de FCFA au cours du premier semestre de cette année 2020 ainsi que de nombreux licenciements et mises en congé technique (figure 4) qui ont frappé plus de 875 agents relevant de 11 sociétés forestières du Congo[25].

## 5. Impacts sur le commerce et ses services.

Le principal impact, en ce qui concerne le commerce et les services en Afrique Centrale, est la baisse d'activités (- 58% pour le commerce des produits essentiels ; -95% pour les produits non essentiels ; -53% pour les banques ; -96% pour l'hôtellerie, etc. Figure 4[26]). Une baisse des importations a également été observée. L'impact sur les prix est contrasté[27] (tableau 2 : cas du Congo). Par contre, la pandémie n'a pas eu d'impact sur les stocks congolais (médicaments, produits pétroliers, etc.)[28].

---

[23] Bitsoumanou J., Martin G. (2020) L'impact de la crise de COVID-19 sur les systèmes alimentaires locaux du Congo et la réponse des institutions, FAO, Rome.

[24] Ministère de l'Économie forestière : Politique forestière nationale 2014-2025.

[25] FAO 2020, Brazzaville (208). Analyse de l'impact socio-économique des principaux produits forestiers.

[26] Banque africaine de développement (2019), Programme d'Appui aux Réformes Économiques et Financières, République du Congo, Abidjan, novembre.

[27] Banque mondiale (2020), Bilan sur l'analyse de la pauvreté, l'éducation, l'emploi et la protection sociale pour une réduction durable de la pauvreté.

[28] Banque africaine de développement (2020), Perspectives économiques en Afrique centrale.

Tableau 2. Prix des denrées alimentaires à Brazzaville, au premier trimestre 2020.

| Produit | Unité | Prix 2019 | Prix 2020 | | |
|---|---|---|---|---|---|
| | | | Janvier | Février | Mars |
| Riz (mixte, de faible qualité) | KG | 532 | 532 | 518 | 786 |
| Haricots (blancs) | KG | 880 | 880 | 930 | 1100 |
| Manioc (frais) | KG | 491 | 491 | 518 | 622 |
| Farine de manioc | KG | 513 | 513 | 610 | 756 |
| Huile (de palme | L | 800 | 800 | 700 | 850 |
| Huile (végétale) | L | 900 | 900 | 850 | 1000 |
| Viande (bœuf) | KG | 2500 | 2500 | 2500 | 3000 |
| Poisson (fumé) | KG | 5022 | 5022 | 3290 | 4460 |
| Poisson (frais) | KG | 2611 | 2611 | 1987 | 2747 |
| Viande (poulet, congelée) | KG | 750 | 750 | 750 | 850 |
| Arachides (décortiquées) | KG | 1204 | 1204 | 1055 | 863 |
| Arachides (pâte) | KG | 966 | 966 | 1102 | 1210 |
| Farine de blé | KG | 879 | 879 | 750 | 850 |
| Plantains | KG | 2078 | 2078 | 1845 | 1200 |
| Pain | KG | 963 | 963 | 938 | 990 |

Mais au Cameroun (marché chinois de Douala), depuis le déclenchement de cette crise sanitaire qui a causé une baisse d'activités commerciales (soit 22,9%)[29], de nombreux commerçants ont peur de faire le voyage vers l'Asie pour aller s'approvisionner (figure 4). L'un des vendeurs au marché chinois de Douala répondant au nom de Jean-Louis déclare : « Je n'ai pas de nouveauté dans ma boutique et la clientèle demande toujours plus. S'il n'y avait pas eu coronavirus, je serai en Chine ou en train de me préparer à partir afin d'acheter des marchandises, mais j'ai peur de contracter le virus ».

De plus, le vice-président du marché Maxime Kwinda Nzoupet confirme que les impacts de la pandémie commencent à se ressentir « avec la flambée des prix, les sacs que les consommateurs achetaient à 90 000 frs CFA (137 euros) sont dorénavant vendus à 100 000 frs, ce n'est pas négligeable », précise-t-il[30].

## 6. Impacts macroéconomiques

Au Congo, selon les projections du comité de cadrage macroéconomique, le PIB a chuté de 6,2% en 2020, en dehors du secteur pétrole (-9,1%). Le taux

[29] ANDRIANARISON F., NGUEM E. (2020), Effets socio-économiques potentiels du COVID-19 au Cameroun. Une évaluation sommaire.

[30] Journal Le Monde Afrique Cameroun, crainte de rupture de stocks à Douala, publié par Josiane Kouagheu (Douala correspondance), le 18 mars 2020.

d'inflation devrait rester en deçà du seuil communautaire de la CEMAC[31] qui est de 3% et se situer à 2,1% en 2020, contre 2,3% en 2019[32]. La loi des finances rectificative prévoit une réduction des ressources du budget général de 57,5% par rapport à la loi des finances initiale, dont -58,9% pour les recettes fiscales. Le taux de pression fiscale passe à 4,8%, contre 10,5% en 2019 dans le budget initial 2020. Les dépenses budgétaires ont été revues à la hausse (+5,8%) particulièrement, les dépenses d'investissement (52,3%) en vue surtout de renforcer le système de santé. Le solde budgétaire global qui était excédentaire dans la loi de finances initiale (+514,722 milliards de francs CFA) affiche un déficit de 779,74 milliards équivalant à 10% du PIB[33]. Les soldes du compte courant et de la balance des paiements seraient déficitaires (respectivement -437 milliards et -835,9 milliards de francs CFA)[34]. Enfin, on note une tendance à l'aggravation de la situation macroéconomique du pays (graphique 1).

**Graphique 1. Impacts de la pandémie sur la croissance du PIB.**

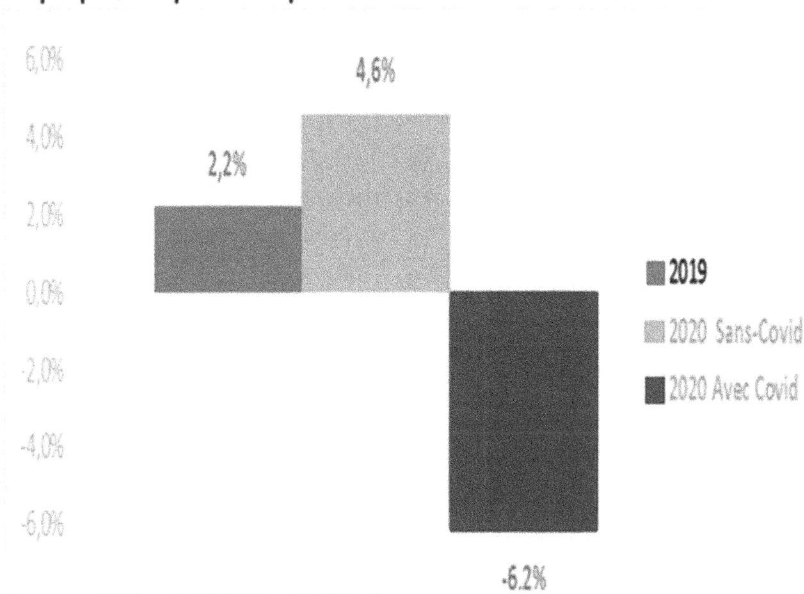


**Source : FMI, oct. 2020 No. 20/26, Gouvernement.**

[31] Communauté économique et monétaire des pays de l'Afrique Centrale.

[32] Ministère de l'Économie, de l'Industrie et du Portefeuille public (2020), Évolution macroéconomique en 2019 et perspectives pour 2020 (enquêtes).

[33] Ministère de l'Économie, ibidem (enquêtes).

[34] Ministère du Plan, de la Statistique et de l'Intégration régionale, Institut National de la Statistique, République du Congo, les comptes nationaux, sept. 2020.

Quant au Gabon[35], la situation du commerce extérieur s'est dégradée à -0,1 % à cause principalement de la détérioration des termes de l'échange (-4%) et de la baisse des exportations pétrolières d'un niveau équivalent à 26% du PIB. En ce qui concerne les finances publiques, les recettes totales ont chuté de 8 points passant de 30% du PIB sur la période 2010-2014 à 16,9% en 2018, suite à la baisse des recettes pétrolières de 17% à 9,2%.

Le retour à un solde budgétaire positif (1% en 2019 contre -4,9% en 2017) n'a été rendu possible que par une forte contraction des dépenses publiques, principalement les dépenses d'investissement public (4,2% du PIB en 2019), occasionnant ainsi le ralentissement de la croissance du secteur non-pétrolier qui dépend beaucoup de la commande publique (État).

Par ailleurs, l'apparition de la pandémie s'est répercutée à des degrés divers sur les pays du continent africain. En 2019, la situation économique de l'Afrique subsaharienne était relativement stable, le continent avait alors réalisé une croissance économique modérée estimée à 3,1%, similaire à la performance de 2018[36]. Mais avec l'arrivée de la crise sanitaire qui a perturbé l'économie de la région dans le marché mondial de pétrole avec une baisse spectaculaire de la demande externe dès le mois de février 2020[37] suite au fort recul de la production industrielle, la mise en pause du secteur des transports, en particulier le transport aérien, le ralentissement des échanges externes, la perturbation de la production conjuguée à la réduction de la demande interne/locale[38] en raison des mesures de confinement et d'atténuation, adoptées par les pays africains afin de limiter la propagation de l'épidémie.

## II. Impacts sur les pays pétroliers africains

Le choc du COVID-19 sera particulièrement fort en Angola et au Nigéria, où les produits énergétiques représentent respectivement 88% et 76% des recettes d'exportation, et où les prix du pétrole budgétisés sont respectivement de 55 et

---

[35] PNUD juillet 2020, Bilan Impacts socio-économiques du coronavirus au Gabon.

[36] African Union. 2020. Impact of The Coronavirus (COVID-19) On The African Economy.

[37] Arezki, R & Nguyen, H. 2020. Faire face à un double choc : COVID-19 et prix du pétrole. Banque mondiale.

[38] Banque mondiale. 2020. La pandémie du COVID-19 (coronavirus) entraîne l'Afrique subsaharienne vers sa première récession depuis 25 ans. Communiqué de presse.

57 dollars par baril pour 2020[39]. En effet, à peine sorti de l'ornière, le Nigéria risque d'entrer dans une nouvelle période de récession[40]. Le taux de croissance de PIB risque, ainsi, de chuter à -3,4%, en 2020, selon les prévisions du FMI, soit le niveau le plus bas jamais enregistré ces 10 dernières années[41] (graphique 5).

L'Angola qui ne cesse de se heurter à un contexte macroéconomique difficile depuis le choc de 2014 verrait sa croissance économique chuter à -1,4%, en 2020, contre -1,5%, en 2019[42]. Parallèlement à cela, l'Angola est également confronté à une réduction de près de 9% de sa production de pétrole depuis 2018, en raison du vieillissement des infrastructures pétrolières et de la faible performance des nouveaux gisements (Augé, 2020). Ces impacts économiques se répercuteront sur d'autres économies de la région dépendantes du pétrole, comme la République du Congo, la Guinée Équatoriale et le Tchad, où la baisse des prix du pétrole contribuera à la détérioration de la situation budgétaire (graphique 3).

**Tableau 3. Quota de production des pays africains de l'OPEP**

| Pays Africains de l'OPEP | Production de référence (en milliers de b/j) | Baisse | Quota production mai 2020 | Variation |
|---|---|---|---|---|
| Algérie | 1057 | 241 | 816 | -23% |
| Angola | 1528 | 348 | 1180 | -23% |
| Congo | 325 | 74 | 251 | -23% |
| Guinée Equatoriale | 127 | 29 | 98 | -23% |
| Gabon | 187 | 43 | 144 | -23% |
| Nigéria | 1829 | 417 | 1412 | -23% |
| Total Afrique OPEP | 5053 | 1152 | 3901 | -23% |

Source : Jeune Afrique/Reuters

[39] Deloitte. 2020. COVID-19 : Nigeria rolls out various regulatory and fiscal measures to provide relief.

[40] Bloomberg. 2020. Nigeria's Banner Oil Hits $12, Millions of Barrels Remain Unsold. Retrieved from: https://www.bloombergquint.com/business/nigeria-s-banner-oil-hits12-millions-of-barrels-remain-unsold on 22 April 2020

[41] International Monetary Fund (IMF). 2020b. Regional Economic Outlook – SubSaharan Africa: COVID-19 : An Unprecedented Threat to Development.

[42] Augé, B. 2020. Coronavirus : un nouveau désastre à prévoir pour les pays pétroliers du golfe de Guinée. Policy Brief, Policy Center for the New South.

En effet, des perturbations généralisées provoquées par la pandémie de COVID-19 ont déclenché une baisse importante de la consommation d'énergie à l'échelle mondiale[43] qui a fortement touché les marchés pétroliers[44]. La rupture des négociations entre l'Organisation des Pays exportateurs de Pétrole et les pays alignés non membres de l'Organisation (OPEP+) a précipité une chute brutale et persistante des prix du pétrole[45].

**Graphique 2. Taux de croissance du PIB réel dans les principaux pays exportateurs de pétrole en Afrique subsaharienne, 2019-2020.**

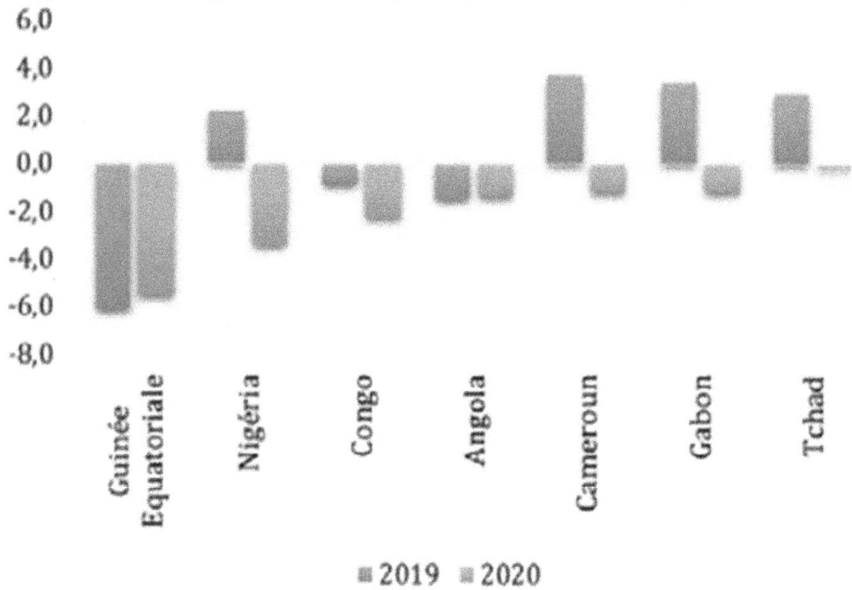


Source : FMI (2020).

En conséquence, les cours se sont effondrés d'environ 50 % depuis le début de l'année, soit leur niveau le plus bas en 18 ans (FMI, 2020b) et qui, au moment de la rédaction de cet article, continue de baisser à un rythme jamais observé auparavant (graphique 3).

---

[43] Blazquez-Lopez, T. 2020. COVID-19 and an Oil Price Collapse: Impact on Energy Security in Africa – Challenges and Opportunities. April 22, 2020. Bryan Cave.

[44] International Energy Agency (IEA). 2020b. Oil Market Flagship Report- April.

[45] COVID-19 et prix du pétrole. Banque mondiale, ibidem.

**Graphique 3 : Prix quotidiens du Brent pendant la période novembre 2019 - avril 2020 (dollars par baril).**

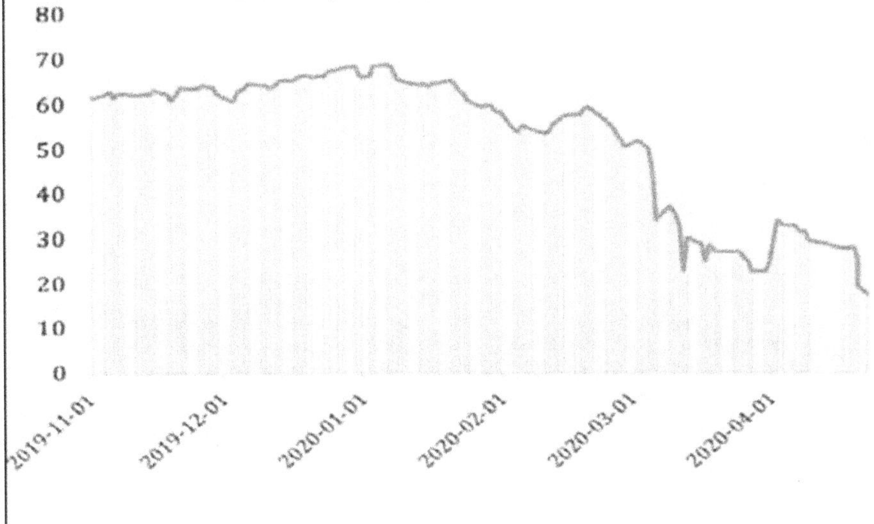


Source : Bloomberg, 2020.

Selon la Commission économique de l'Afrique (CEA), les pertes des revenus des combustibles africains sont évaluées à environ 65 milliards de dollars. La CEA estime, selon deux scénarii, que l'impact de la COVID-19 sur les revenus du Nigéria provenant des exportations de pétrole se traduit par une baisse de 14 à 19,2 milliards de dollars (graphique 4), ce qui exerce une pression accrue à la fois sur les recettes budgétaires du Nigéria et sur le naira (monnaie nigériane). En outre, en l'absence de mesures d'assainissement des finances publiques[46], cette baisse des recettes risque de conduire à l'accroissement du niveau d'endettement de ces pays[47].

Sur ce, à la lumière de ces évolutions mondiales, le choc de la pandémie de COVID-19 expose grandement les pays exportateurs de pétrole d'Afrique subsaharienne à de nombreuses vulnérabilités et aggrave une situation économique déjà difficile.

[46] Prise de mesures économiques et financières en luttant contre toutes formes de gaspillage (dépenses jugées superflues) y compris contre la fraude, le vol, les détournements, la mauvaise gouvernance et la gestion des fonds publics.

[47] Commission économique pour l'Afrique. 2020. Le COVID-19 en Afrique : Sauver des vies et l'économie.

**Graphique 4. Recettes du Nigeria provenant des exportations de pétrole**

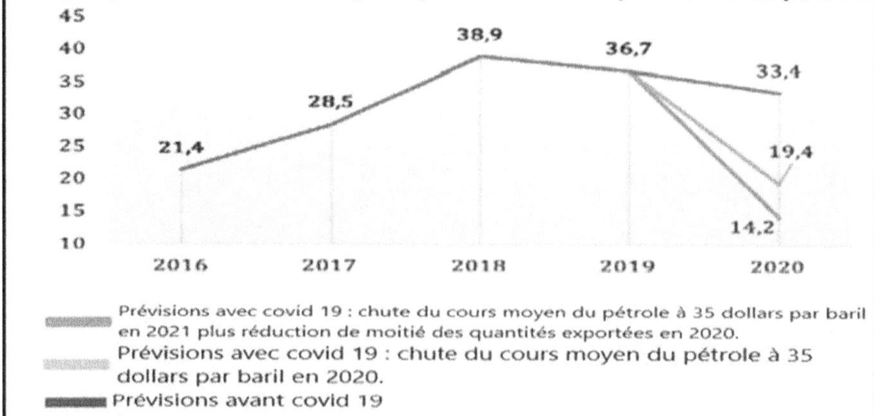


Source : CEA, d'après la Banque centrale du Nigeria.

## III. Impacts sur le transport maritime

Le commerce maritime mondial accuse une baisse de 4,1 % en 2020 en raison des perturbations sans précédent causées par la COVID-19, selon les estimations que la CNUCED[48] a publiées le 12 novembre 2020 dans son *Étude sur les transports maritimes 2020.*

Ce bilan précise que si de nouvelles vagues de la pandémie venaient à nouveau perturber les chaînes d'approvisionnement et les économies, on pourrait alors assister à un déclin plus marqué du secteur. La pandémie a provoqué des ondes de choc sur les chaînes d'approvisionnement, les réseaux de transport maritime et les ports, entraînant une chute des volumes de fret et compromettant les perspectives de croissance.

Selon la CNCED, les perspectives à court terme du commerce maritime sont plutôt sombres. Prédire l'impact à long terme de la pandémie ainsi que la date et l'ampleur de la reprise du secteur est une tâche jalonnée d'incertitudes[49].

« L'industrie mondiale du transport maritime sera à la pointe des efforts en vue d'une reprise durable, en tant qu'élément essentiel du bon fonctionnement des chaînes d'approvisionnement internationales », a déclaré Mukhisa Kituyi, Secrétaire général de la CNUCED. « Le secteur doit agir en acteur clé pour

[48] Commission des Nations unies pour le Commerce et le Développement créée en 1964.

[49] Bilan 2020 CNUCED, ibidem. Voir aussi le site : www.unctad.org

adapter la logistique « en flux tendu de manière efficace et être prêt à faire face en cas de crise », a-t-il ajouté[50].

*Graphique 5 : Développement du commerce maritime international et de la production mondiale, 2006-2020.*

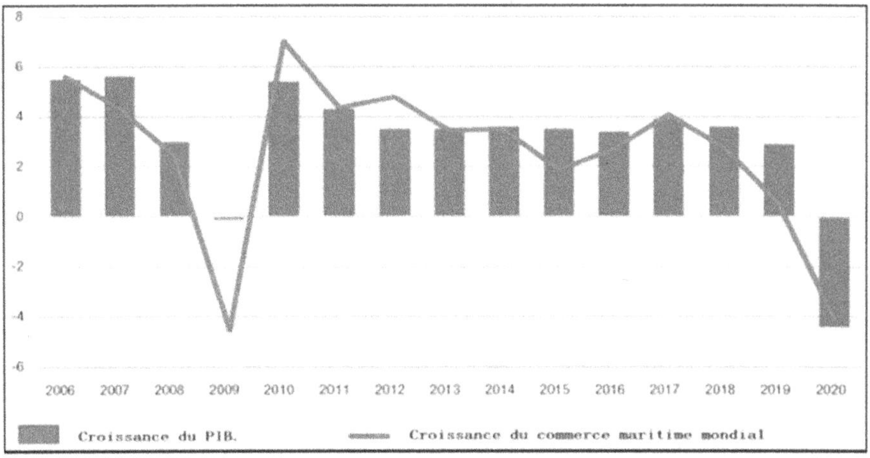


En Afrique de l'ouest, les exportations enregistreraient en 2020 une baisse de 18 % contre une hausse de 9% en 2019. Les importations accuseraient une baisse, estimée à 16% en 2020 contre une hausse de 6% en 2019 (source BCEAO, 2020). La croissance de la sous-région subirait également les perturbations causées par les mesures de couvre-feu, de restriction des déplacements et regroupement et de fermeture des frontières terrestres, maritimes et aériennes. Cela entrainerait d'une part, une diminution de la participation au marché du travail, une sous-utilisation des capitaux, et des impacts à long terme sur la productivité et, d'autre part, une baisse de la demande domestique avec des conséquences directes sur le secteur du commerce dont les prévisions tablent sur un repli global de l'activité de l'ordre de 17%. Ce recul de l'activité du commerce se traduirait par une baisse des marges générées par les commerçants sur les produits de plusieurs secteurs d'activité. Cette évaluation faite sur ces quelques pays de l'Afrique occidentale, montre à quel point ladite crise sanitaire a impacté le trafic maritime de cette sous-région. Alors, qu'en est-il de ces conséquences dans le même secteur en Afrique centrale ?

---

[50] CNUCED, Étude sur les transports maritimes 2020. La pandémie ébranle le transport maritime mondial et les chaînes d'approvisionnement qu'il dessert. La CNUCED prévoit un retour à des taux de croissance positifs en 2021.

Quant à l'Afrique centrale, les réalités sont quasiment identiques, les données présentent une baisse d'importations dans un ordre de 35,6% en 2020 contre 18,2% en 2019[51], une baisse d'activité des produits miniers et hydrocarbures[52] (graphique 2) surtout d'exportation de bois à cause de l'arrêt des activités dans le secteur[53], le durcissement et la multiplication des contrôles frontaliers, l'annulation de 50% des départs des navires marchands lors du 1er trimestre 2020, une quarantaine de 14 jours des équipages des navires avant l'entrée sur un territoire national et autres surcoûts liés aux mesures de lutte contre la propagation de la maladie qui ont entraîné des dysfonctionnements dans les chaînes logistiques[54].

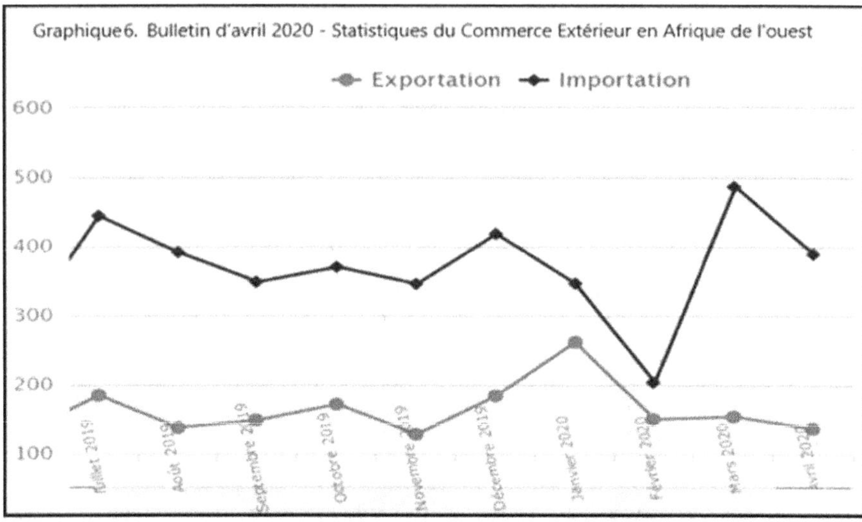

Graphique6. Bulletin d'avril 2020 - Statistiques du Commerce Extérieur en Afrique de l'ouest

[51] Banque africaine de développement (2020), Programme d'Appui aux Réformes Économiques et Financières en Afrique, post covid19.

[52] Atlantic Council. 2020. Tough times ahead for African oil producers.

[53] OCDE (2020), L'Afrique face au COVID-19 : implications socio-économiques régionales et priorités politiques.

[54] PNUD (2020), Bilan post-covid19 : Plan d'appui du SNU à la résilience et au relèvement socio-économique.

Graphique 7. Bulletin d'avril 2020 - Statistiques du Commerce Extérieur en Afrique Centrale

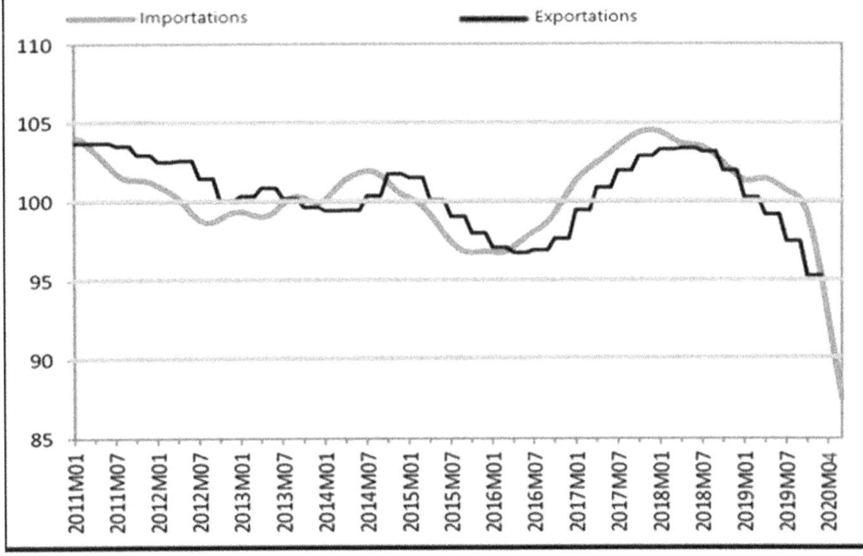


Cependant, sur l'hypothèse d'une reprise de la production économique mondiale, la CNUCED prévoit un retour à des taux de croissance positifs en 2021, avec une expansion de 4,8% du commerce maritime international. Mais elle souligne aussi qu'il sera nécessaire que le secteur du transport maritime anticipe les changements[55] pour s'adapter au monde nouveau qui émergera après la pandémie.

[55] Le secteur maritime ne doit pas attendre dans son hibernation à subir la dégradation de la situation qui est déjà assez complexe, il faudrait penser à envisager et prévoir des changements pour s'adapter au contexte actuel dans le but d'améliorer cette situation critique pour espérer un fonctionnement prompt à la normale.

*Graphique 8. Répartition des entreprises selon l'estimation de la reprise des activités dans la sous-région*

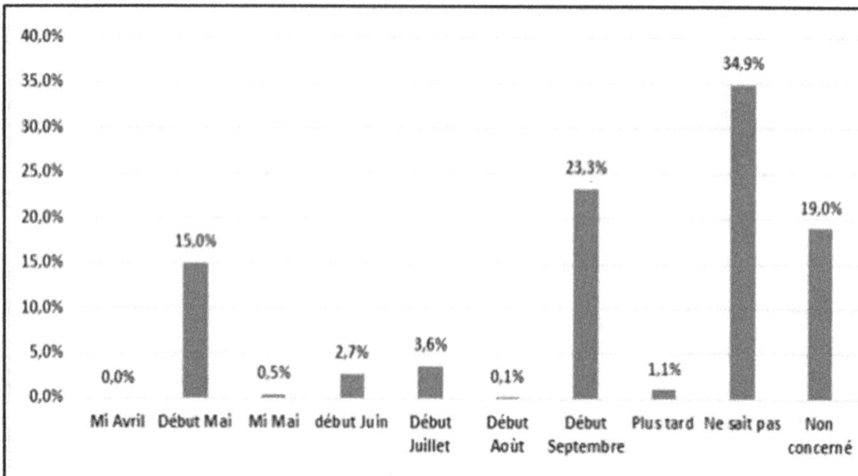


Source : enquête impact du COVID-19 sur l'activité des entreprises formelles

[56]***Réponses à la pandémie*** : Au plus fort de la crise, la chute des volumes est venue aggraver le déséquilibre structurel déjà caractéristique du secteur. Dès lors, les opérateurs de porte - conteneurs se sont avérés plus disciplinés, misant sur la rentabilité plutôt que sur leurs parts de marché[57]. Ils ont ainsi réduit la capacité de charge déployée et minimisé les coûts[58].· Par conséquent, les taux de fret maritimes ont été maintenus à des niveaux stables en dépit d'une baisse de la demande. Pour

[56] Le graphique 11 montre que 24,4% des entreprises du secteur formel devaient reprendre leurs activités à partir de début septembre 2020, tandis que 21,9% des entreprises s'attendaient à ce que cette reprise se produise avant début septembre 2020. Toutefois, nombreux sont les chefs d'entreprise qui estiment ne pas avoir de visibilité (34,9%). Une analyse de la reprise d'activité par secteur révèle que la plupart des entreprises du transport et de l'entreposage (39,75%) avaient anticipé une reprise plus rapide en mai 2020 que celles des autres secteurs. Ensuite, se positionnent certaines industries de l'agroalimentaire (43,17%) et celle du secteur primaire (42,85%) qui estimaient que les activités reprendraient début juin 2020, mais cela se fait timidement. Par ailleurs, les entreprises du secteur primaire (74,17%), de l'hébergement et de la restauration (72,9%) n'ont aucune visibilité quant à une éventuelle reprise des activités.

[57] Au fur et à mesure que la crise s'accentuait, le volume exploité baissait et cela a aggravé ou affaibli les structures en place. Mais cette situation a permis aux entrepreneurs qui gèrent le secteur des ports conteneurs d'être plus rigoureux et se sont focalisés sur les bénéfices/profits à gagner (des marchés déjà engagés) que sur la recherche effrénée ou que sur la lutte de trouver d'autres marchés.

[58] Pour régler leur problème, ils ont réduit le nombre de personnels ou le dispositif des équipements d'exploitation /engins pour diminuer les coûts d'exploitation (entretien).

les expéditeurs, les stratégies introduites par les armateurs ont entrainé une réduction de la capacité de transport offerte ainsi que des retards dans les délais de livraison.

Pour faire face aux perturbations liées à la pandémie[59], les acteurs du secteur maritime ont procédé à des ajustements dans leurs opérations, leurs finances, leurs protocoles sanitaires et sécuritaires ainsi que dans leurs méthodes et procédures de travail. En outre, plusieurs gouvernements, par l'intermédiaire de leurs agences de contrôle aux frontières, de leurs autorités portuaires et de leurs administrations douanières, ont engagé des réformes pour maintenir la fluidité des échanges commerciaux tout en assurant la sécurité des personnes.

« Les agents aux frontières, les employés portuaires et les douaniers jouent un rôle crucial pour maintenir les flux commerciaux, en nous aidant à traverser la crise », a déclaré Dr Kituyi. « Il sera important d'évaluer les meilleures pratiques qui émergeront de leurs expériences pour renforcer la facilitation des échanges dans les années à venir ».

## Conclusion

Pour conclure cet article, lorsque la pandémie de COVID-19 a fait son apparition en Afrique en mars 2020, le contexte socio-économique et le trafic maritime des pays de la sous- région ont été marqués par la persistance d'une récession multidimensionnelle. La pandémie a eu sur l'économie mondiale des impacts dont la transmission s'est faite à travers des canaux internationaux (commerce international, prix du pétrole et financement international, etc.) relayés par des canaux sous-régionaux et nationaux (finances publiques, canal sanitaire et mesures d'endiguement, chocs d'offre et de demande internes, etc.).

Au plan macroéconomique, la COVID-19 a pour effets d'accentuer la récession du PIB prévu en 2020 et de remettre en cause les légers progrès de chaque pays de la sous-région enregistrés lors des années antérieures. Au plan sectoriel, une baisse d'activité a été constatée dans la plupart des branches, notamment dans les entreprises exerçant des activités classées par le Gouvernement dans la catégorie formelle, avec pour corollaires la mise en chômage technique de nombreux employés et une baisse de revenu. Au niveau du secteur informel, c'est plus souvent une interruption d'activité qui a été enregistrée avec une incidence plus accentuée sur les revenus. Dans les domaines de l'agriculture et de la sécurité

---

[59] Azeroual, F. 2020. Économies africaines post-COVID-19 : au-delà de l'émotion, des politiques économiques audacieuses.

alimentaire, la flambée des prix des denrées alimentaires de première nécessité a accru la vulnérabilité de nombreuses familles déjà en situation de malnutrition chronique, le tout accentué par la faiblesse de l'offre alimentaire qui ne couvre la demande nationale que par des importations massives de denrées diverses de certains pays de la sous-région.

Au niveau des secteurs sociaux, la pandémie a eu comme impacts, en plus des coûts directs liés à l'atténuation de la propagation de la maladie et au traitement des personnes infectées, une baisse importante de la fréquentation des services de santé, la perturbation de certains programmes de santé, l'interruption de l'apprentissage pour la majorité des élèves et étudiants, l'érosion du pouvoir d'achat des ménages, l'amplification des violences basées sur le genre, l'accentuation du poids des tâches domestiques et de l'iniquité dans la répartition du travail.

Dans le domaine des entreprises du transport maritime, comme impacts nous notons le ralentissement du débarquement des marchandises en raison des contrôles sanitaires obligatoires des bateaux, la réorganisation des horaires de travail, le coût élevé de la protection sanitaire dans la manutention en raison des effectifs, des difficultés d'approvisionnement en thermo flashs et kits sanitaires, des tensions de trésorerie des transitaires suite à la diminution des facilités de règlement de la douane et du trésor public, l'augmentation des frais de magasinage et surestaries pour les clients, de la baisse du chiffre d'affaires liée au trafic international de marchandises et des flux des marchandises.

Concernant les pays africains exportateurs de pétrole, la réponse à la crise leur exige à prendre des mesures en fonction de la gravité des chocs économiques. Si les prix du pétrole sont toujours à la baisse après 2020, les recettes resteront faibles pendant une longue période et leur marge de manœuvre en matière de relance budgétaire discrétionnaire sera plus limitée. Pour y remédier, l'objectif pour ces pays devrait être, d'une part, de poursuivre le financement des dépenses de santé prioritaires et, d'autre part, de poursuivre des projets de recherche et de développement bien ciblés, qui soient favorables à la croissance économique et qui œuvrent à créer et préserver des opportunités plus fructueux pour les dépenses sociales. Dans ce contexte de mondialisation des fonds supplémentaires auprès des institutions financières internationales (IFI) et de la communauté des donateurs (FMI, 2020b) sous forme de dons ou de prêts concessionnels, sont cruciaux.

L'absence de financement extérieur adéquat risque ainsi de transformer des problèmes temporaires de liquidité en problèmes de solvabilité et, donc, de prolonger les effets de la crise de COVID-19. Un assouplissement de la politique budgétaire semble être une possibilité pour les pays exportateurs de pétrole ayant une faible dette et une plus grande marge de manœuvre budgétaire.

Sur ce, la pandémie de COVID-19 place les gouvernements face à trois défis globaux : à court terme le défi de l'atténuation des impacts immédiats de la pandémie tant que celle-ci perdure, à moyen terme le défi d'une gouvernance favorable à la mise en œuvre efficace des mesures d'urgence de riposte et du plan de relèvement post-COVID, à long terme le défi relatif à l'anticipation du futur en vue de construire des sociétés et des économies résilientes à travers le monde.

# Bibliographie

African Union. 2020. Impact of The Coronavirus (COVID-19) On The African Economy, pp. 13-16.

Atlantic Council. 2020. Tough times ahead for African oil producers, 37p.

Arezki, R & Nguyen, H. 2020. Faire face à un double choc : COVID-19 et prix du pétrole. Banque mondiale, pp. 56-59.

Augé, B. 2020. Coronavirus : un nouveau désastre à prévoir pour les pays pétroliers du golfe de Guinée. *Policy Brief, Policy Center for the New South.*, pp. 98-102.

Agence Nationale de la Statistique et de la Démographie (ANSD Sénégal, 2020), Enquête sur les Conditions de Vie des ménages, enquête.

Africa Pulse, Banque mondiale, bâtir de véritables politiques de relance économique post covid19 en Afrique subsaharienne (avril 2020).

Association des Métiers de la Musique du Sénégal, enquête déc. 2020.

ANDRIANARISON F., NGUEM E. (2020), Effets socio-économiques potentiels du Covid - 19 au Cameroun. Une évaluation sommaire, p.16.

Banque africaine de Développement. 2020. Perspectives économiques en Afrique 2020 - Former la main-d'œuvre africaine de demain.

Banque mondiale 2020, la pandémie de COVID-19 (coronavirus) entraîne l'Afrique subsaharienne vers sa première récession depuis 25 ans. Communiqué de presse.

Blazquez-Lopez, T. 2020. COVID-19 and an Oil Price Collapse: Impact on Energy Security in Africa – Challenges and Opportunities. April 22, 2020, pp. 88-93.

Bloomberg 2020, Nigeria's Banner Oil Hits $12, Millions of Barrels Remain Unsold. Retrieved from: https://www.bloombergquint.com/business/nigeria-s-banner-oil-hits12- millions-of-barrels-remain-unsold on 22 April 2020.

British Petroleum (BP). 2019. Statistical Review of World Energy – All Data 1965-2018, p. 101-111.

BEAC (2014), rapporté dans CNUCED, Examen de la politique de l'investissement de la République du Congo, Genève, décembre 2014, 66 p.

Boukoulou H. (2018), Note technique : projet de création de l'agence de développement du secteur agricole et rural au Congo, FAO, Brazzaville.

Bitsoumanou J., Martin G. (2020) L'impact de la crise de COVID-19 sur les systèmes alimentaires locaux du Congo et la réponse des institutions, FAO, Rome, pp. 16-22.

Boukoulou H. (2018), Investissements dans le secteur agricole et sécurité alimentaire : cas du Congo, FAO/BSRAC, Libreville.

BOURSE F. (2020), Crise du COVID-19 : quels scénarii pour les 18 prochains mois ? Éd. Futuribles, p. 43-54.

Banque africaine de développement (2019), Programme d'Appui aux Réformes Économiques et Financières, novembre 2020.

Banque africaine de développement (2020), Perspectives économiques au Congo, Abidjan. Banque mondiale (2020), Bilan post-covid-19 sur l'analyse de la pauvreté, l'éducation, l'emploi et la protection sociale pour une réduction durable de la pauvreté.

Calderon, C ; Kambou, G ; Zebaze Djiofack, Ca ; Korman, V; Kubota, M; Cantu Canales, C. 2020. Africa's Pulse: An Analysis of Issues Shaping Africa's Economic Future. World Bank, Washington, DC, pp. 133-146. https://openknowledge.worldbank.org /handLE/10986/33541. Commission économique pour l'Afrique. 2020. Le COVID-19 en Afrique : Sauver des vies et l'économie, 22 p.

Center for Global Development (CGD) & Centre de recherche pour le développement économique et social (CRDES), 2020 Sénégal, enquête.

CNSEE (2020), Enquête sur l'emploi et le secteur informel au Congo.

CEMAC (2020), Programme des réformes économiques et financières de la CEMAC, 16 p. Commission économique des Nations Unies pour l'Afrique (avril 2020), le COVID-19 en Afrique. Sauver des vies et l'économie 88 p.

Deloitte. 2020. COVID-19: Nigeria rolls out various regulatory and fiscal measures to provide relief p. 37-39.

FMI, (Avril 2020) Bilan sur la stabilité financière dans le monde.

FMI, 2020, Perspectives économiques régionales, Afrique subsaharienne. COVID-19 : une menace sans précédent pour le développement.

FAO 2020, Bilan insécurité alimentaire pour les ménages démunis en Afrique : impacts covid19.

FAD (2018). Étude du secteur agricole par le Fonds africain pour le développement, 44-48. Feintrenie, L. (2014), Agro-industrial plantations in Central Africain, risks ans opportunities, Biodiversité ans conservation, 23(6), 157-189.

FAO 2020, Brazzaville (208). Analyse de l'impact socio-économique des principaux produits forestiers non-ligneux (PFNL) sur l'économie des ménages et l'économie nationales.

Institut National de Santé Publique (2020), COVID-19, la résilience et la cohésion sociale des communautés pour favoriser la santé, Résultat global de l'enquête sur les impacts.

INS, UNICEF (2020), Analyse de la pauvreté multidimensionnelle en Afrique. International Energy Agency (IEA). 2020a. Oil Market Flagship Report- February-april. International Monetary Fund (IMF). 2020a. World Economic Outlook – Chapter 1: The Great Lockdown.

International Monetary Fund (IMF). 2020b. Regional Economic Outlook – SubSaharan Africa: COVID-19 : An Unprecedented Threat to Developmen.

Journal Le Monde Afrique Cameroun, l'économie camerounaise durement touchée par la pandémie, publié par Christian Eboulé, le 17 août 2020.

LY, M. & Azeroual, F. 2020. Économies africaines post-COVID-19 : au - delà de l'émotion, des politiques économiques audacieuses. *Policy Brief. Policy Center for the New South.* p. 26-37 LADNER J., GIARD J. (2020), La pandémie de COVID-19 : une opportunité pour développer la formation en santé mondiale, Rouen, 12 p.

Ministère de l'Économie, du Plan et de la Coopération du Sénégal, enquête.

Ministère de la Santé et de l'Action sociale, Sénégal, enquête.

Ministère du Plan, de la Statistique et de l'Intégration régionale, République du Congo, les comptes nationaux (sept. 2020), enquête.

Ministère de l'Économie forestière : Politique forestière nationale 2014-2025 (Congo), enquête.

Ministère des PME (2020), Recensement des très petites, petites, moyennes entreprises et de l'artisanat au Congo.

Ministère de l'Économie, de l'Industrie et du Portefeuille public (2020), Évolution macroéconomique en 2019 et perspectives pour 2020, Comité de cadrage macroéconomique, Brazzaville, avril.

OIT, 2020, Observatoire de l'OIT : le COVID-19 et le monde du travail : impacts et réponses. Deuxième édition Estimations actualisées et analyses.

OFOUÉMÉ-BERTON Y. (2019), "L'approvisionnement en eau des populations rurales au Congo-Brazzaville", Les cahiers d'Outre-Mer no 249, p. 86-89.

OMC, juillet 2020, Examen statistique du commerce mondial.

OCDE (2020), L'Afrique face au COVID-19 : implications socio-économiques régionales et priorités politiques.

PAI (2020), Réduire les impacts du COVID-19 sur la santé et les droits sexuels et reproductifs dans les pays à faible et moyen revenu, un appel à l'action de la société civile, Washington.

PAM bilan 2020/Analyse globale de la Sécurité alimentaire et de la Vulnérabilité (AGSAV). PNUD (2020), post COVID-19, réponse intégrée du Pnud : préparation, riposte, relèvement, New York.

PNUD (2020) : Plan d'appui du SNU à la résilience et au relèvement socio-économique. Rystad. (2020). It Was Time for Africa: Now COVID-19 And Cheap Oil Are Set to Hit New Projects and Slash State Budgets 28 p.

Roser, Ritchie, Ortiz-Ospina, & Hasell, J. 2020. Coronavirus Disease (COVID-19) Statistics and Research. Our World in Data. Oxford Martin School, University of Oxford, 146 p.

République du Congo (avril 2020), Loi de finances rectificative pour l'année 2020. République du Congo (2019), Parlement, Loi no 42 - 2019 du 30 décembre 2019 portant loi de finances pour l'année 2020.

République du Congo (2018), Plan national de Développement 2018-2022.

République du Congo (2016-2019), Stratégie nationale et plan directeur du développement durable du tourisme.

TCHANA TCHANA F. (2019), République du Congo, revue de la gestion des dépenses publiques et de la responsabilité financière (PEMFAR), Études économiques et sectorielles, Banque mondiale.

Temple L., Casadella V. (2020), Politiques et modèles d'innovation en Afrique, Technologie innovation p 19-22.

UNICONGO (avril 2020), Crise du corona - virus (COVID-19) en République du Congo : impact économique et social sur les entreprises d'UNICONGO.

UNICONGO (2020) – Impact de la COVID-19 sur les entreprises congolaises – édition du 5 mai 2020.

UNICONGO (2020), Crise du Coronavirus (COVID-19) en République du Congo : récapitulatif des mises en chômage technique dans les entreprises affiliées à UNICONGO.

UNICONGO Journal : Eco n° 17, Avril 2020, « Les potentialités naturelles du Congo » post covid19.

Union Africaine, Commission Africaine de l'Énergie (mai 2020), L'impact du COVID-19 sur les marchés pétroliers, Addis Abeba, 31 p.

UNDP (2020), COVID-19 and human development : assessing the crisis, envisioning the recovery, Human development perspectives, New York.

UN Moldova (2020), COVID-19 socio-economic response and recovery plan.

**Sites :**

www.imf.org

www.who.int/ COVID-19/information

www.imf.orgimf-and-covid19

www.lemonde.fr

www.jeuneafrique.com

www.voaafrique.com

www.sante.gou.cg

# 14

# L'évolution de la COVID-19 en Afrique et au Sénégal

Dr Samba Cor SARR[1]

## Introduction

Depuis 2005, l'Organisation mondiale de la Santé (OMS) a adopté le Règlement sanitaire international (RSI) pour fournir des directives de santé publique pour la prévention et le contrôle de la propagation internationale de la maladie. Malgré cela, la pandémie actuelle de COVID-19 a révélé de nombreuses lacunes dans la préparation à la sécurité sanitaire mondiale ainsi que dans les réponses apportées. Cette situation appelle à développer des explorations pour comprendre au mieux la problématique. Ce travail s'appuie sur une étude qui est en cours qui porte sur l'utilisation des évidences dans la riposte contre la COVID-19. Elle est menée dans le cadre d'un consortium Sénégal, Ghana, Bénin, Nigéria, Sénégal, Guinée, RDC) financé par le CRDI.

---

[1] **Dr Samba Cor Sarr** PhD, Certificat universitaire de recherche sur les systèmes de santé, diplôme universitaire de Recherche de mise en œuvre, certificat universitaire sur la régulation des essais cliniques ; Chef de la division Recherche à la DPRS et secrétaire permanent du Comité national d'éthique de la recherche en santé de 2004 à maintenant. Enseignant associé à l'UCAD, à l'Université Christopher, à l'Université d'Alexandrie et à l'ENDSS. .Mmail : bathie65@yahoo.fr ; whatsapp : +221776470999 ; tweet : @Bathie65Samba.

# I. Méthodologie

Pour rédiger cette contribution, nous avons procédé à la documentation des expériences sur les réponses à la COVID-19 au Sénégal, tant au niveau national que dans les sites infranationaux sélectionnés. Pour faire face à l'évolution rapide de la pandémie de COVID-19, ainsi qu'à la complexité et à l'improvisation dans la définition des stratégies, nous avons adopté une approche d'étude de cas ethnographique. Les méthodes utilisées pour rédiger cet article sont entre autres un examen documentaire et une analyse du contenu des médias. Cette contribution vise à alerter sur un certain nombre de dimensions à prendre en compte dans la poursuite de la lutte contre la COVID-19. L'analyse systématique documentaire a permis de faire le point sur l'évolution de la pandémie en Afrique au sud du Sahara, la dynamique développée par le Sénégal pour terminer par les leçons apprises et les meilleures pratiques.

# II. Résultats

## 1. Évolution en Afrique

Au 20 octobre 2020, un total cumulatif de 1 262 476 cas de COVID-19 a été signalé dans la région, dont 1 262 475 confirmés, avec un cas probable signalé en République démocratique du Congo. L'Afrique du Sud représente plus de la moitié, 56% (706 304), de tous les cas confirmés signalés dans la région. Les autres pays qui ont notifié un grand nombre de cas sont l'Éthiopie (90 490), le Nigéria (61 630), l'Algérie (54 839), (47 372), le Kenya (45 647), le Cameroun (21 570), la Côte d'Ivoire (20 342), Madagascar (16 810) et la Zambie (15 982). Ces 10 pays représentent collectivement 86% (1 080 986) de tous les cas signalés. Six pays signalent toujours moins de 1 000 cas : Sao Tomé-et-Principe (933), le Burundi (550), les Comores (504), l'Érythrée (452), Maurice (421) et les Seychelles (148). À ce jour, un total de 1 075 973 (85%) cas-patients signalés dans les 47 pays se sont rétablis.

Le nombre total de décès signalés dans la région est de 28 601, signalés dans 45 pays, soit un taux de létalité global (TFC) de 2,3%.

Deux pays, dont l'Érythrée et les Seychelles, n'ont enregistré aucun décès lié à la COVID-19 depuis le début de la pandémie.

Depuis le début de la pandémie dans la région, la majorité des décès ont été signalés : Afrique du Sud 65% (18 656), Algérie avec 6,6% (1873), Éthiopie 4,8% (1371), Nigéria 4,0% (1125), Kenya 3,0% (842), Cameroun 1,5% (425), Zambie 1,2% (346), Sénégal 1,1% (320), Ghana 1,1% (310), République démocratique du Congo 1,1% (303) et Angola 0,9% (251). Les cinq principaux pays : l'Afrique du Sud, l'Algérie, l'Éthiopie, le Nigéria et le Kenya représentent 84% (23 867) du total des décès signalés dans la région. Le Tchad (6,6%), le Libéria (6,0%), le Niger (5,7%), le Mali (4,0%), l'Algérie (3,4%), la Gambie (3,2%) et l'Angola (3,1%) ont enregistré les taux de létalité par pays les plus élevés.

Les infections des agents de santé continuent d'augmenter progressivement avec 44 055 infections (3,5%) signalées dans 43 pays depuis le début de l'épidémie. L'Afrique du Sud reste la plus touchée, avec 27 360 (62%) agents de santé infectés, suivie de l'Algérie (2 300), du Nigéria (2 175), du Ghana (2 065), de l'Éthiopie (1 711), du Kenya (1 029), Cameroun (808), Ouganda (682), Guinée (513), Namibie (486), Mozambique (484), Guinée équatoriale (363), Sénégal (349), Eswatini (300), Guinée-Bissau (282) et Malawi (280). Les 28 autres pays qui ont enregistré des infections d'agents de santé sont indiqués : Libéria 15,6% (216/1 384), Niger 15,2% (184/1 212), Guinée-Bissau 12,0% (282/2 403), Sierra Leone 10,1% (236 / 2 336), Sao Tomé-et-Principe 9,5% (89/933), la Guinée équatoriale 7,2% (363/5 074) et Maurice 7,1% (30/421) ont la plus forte proportion d'infections d'agents de santé parmi les cas confirmés. (Rapport Covid19 ; OMS, oct. 2020). Pour les modes de transmission dans la région africaine, le mode communautaire est plus observé et se présente comme suit : 39 pays (83%), 5 pays (11%) ont des groupes de cas sporadiques 3 pays (6%).

Devant cette situation plus qu'incertaine, un travail prospectif d'expertise a été mené pour comprendre les transformations en cours et anticiper les possibles changements sous forme de scénarii argumentés et chiffrés, sur un horizon de 4 mois. Il aboutit à la construction de trois scénarii obtenus par la combinaison d'hypothèses prospectives cohérentes entre elles à partir des dynamiques de changements déclinées en tendances lourdes, en incertitudes majeures et en signaux faibles. Un chiffrage de chaque scénario est proposé grâce à une approche du Bureau Prospectives Économiques du Ministère des

Finances du Sénégal qui consiste à estimer, pour la semaine, d'une part, le nombre de contacts prévus et, d'autre part, le nombre de cas communautaires prévus.

## 2. État des lieux de la COVID-19 au Sénégal

Les cas de COVID-19 ont augmenté continuellement, au Sénégal, au cours des six derniers mois, avec des rythmes d'évolution variables sur la base des données du Ministère de la Santé et de l'Action sociale (MSAS). La situation de la COVID-19 au Sénégal au 20 septembre 2020 : cumul des tests : 174 785 ; cumul des cas confirmés : 14 714 ; taux moyen pondéré de positivité des tests : 8,3% ; taux d'infection (cas confirmés pour 100 habitants) = 0,089% ; cumul des cas communautaires : 3 647 ; cumul de cas importés : 214 ; cumul de cas contacts : 10 641 ; rapport entre le nombre de cas contacts et le nombre de cas communautaires ou importés : 2,76 ; cumul des guéris : 11 260 ; taux de guérison (cumul guéris/cumul infectés) = 76,52% ; cumul des décès : 302 ; taux de létalité (cumul décès/cumul infectés) = 2,05% ; cumul des infectés nets (ou cas sous traitement) : 3 151 (*source : Bureau de Prospective économique à partir des données du MSAS*).

On constate que du 2 mars au 19 avril 2020, les nouveaux cas positifs issus des tests ont toujours été inférieurs à 100 cas par semaine. Le pays a même connu une tendance d'extinction de la maladie en début avril, consécutive à la fin des cas importés (*qui ont été à l'origine de la maladie en mars*) et un niveau élevé des taux de guérisons. L'accélération des cas communautaires, à partir du 6 avril, a apporté une dynamique beaucoup plus importante à la COVID-19, en raison du nombre élevé de transmissions de la maladie générées par ces cas inconnus, avant leur découverte, par les services de santé. Depuis cette date, le nombre de cas communautaires s'accroît, semaine après semaine, sauf à de rares exceptions, avec une forte augmentation entre la période du 07 au 15 août, atteignant le seuil de 115 cas communautaires et une moyenne de 83 cas communautaires par jour. En somme, l'évolution des cas communautaires depuis le début de la pandémie jusqu'au 20 septembre 2020 a connu trois phases :

- La première phase correspond à une évolution lente, mais progressive sur la période du 02 mars au 06 août 2020 avec en moyenne 11 cas par jour ;

- La deuxième phase qui correspond à très forte évolution des cas communautaires est observée entre la période du 07 au 15 août 2020 avec en moyenne 83 cas par jour ;
- La troisième phase qui correspond à une baisse du nombre de cas communautaires jusqu'à obtenir une moyenne de 32 cas par jour et moins de 18 cas par jour sur la semaine du 14 au 20 septembre 2020.

Le nombre de cas contact suivi par les services du Ministère de la Santé a subi une longue progression dans son évolution allant de la période du 02 mars au 23 juin 2020. Cependant, à partir du cette date jusqu'à la date du 06 juin, le nombre de cas contacts évoluait en dent de scie jusqu'à atteindre son niveau le plus élevé (159 cas le 06 août 2020). La période suivante (06 août au 20 septembre) est caractérisée, quant à elle, par une forte baisse des cas contacts, mais associée à une accumulation progressive des cas communautaires. Cette dynamique explique l'augmentation continue du cumul de cas confirmés qui s'établit à 14 714 cas au 20 septembre 2020, contre 3 739 le 1er juin, soit un quadruplement du cumul des cas en presque quatre mois. En plus des cas communautaires, l'évolution des nouveaux cas confirmés s'explique également par l'augmentation des tests réalisés.

Le nombre de tests effectués en moyenne par jour est ainsi passé de 352 au mois d'avril à 1005 tests au mois de mai, 1219 tests en moyenne par jour pour le mois de juin, 1013 tests pour le mois de juillet et enfin 1331 tests durant le mois d'août. Ce mouvement a été favorisé par la décision des services de la Santé de tester désormais les cas suspects asymptomatiques. Le taux de positivité des tests par jour a varié, entre le 1er avril et le 20 septembre, de 1,2% (12 avril) à 21,9% (20 juillet), et le taux global moyen pondéré de positivité s'établit à 8,3% depuis le début de la maladie jusqu'à la date du 20 septembre 2020. Pour les cas guéris, le nombre par semaine était inférieur à 100 jusqu'au mois de mai où on commence à noter en moyenne de 522 guéris par semaine, soit 74 personnes guéries par jour. À la date du 20 septembre 2020, 76,52% des cas infectés ont été déclarés guéris et 2,05% d'entre eux ont perdu leur vie.

Les dynamiques de changement en cours ne permettent pas de définir avec certitude les lignes d'horizon de la maladie COVID-19 au Sénégal. L'état des lieux effectué dans la première partie a permis de relever que la situation de la COVID-19 n'est, au moment où cette contribution est rédigée, pas alarmante au Sénégal. Le nombre de cas confirmés demeure relativement faible, comparé à la taille de la population (0,08% de taux d'infection au 30 août 2020). Néanmoins, deux faits doivent attirer l'attention :

- D'abord, l'évolution des nouveaux cas, même si elle peut parfois baisser d'intensité, n'en conserve pas moins un signe positif, sous l'effet des nouveaux cas communautaires qui augmentent inexorablement en nombre, d'une semaine à l'autre. Chaque cas communautaire peut générer, plusieurs cas contacts. Tant que le pays n'est pas en mesure d'éradiquer les cas communautaires, il restera sous la menace de nouvelles infections multiples eu égard au fait que ces cas peuvent transmettre la maladie avant leur découverte ;
- Ensuite, l'apparition épisodique des cas communautaires est le signe que l'identification des cas confirmés ne couvre pas toute la réalité de la maladie et que des cas COVID-19 non connus continuent de circuler dans la société, y compris des cas asymptomatiques qui peuvent transmettre la maladie.

Tout cela indique que l'incertitude est le mot qui convient le plus pour désigner la situation actuelle du Sénégal concernant la COVID-19. Incertitude sur le nombre réel de personnes infectées dans la société. Incertitude sur le taux de reproduction de base de la maladie (appelé Ro2 dans la littérature épidémiologique). En épidémiologie, le Ro désigne ici le nombre moyen de cas secondaires (ou contacts) (symptomatiques ou non) provoqués par une personne infectée de COVID-19 au sein d'une population. Même une évolution à la baisse des cas confirmés sur plusieurs jours doit être interprétée avec prudence et il n'est guère possible de décréter un pic absolu à la COVID-19 dans les circonstances actuelles. En tout état de cause, la situation de l'épidémie doit être évaluée, non pas jour par jour, mais sur deux semaines au moins, en raison du processus de gestion des cas suspects qui doivent être testés plusieurs fois avant de les déclarer éventuellement négatifs. De ce fait, trois types de pics potentiels doivent être considérés pour la COVID-19 :

- Un pic qui découlerait de la politique de « confinement partiel » décidée par les autorités du Sénégal en fin mars et caractérisée par la limitation des mouvements entre les départements du pays, l'instauration du couvre-feu de 20h à 5h du matin, la fermeture des écoles et des lieux de culte, la régulation des heures d'ouverture des marchés, l'interdiction des rassemblements, puis par l'introduction ultérieure de l'obligation du port du masque dans certains lieux publics. Ces restrictions n'ont pas été sans liens avec le rebond positif enregistré dans le score du Sénégal pour l'indice de sévérité de la COVID-19 à partir du 11 mai. En observant le rythme des nouveaux cas hebdomadaires depuis le début de la maladie, le record de cumul de cas sur une semaine est apparu du 11 au 17 mai, et depuis lors aucune autre semaine n'a eu un nombre de cas plus élevé. Il s'agit donc d'un pic relatif, celui de la période de « confinement partiel ». Dans la semaine qui a suivi, du 18 au 25 mai, le nombre de cas confirmés a chuté de 26,4% par rapport à la semaine précédente. Si cette tendance se poursuivait, même à un rythme plus faible, le pays aurait pu envisager une baisse drastique des cas au bout de deux mois ;

- (ii) Avec l'annonce par le Gouvernement, dans la seconde partie du mois de mai, de la fin de plusieurs restrictions, dans un contexte de manifestations sociales multiples les exigeant, le pays entre dans une nouvelle phase. Il faudra nécessairement rechercher un deuxième autre pic éventuel, correspondant à la poursuite de la politique actuelle de tests effectués dans un environnement de levée substantielle des restrictions (même si le port de masques demeure obligatoire dans certains lieux publics et que les rassemblements soient toujours interdits). Cette période est caractérisée également par le rapatriement de nombreux Sénégalais bloqués à l'étranger avant la fermeture des frontières aériennes décidée le 16 mars 2020. Ceci pourrait avoir pour conséquences l'émergence de nouveaux cas importés dont certains pourraient générer des cas communautaires s'ils ne sont pas détectés lors de l'entrée sur le territoire ou lors de leur voyage de retour ;
- (iii) Un troisième pic devrait être considéré si la stratégie de tests évolue, dans le nouveau contexte de baisse des restrictions, avec le passage d'un nombre quotidien de moins de 1500 tests en moyenne par jour à plus de 5 000 tests rapides par jour. Cette nouvelle stratégie a eu pour conséquences l'augmentation des cas confirmés au quotidien.

## III. Analyse

Les premières mesures prises par le Président de la République sur proposition du Comité national de gestion des épidémies (CNGE), sont intervenues le 15 mars 2020, pour faire face à la pandémie de la COVID-19, il s'agit de :

- L'interdiction, pour une durée de 30 jours, de toutes les manifestations publiques sur l'ensemble du territoire national (Arrêté n° 007782 du 13 mars 2020 portant interdiction provisoire de manifestations ou rassemblements) ;
- La suspension temporaire de l'accueil des bateaux de croisière sur le territoire national et le renforcement systématique des contrôles sanitaires au niveau des frontières terrestres, aériennes et maritimes ;
- La suspension des enseignements dans les écoles et universités, pour une durée de 3 semaines, à compter du lundi 16 mars 2020 ;
- Le renforcement de la protection des personnels de santé, de sécurité, de défense et de secours mobilisés ;
- La suspension des formalités nationales liées aux pèlerinages, pour l'année 2020, aux lieux saints de l'islam et de la chrétienté. Toutes les informations utiles et mises à jour sont disponibles sur le site internet du Ministère de la Santé et de l'Action sociale : http://www.sante.gouv.sn/

En application de ces décisions, des actes réglementaires ont été pris tels que :

- Décret n° 2020-875 du 25 mars 2020 portant réaménagement, à titre provisoire, des horaires de travail dans les services administratifs de l'État ;
- Décret n° 2020-878 ordonnant la présentation à l'Assemblée nationale du projet de loi habilitant le PR à prendre, par ordonnance, des mesures relevant du domaine de la loi pour faire face à la pandémie de COVID-19 ;
- Décret n° 2020-925 du 3 avril 2020 prorogeant l'état d'urgence sur l'étendue du territoire national ;
- Décret n° 2020-966 du 19 avril 2020 portant nomination du président du Comité de suivi de la mise en œuvre des opérations du fonds « Force COVID-19 » ;
- Décret n° 2020-977 du 22 avril 2020 portant nomination des membres du Comité de suivi de la mise en œuvre des opérations du fonds « Force COVID-19 » ;
- Décret n° 2020-1014 du 03 mai 2020 prorogeant l'état d'urgence sur l'étendue du territoire national ;
- Arrêté n° 007782 du 13 mars 2020 portant interdiction provisoire de manifestations ou rassemblements ;

- Arrêté n° 027 du 19 mars 2020 portant fermeture provisoire des mosquées de Dakar ;
- Arrêté n° 008227 du 24 mars 2020 portant interdiction temporaire de circuler ;
- Arrêté ministériel n° 009137 du 17 avril 2020 prescrivant le port obligatoire de masque de protection dans certains lieux durant l'état d'urgence ;
- Arrêtés préfectoraux du 03 mai 2020 prescrivant provisoirement certaines mesures dans les grandes surfaces et fixant provisoirement les jours et horaires d'ouverture de lieux de commerce ;
- Arrêté n° 09789 du 12 mai 2020 modifiant l'arrêté n° 008227 du 24 mars 2020 portant interdiction temporaire de circuler ;
- Ordonnance n° 002-2020 du 23 avril 2020 relative aux mesures fiscales en soutien aux entreprises dans le cadre de la pandémie du COVID-19.

Devant cette situation qui a soulevé plusieurs problématiques, nous avons estimé nécessaire de profiter du **projet Catalyse ci-dessus visé** pour explorer les dimensions liées à **l'engagement communautaire et à la résilience du système de soins de santé.** Ces analyses liminaires qui se sont appuyées sur une revue documentaire et une exploitation des données régulièrement générées par le Ministère de la Santé et de l'Action sociale ont permis d'identifier les tendances qui suivent :

- **La persistance des cas communautaires**, la présence systématique de cas communautaires parmi les nouvelles infections journalières depuis le mois d'avril 2020 et qui se poursuivent avec la 2e vague observée depuis début décembre 2020 permet de raisonnablement de constater que ce phénomène va se poursuivre pour le reste de de l'année 2020 et au-delà. Cette présence des cas communautaires est liée entre autres aux limites dans la détection de tous les cas contacts d'un individu infecté et aux réticences de certaines personnes à se déclarer dès l'apparition des premiers signes ;
- **Le desserrement des mesures administratives de restriction** : Ces assouplissements ont concerné, entre autres, la reprise du transport intérieur et international, la réouverture de certains commerces. Cela crée de nouvelles conditions de propagation de l'épidémie. Le desserrement des mesures a concerné également la réouverture des lieux de culte et des marchés, la reprise du transport intérieur, le raccourcissement de la durée journalière du couvre-feu. Les

assouplissements ont aussi porté sur la fin de l'état d'urgence et du couvre-feu, la levée des restrictions de rassemblement et de manifestations collectives, la réouverture des écoles, la reprise du transport international ;

- **La résurgence de cas importés du fait des mesures administratives d'assouplissement et la réouverture des frontières.** Il convient de remarquer à ce niveau que des dispositions sont prises pour exiger des tests à tout passager au départ et à l'arrivée. Cette mesure devrait entrer en vigueur le 1er novembre 2020. Cela a généré l'apparition à nouveau de cas importés après une période d'accalmie. La réapparition des cas importés après plusieurs semaines avec zéro cas importé est une tendance lourde pour le reste de l'année 2020 et au-delà ;
- **La persistance de cas asymptomatiques** : selon les constats, 60% des infections COVID-19 seraient des personnes asymptomatiques. Les cas asymptomatiques jouent un rôle non négligeable dans l'évolution des nouvelles infections dans la mesure où ces personnes sont difficilement détectables et sont infectieuses. Il est très probable que le phénomène de cas asymptomatiques se poursuit avec le même rythme tout au long de l'année 2020 et au-delà. Les cas asymptomatiques qui sont par définition difficilement détectables peuvent en revanche transmettre la maladie. Cela risque de générer des conséquences négatives par la transmission communautaire ;
- **La continuation de la politique de prise en charge des malades, de l'identification et du suivi des contacts** : La politique de prise en charge des malades, d'identification et du suivi des contacts mise en œuvre depuis l'apparition au Sénégal du premier cas de COVID-19 devrait se poursuivre. L'identification des contacts est une cause importante de coupure de la chaine de transmission du virus ;
- **Le non-accès des populations sénégalaises à un traitement préventif ou un vaccin contre la COVID-19 à court terme** : la découverte et la distribution de masse aux populations sénégalaises d'un vaccin ou d'un traitement efficace d'ici la fin de l'année est peu probable, au regard de l'état des recherches actuelles au niveau mondial, régional et national ;
- **Les facteurs structurels de résilience à la COVID-19 sont inchangés** : Plusieurs études ont identifié des facteurs structurels qui pourraient expliquer les différences de sévérité de la maladie entre les différents pays du monde.

Les lignes qui suivent exposent les principales causes probables de résilience à la COVID-19 :

- **La qualité intrinsèque du système sanitaire** : la capacité des systèmes de santé à répondre à la forte augmentation de la demande en soins associés aux cas de COVID-19 est l'un des principaux défis auxquels sont confrontés actuellement les pays les plus atteints par la maladie. Selon l'indice de sécurité sanitaire mondiale (GHS Index), développé par l'Université John Hopkins des États-Unis, le Sénégal était, en octobre 2019, moyennement préparé à faire face à une épidémie ou à une pandémie du type de la COVID-19. Il se situait au 95e rang mondial sur 195 pays, avec un score global de 37,8 sur 100. Sa meilleure note est obtenue dans la catégorie « normes » (pour laquelle, le pays se classe au 47ème rang mondial ; ce qui est excellent pour un pays en développement) et ses plus faibles notes concernent les dimensions « prévention » et « détection ».

  Le pays est également très mal noté (192e rang sur 195) pour ce qui concerne la capacité sanitaire dans les structures de santé, du fait notamment du manque de personnel qualifié et de la faiblesse des équipements de tests. Après 9 mois de riposte. Le Sénégal a montré qu'il avait bien tiré profit de ses expériences de lutte contre les épidémies, particulièrement celle concernant Ebola. Avec le leadership des autorités politiques et l'expertise des professionnels de santé, l'épidémie a pu être contenue dans des proportions.

- L'âge : les personnes âgées présentent des risques plus importants de développer des cas graves du coronavirus. Selon les données officielles, parmi les 1325 cas graves hospitalisés en réanimation et rapportés en France, entre le 16 mars et le 2 avril 2020, l'âge moyen des cas était de 64 ans (21% étaient âgés de 75 ans et plus). L'âge moyen des personnes décédées était de 74 ans. Les patients de 65 ans et plus comptent pour 57% des patients admis en réanimation pour COVID-19 et pour 90% des patients décédés en France.

- Au Sénégal, selon une communication du Ministère de la Santé et de l'Action sociale (MSAS) (07 juin 2020), l'âge moyen des cas graves est de 61 ans avec des extrêmes de 37 ans et de 85 ans. Au Sénégal, à la date du 8 juin 2020, sur les 49 décès de la COVID-19, totalisés par le pays, plus de 35 avaient plus de 60 ans et plus de 10 avaient entre 40 et 59 ans. Le Sénégal est caractérisé par la jeunesse de sa population. Selon l'Agence Nationale de Statistique et de la Démographie (ANSD), globalement, 30% de la population a moins de 10 ans, tandis que les moins de 20 ans représentent 52% entrainant l'âge médian de la population à se situer à 18 ans. On note, en outre, une faible proportion (moins de 6%) de la population du troisième âge (60 ans et plus).

- Le sexe : il y a dans tous les pays européens plus de décès d'hommes que de femmes parmi les décès liés à la COVID-19, mais l'ampleur du désavantage masculin diffère d'un pays à l'autre. Au 28e jour de l'épidémie en Europe, il était de 1,5 dans les décès hospitaliers français, et de 1,7 dans les décès hospitaliers espagnols. Les décès par COVID-19 en Italie présentaient un ratio par sexe plus élevé : 2,4.
- Au Sénégal, selon la communication du MSAS (07 juin 2020), pour les patients présentant des cas graves, les hommes sont les plus concernés avec un ratio de cinq hommes pour une femme. Au Sénégal, à la date du 8 juin 2020, sur les 49 décès de la COVID-19 totalisés par le pays, moins de 15 étaient des femmes.
- Le groupe sanguin : le groupe sanguin pourrait avoir une influence sur la résistance au coronavirus, selon une étude de Jiao Zhao et al. (2020) [1]. Les chercheurs ont observé la distribution des groupes sanguins chez 2173 patients infectés par la COVID-19 de trois hôpitaux de Wuhan et Shenzhen, en la comparant avec celle de personnes non contaminées. Ils en ont conclu que « le groupe sanguin A est associé à un risque plus élevé de contracter la COVID-19 par rapport aux autres groupes sanguins, alors que le groupe O est associé à un risque plus faible. »
- Les maladies chroniques : la majorité des cas graves du coronavirus en France, hospitalisés en réanimation, présentent au moins une comorbidité. Les deux comorbidités les plus fréquemment rapportées sont le diabète (24%) et une pathologie cardiaque (21%).
- Au Sénégal, il a été noté chez les patients qui développent une forme grave de la COVID-19 une comorbidité toujours présente, puisqu'en plus de l'âge, neuf sur dix patients présentaient au moins une comorbidité à 75%. L'hypertension artérielle et le diabète ont été des pathologies souvent présentes suivies de l'obésité et les problèmes respiratoires chroniques dont l'asthme. Selon les résultats de l'enquête nationale STEPS sur les facteurs de risque des maladies non-transmissibles organisés en 2015 par le MSAS, la prévalence des maladies chroniques est estimée à 22% au Sénégal. Le taux de prévalence de l'hypertension au Sénégal est de 29,8% avec 54% des

patients non-diagnostiqués. Le taux de prévalence nationale du diabète au Sénégal est de 3,4 % (chez les personnes âgées entre 60 et 69 ans, la prévalence est de 11,2 %).

- Le poids : selon une étude [2] française publiée en ligne le 10 avril dans la revue « Obesity » et déjà commentée dans le monde entier, ce serait pourtant et de loin le principal facteur de risque ! C'est dans un registre européen de réanimation portant sur plus de 2000 malades que les médecins ont d'abord été alertés par la surreprésentation de patients en surpoids ou obèses. Mais comme l'obésité est souvent associée à l'hypertension, au diabète ou à d'autres comorbidités, il était difficile de trancher sur son rôle direct.
- Selon les résultats de M, la prévalence de l'obésité au Sénégal est globalement de 6,4%. Celle du surpoids est de 15,8 %. Il est intéressant de noter que 22% de la population globale présente une obésité abdominale en particulier chez la femme (38,2% contre 4,7% chez l'homme).
- **La température** : Mahmoud Arbouch et Uri Dadush, du Policty Center for the New South, estiment qu'une augmentation de 1% de la température par rapport aux niveaux moyens (50 degrés Fahrenheit, soit 10 degrés Celsius) pourrait réduire le nombre de cas par million de personnes de 0,5% (avec une marge d'erreur de +/- 0,2%). Ils trouvent également que l'incidence de la maladie est plus faible par temps très froid. Jingyuan Wang, Kai Feng, Weifeng Lv de l'Université Beihang et Ke Tang de l'Université Tsinghua4 trouvent qu'une augmentation d'un degré Celsius de la température et une augmentation de 1% de l'humidité relative abaissent le nombre moyen de personnes qu'une personne malade continue à infecter (dans un groupe qui n'a aucune immunité contre le virus) de 2,5% et 1,58% respectivement. Au Sénégal, en saison très chaude (juillet à novembre), la température quotidienne moyenne est supérieure à 30°C dans la très grande majorité des localités du pays. Le Sénégal est caractérisé, surtout pendant l'hivernage ou la saison humide (de juin à mi-novembre), par un taux d'humidité extrêmement élevé (>70%) dans plusieurs localités du pays.

# IV. Recommandations

**Respect des mesures barrières par les populations** : le niveau de respect des mesures barrières (port de masques, distanciation physique, autorestrictions diverses) par les populations du Sénégal sera déterminant dans la dynamique des nouvelles infections. Le degré de respect de ces mesures préventives est une incertitude majeure eu égard aux signaux contradictoires notés récemment avec, d'une part, la généralisation du port de masque rendu obligatoire dans certains lieux et, d'autre part, la reprise de certaines activités où le respect des mesures sera difficilement garanti (plage, salle de sport, transport public, marchés et commerces ...), ainsi que le relâchement noté dans l'usage du lavage des mains et de l'usage des gels antiseptiques dans les maisons.

**Mobilisation des communautés locales** : certains cas d'infections ont été détectés grâce au signalement par les communautés locales. Ainsi, le renforcement de cette mobilisation est une urgence majeure. En conséquence, l'élaboration du plan national d'intégration des interventions communautaires doit mobiliser l'expertise nationale.

**Capacité des structures sanitaires de base à détecter les cas** : avec l'augmentation du nombre de cas en cette période de fin d'années 2020, une réelle incertitude plane sur la capacité des structures sanitaires de toute la pyramide, mais spécialement celles qui sont à la base à détecter les nouveaux cas. Le Sénégal disposait, à la date du 7 juin, de 23 centres de traitement des épidémies, 867 lits simples, 112 lits de réanimations dont 42 sont équipés de respirateurs. Avec le relâchement observé, seuls deux Centres de Traitements Épidémiologiques (CTE) sont en activité, tous les autres centres sont mis en veilleuse ou redéployés vers d'autres activités sanitaires. Cela constitue un risque majeur en cas de deuxième vague. En effet, il est plus facile de renforcer une dynamique en cours que de vouloir la relancer après l'avoir complètement mis à l'arrêt.

**Le suivi et la gestion des cas** : avec la réouverture des frontières du pays et l'assouplissement des mesures administratives de restrictions, les modalités de suivi des cas COVID-19 restent une incertitude majeure dont l'évolution, dans un sens ou dans un autre, aura un impact important sur les nouvelles infections. La maîtrise des cas importés, contacts et communautaires est source d'incertitude pour plusieurs autres raisons. Le démantèlement du dispositif de suivi, le relâchement des communautés, l'ouverture des établissements scolaires et universitaires, la reprise des activités sportives dans les plages et autres salles de sports, le non-respect des distanciations physiques dans les transports publics constituent des facteurs de propagation de la maladie.

S'agissant des frontières terrestres, elles sont poreuses et sont marquées par la faiblesse voire l'inexistence de dispositifs mobiles de contrôle sanitaire et de tests. Déjà, avant même la réouverture des frontières et dans le cadre des opérations de rapatriement de Sénégalais bloqués à l'extérieur, plusieurs dizaines de cas testés positifs se sont révélés, ce qui pose un réel risque sur ceux qui ont voyagé avec eux.

**La capacité du pays à effectuer des tests en masse** : la capacité à réaliser des tests en masse est une donnée importante pour la détection des malades et la prévention de nouvelles infections. La capacité du Sénégal à multiplier par un facteur très important le nombre de tests réalisés, à recourir à des tests de dépistage rapide, des tests communautaires dans les foyers d'infection et au sein des quartiers est, à ce jour, est une incertitude majeure.

## Conclusion

Tenant compte de toutes ces incertitudes, le Sénégal doit mobiliser l'expertise nationale et internationale pour mettre en œuvre des interventions en vue d'une riposte efficace contre cette épidémie à COVID-19 qui n'a pas encore révélé toutes ses facettes. Il s'agit particulièrement de mener des recherches pragmatiques sur les déterminants de la transmission, la protection des agents de santé et l'utilisation des tests rapides. La piste de la recherche vaccinale doit être poursuivie. En effet, au regard des défis que le virus continue de poser aux scientifiques avec le nombre de cas graves et de décès de plus en plus élevés, la prévention par la vaccination devient la piste la plus sérieuse. À l'état actuel de la recherche, plus de 150 candidats vaccins avec au moins 4 qui ont franchi la phase 2 sont réalisés. Il s'agira d'amener les scientifiques africains à s'impliquer davantage dans cette dynamique pour être acteurs dans ces découvertes. La communication doit également être développée dans ce sens.

# Bibliographie


1. Adokiya, M.N., Awoonor-Williams, J.K., Beiersmann, C. & Muller, O. (2015). The integrated disease surveillance and response system in northern Ghana: Challenges to the core and support functions. *BMC Health Services Research*, 15(288). DOI 10.1186/s12913-015-0960-7.
2. Adom, D., Adu-Mensah, J., & Sekyere, P.A. (2020). Hand-to-mouth work culture and the COVID-19 lockdown restrictions: experiences of selected informal sector workers in Kumasi, Ghana. *Research Journal in Advanced Humanities*, 1(2), 45-64.
3. Adongo, P.B. et al. (2017). Health workers perceptions and attitude about Ghana's preparedness towards preventing, containing, and managing Ebola Virus Disease. *BMC Health Services Research*, 17(266). DOI 10.1186/s12913-017-2225-0.
4. Adongo P.B., Tabong PT-N, Asampong E., Ansong J., Robalo M., Adanu, R.M. (2016). Preparing towards preventing and containing an Ebola Virus Disease Outbreak: What socio-cultural practices may affect containment efforts in Ghana? *PLoS Negl Trop Dis,* 10 (7): e0004852. doi : 10.1371/journal. pntd.0004852
5. African Union CDC, African Union (2020) Africa Joint Continental Strategy for COVID-19 Outbreak, AU, available online at https://africacdc.org/download/africa-joint-continental-strategy-for-COVID-19-outbreak/
6. Afulani, P. et al. (Forthcoming). Perceived preparedness to respond to the COVID-19 pandemic: A study with healthcare workers in Ghana. *J Glob Health Sci.*
7. Agyepong, I.A. (2014). A Systems View and Lessons from the Ongoing Ebola Virus Disease (EVD) Outbreak in West Africa. *Ghana Medical Journal*, 48(3): 168-172. Doi: http://dx.doi.org/10.4314/gmj.v48i3.10.
8. Annan, A.A. et al. (2017). Health care workers indicate ill preparedness for Ebola Virus Disease outbreak in Ashanti Region of Ghana. *BMC Public Health*, 17:546. DOI 10.1186/s12889-017-4474-6
9. Asante, L.A. & Mills, R.O. (2020). Exploring the Socio- Economic Impact of COVID-19 Pandemic in Marketplaces in Urban Ghana. *Africa Spectrum*, 00(0):1-12. DOI: 10.1177/0002039720943612 journals.sagepub.com/home/afr

10. Avenyo, E.K. Francois, J.N., & Zinyemba, T.P. (2020). COVID-19, lockdowns, and Africa's informal sector: Lessons from Ghana. United Nations University UNU-MERIT. Retrieved from https://www.merit.unu.edu/publications/working-papers/abstract/?id=8534.

11. Blanchet, K., Nam, S.L., Ramalingam, B., & Pozo-Martin, F. (2017). Governance and capacity to manage resilience of health systems: towards a new conceptual framework. *International journal of health policy and management*, 6(8), 431-435. Doi: 10.15171/IJHPM.2017.36.

12. Ghaffar, A., et al. (2016). Where is the policy in health policy and systems research agenda? *Bulletin of the World Health Organisation*, 94:306–308. doi : http://dx.doi.org/10.2471/BLT.15.156281

13. Bureau Prospective économique MEFP : Évolution de la pandémie, impact économique et résilience du système de santé ; 2020

14. *Ministère de la Santé et de l'Action sociale ;* l'enquête nationale STEPS 2015

15. *Ministère de la Santé et de l'Action sociale, Sénégal. Situation des données de routine dans le contexte de la COVID-19. Bulletin mensuel de la DPRS, N° 29 mai 2020 ; 8 p.*

16. *World Health Organization. Expanded Program on Immunization (EPI) Lot Quality Assurance Survey to assess immunization coverage. Wkly Epidemiol Rec 1995 ; 70 : 261-4*

17. *1. World Health Organization. The potential impact of health service disruptions on the burden of malaria: a modelling analysis for countries in sub-saharien Africa. Geneva: World Health Organization; 2020. Licence: CC BY-NC-SA 3.0 IGO.*

# 15

# Les répercussions de la COVID-19 sur les relations internationales

Dr Serigne Bamba GAYE[1]

## Introduction

Le 31 décembre 2019 apparaissait un virus jusque-là inconnu à Wuhan dans la province du Hubei en Chine, le SARS-CoV-2, un virus de la famille des coronavirus. Appelé communément COVID-19, sa propagation fut très rapide. En moins de deux mois, tous les continents furent touchés ainsi que la quasi-totalité des pays du monde[2]. La fulgurance de cette pandémie a eu un impact négatif dans le fonctionnement des États qui doivent faire face à une crise sanitaire qui va affecter durablement les relations internationales dans toutes ses composantes politique, économique, sociale, scientifique, etc. Le monde fait désormais face à une crise multiforme dont les

[1] **Dr Serigne Bamba GAYE,** spécialiste en relations internationales et en politiques publiques. Email : sbgaye@gmail.com.

[2] Le 30 janvier 2020, l'OMS déclare que la flambée des cas de COVID-19 en Chine et dans le monde constitue une urgence de santé publique internationale. Le 11 mars 2020, elle considère que la COVID-19 peut être qualifiée de pandémie.

conséquences sont visibles dans la vie des populations, des communautés et des institutions internationales.

Depuis la chute du Mur de Berlin en 1989, les relations internationales ont connu plusieurs crises sur le plan économique, financier et politique, mais aucune n'a eu autant d'impacts que celle de la COVID-19 sur son fonctionnement et sa stabilité. En effet, pendant plusieurs mois, les économies étaient presque à l'arrêt, les flux commerciaux à la baisse et les déplacements internationaux réduits à leur plus simple expression. Le cœur de la mondialisation était touché par les effets multiplicateurs de la pandémie. L'économie mondiale entrait en récession et chaque État essayait de développer des stratégies pour contenir la propagation de la pandémie sur son territoire et mobiliser des ressources pour contenir ses impacts négatifs notamment au plan sanitaire et social. Le multilatéralisme, non plus, n'a pas échappé à cette tendance lourde, car les organisations qui l'incarnent n'ont pas pu développer un leadership suffisamment fédérateur pour enrayer la propagation de la pandémie et mobiliser les États vers une sortie de crise, basée sur la coopération et non pas sur la compétition ou le nationalisme étroit.

L'objectif de cet article est donc de comprendre ces dysfonctionnements qu'a connus le système international pour faire face à la pandémie de COVID-19, sous forme de leçons apprises à travers plusieurs dimensions qui tournent autour de la question des risques systémiques, de la régulation de la crise, de la crise du multilatéralisme et des postures de l'Afrique pour faire face cette pandémie.

## I. L'ignorance des risques systémiques et leurs conséquences dans la gestion d'une crise sanitaire.

Au début du siècle, plusieurs organisations avaient alerté sur les risques systémiques émergents qui pouvaient déstabiliser un pays, voire le système international[3]. Ils constituent des menaces pour

[3] OCDE : Risques systémiques émergents : accidents nucléaires, catastrophes naturelles, maladies infectieuses, Paris, 2003. Le rapport de Fabienne KELLER (2012) : rapport d'information les nouvelles menaces des maladies infectieuses émergentes, no 638, Sénat, Paris s'inscrit dans ce cadre.

l'organisation poussée des sociétés modernes comme les services de santé, de transports, d'énergie, d'alimentation et d'eau potable, d'informations et de communications (OCDE : 36). Les risques sanitaires faisaient partie de ceux-ci, car ils pouvaient entrainer des perturbations majeures au niveau des systèmes hospitaliers et surtout affecter durablement le fonctionnement de l'économie, des services sociaux de base ainsi que les communications internationales.

L'ampleur de leurs conséquences pouvait constituer une menace sérieuse pour la stabilité du monde et ébranler la mondialisation dans son fonctionnement et engendrer des vulnérabilités. Ces risques, qui étaient considérés comme émergents il y a de cela vingt ans, sont devenus des réalités tangibles à travers une suite de manifestations qui devraient alerter les autorités gouvernementales sur leur probable survenue au cours des années à venir.

En effet, en matière de santé, les scientifiques avaient alerté sur la dangerosité des virus notamment ceux de la famille des coronavirus depuis l'apparition du MERL et du SARS qui avaient fait des milliers de victimes. Le caractère inédit de ces virus avait mis en exergue les limites des systèmes de santé à faire face à telles menaces. Les États n'avaient pas tiré toutes les conséquences par rapport à la dangerosité de ces maladies. Les menaces sanitaires n'ont pas fait l'objet d'un traitement adéquat au niveau des États. L'arrivée de la COVID-19 les a placés dans une posture attentiste et d'impréparation. C'est ce qui explique dans une large mesure la fulgurance de la pandémie en termes de contagion et de propagation. En moins de deux mois, tous les continents furent touchés ainsi que l'économie mondiale. La maladie s'est propagée en suivant les principales routes de la mondialisation et de production des chaines de valeur.

Sur un autre plan, les études[4] avaient aussi montré l'apparition de maladies appelées zoonoses, qui se manifestent par une transmission d'un virus qui proviendrait de l'animal à l'homme. Au moins 10 maladies humaines sont transmises par les animaux (SARS, leptospirose, Ebola, grippe aviaire, peste, etc.) Ainsi, la destruction des écosystèmes, notamment dans les zones tropicales et équatoriales par l'homme, a mis en contact ce dernier avec des animaux qui ont ainsi pu propager les virus qu'ils avaient stockés dans leur organisme. Les

---

[4] Gwenaël Vourc'h, François Moutou, Serge Morand, Elsa Jourdain : Les zoonoses: ces maladies qui nous lient aux animaux, Paris, Quae, 2021

zoonoses étaient appelées à se développer avec l'accélération du changement climatique et le mouvement de déforestation continue noté en Afrique, en Asie et en Amérique latine. Cette circulation des virus de l'animal à l'homme dans un contexte de changements climatiques a poussé plusieurs scientifiques à envisager une nouvelle approche de la santé qui prend en compte ces trois facteurs. Il s'agit du « One Health » qui estime que la santé humaine ne doit pas être traitée seule, mais qu'elle est liée à celle des animaux et à la préservation des écosystèmes dans lesquels vivent ces deux acteurs de la nature. Cette approche permet également de repenser les relations entre l'homme et la nature et constitue une remise en question de toutes les conceptions du monde qui depuis le 17e siècle faisaient de l'homme le maître et le possesseur de la nature. L'ultralibéralisme qui gouverne la mondialisation actuelle s'inscrit dans cette vision productiviste et conquérante de la nature. Son expansion constitue un risque majeur d'accélération du dérèglement climatique et environnemental au moment où l'ONU met tout en œuvre pour rendre effectif l'Accord de Paris sur le climat et les changements climatiques[5].

## II. Les limites de la régulation pour lutter contre la crise sanitaire

Les organisations internationales, en particulier l'Organisation des Nations unies (ONU), jouent un rôle important dans la régulation du Système international, à travers l'adoption de mesures et de dispositifs qui doivent garantir la paix et la sécurité mondiale et éviter les crises majeures. Sous ce rapport, l'Organisation mondiale de la Santé (OMS), en tant qu'organisation spécialisée de l'ONU est en première ligne, lorsqu'une crise sanitaire, comme celle de l'épidémie de coronavirus comme la COVID-19 éclate. L'OMS a joué un rôle important durant cette crise à travers l'adoption de plusieurs mesures, mais surtout son plaidoyer permanent pour mettre en œuvre une stratégie mondiale commune de gestion de la pandémie et de sortie de crise. Mais elle a failli dans sa capacité à anticiper la menace. Cette posture aurait sans doute permis de contenir la rapidité de propagation de la maladie et

---

[5] L'Accord de Paris sur le climat vise à limiter, entre autres, le réchauffement climatique et l'utilisation des énergies fossiles.

d'éviter une crise sanitaire d'envergure comme celle que nous vivons. Au contraire, les pays ont essayé, de manière individuelle, de contenir la propagation du virus à travers des stratégies très spécifiques tant en matière de thérapie que sur le plan social. Ces mesures ont donné des résultats mitigés selon les cas. La Chine, grâce au confinement, a pu contenir la pandémie au bout de trois mois, il en est de même pour l'Allemagne et la Corée du Sud. La Suède qui avait refusé de confiner ses populations a connu une montée en flèche des cas de contagions sur son territoire. Les pays africains pour la plupart ont essayé de combiner confinement et utilisation de méthodes thérapeutiques curatives basées sur l'utilisation de l'hydroxychloroquine et de la chloroquine. Des pays comme Madagascar ont fait appel à la pharmacopée locale en utilisant l'artémisia pour traiter les malades atteints de COVID-19. Les résultats obtenus par ces pays ont pu contenir la première vague de la pandémie, mais ils s'avèrent insuffisants pour venir à bout de la deuxième vague qui est en cours dans plusieurs pays.

Cette crise sanitaire a aussi montré les limites des approches curatives en matière de santé publique en vigueur au sein des systèmes de santé dans plusieurs pays. Pour combattre efficacement cette pandémie, il faut aussi insister sur la prévention et l'intégrer au cœur des politiques publiques en matière de santé. Il faut un changement de paradigme pour contenir des pandémies comme la COVID-19 à travers l'éducation et la sensibilisation des populations sur les comportements à avoir pour prévenir et combattre les zoonoses. La crise sanitaire en cours révèle également l'insuffisance de l'utilisation de la prospective dans la définition des politiques publiques et des politiques de développement économique et social. L'action publique a souvent comme horizon le court terme et cela ne permet pas d'anticiper les menaces et les crises et de planifier dans le long terme des mesures qui peuvent mitiger les risques et les menaces[6].

Ainsi, les systèmes de santé ne sont pas adaptés ni outillés pour faire face à de telles menaces.

---

[6] Il y a un décalage entre l'ancrage dans le court terme dans lequel les États se confinent et l'accélération de la vitesse de déploiement de la mondialisation. Voir : Klaus Schwab, Thierry Malleret, Covid-19 : La grande réinitialisation, Forum Publishing, 2020, Genève Suisse : interdépendance, la vitesse et la complexité : les trois forces dominantes qui façonnent notre monde.

Cette crise a montré les limites des systèmes de santé et l'une des leçons apprises de celle-ci, c'est la nécessité de refonder ces systèmes et mettre en œuvre des politiques publiques adaptées. Il y a urgence surtout pour les pays africains de repenser la santé publique et de former les ressources humaines de qualité pour conduire ces réformes devenues incontournables depuis la survenue de la pandémie de COVID-19[7].

## III. La forte dépendance des pays à avoir les équipements adéquats pour combattre la pandémie

La crise sanitaire s'est installée dans un contexte marqué par l'expansion des chaines de valeur mondiales[8], caractérisé par une externalisation et la délocalisation à l'étranger de plusieurs de leurs opérations de production. Cette tendance qu'on observe depuis bientôt plus de deux décennies traduit une forte interdépendance des chaines de valeur, ce qui les rend vulnérables en cas de chocs ou de crises, car elles se trouvent contrariées dans leur déploiement à l'échelle du monde. En effet, les mesures prises par les États pour confiner leur population durant le premier semestre de l'année 2020, les restrictions au niveau du transport mondial et de la distribution ont engendré des ruptures et de pénuries sur certains produits parmi lesquels les matériels de santé indispensables pour combattre la pandémie et protéger les populations.

Ainsi, presque tous les pays ont éprouvé des difficultés durant les premiers mois de la pandémie à avoir des équipements de base

[7] Une politique publique est un continuum qui comprend l'élaboration, la mise en œuvre et l'évaluation, qui est le moment le plus important, car elle permet de voir si les objectifs prévus ont été atteints ou pas. En Afrique, les politiques publiques sont rarement évaluées. Voir. GAYE, SB : Dix leçons apprises en matière d'évaluation des politiques publiques en Afrique.

[8] Une chaine de valeur, c'est l'ensemble des segments pour produire et commercialiser un produit. « Les chaînes de valeur mondiales impliquent que les étapes de production, de la conception d'un produit à sa livraison au consommateur final, sont effectuées dans des pays différents. Cette organisation a été impulsée par les entreprises des économies avancées, incitées par la concurrence mondiale à optimiser leurs processus de production par l'externalisation (*outsourcing*) et la délocalisation à l'étranger de certaines opérations productives (*offshoring*). ». Arriel Reshef et Gian luca Santoni http://ses.ens-lyon.fr/articles/la-mondialisation-des-chaines-de-valeur.

(masque, gel hydroalcoolique, gants, ventilateurs, etc.) pour freiner sa propagation et sauver des malades. Cette pénurie de matériels de base explique, en partie, le taux élevé de létalité de la maladie dans plusieurs pays durant la première vague. Mais elle révèle que dans le cadre de la mondialisation, la plupart des chaines de valeur se déploient plus au niveau régional que mondial[9]. C'est ce qui explique une intensification de la régionalisation dans plusieurs parties du monde en particulier en Asie du Sud-Est. Dans ce cadre, on a observé durant cette crise, que les chaines de valeur dans le domaine de la santé, notamment celles concernant la fabrication des équipements de base étaient presque contrôlées par un nombre restreint de pays dont la Chine. Dans le cas spécifique, de la Chine, ce pays détenait presque l'ensemble des segments de la chaine de valeur. Cela lui a conféré un pouvoir énorme en matière de production et de distribution de ces produits et équipements sanitaires à un moment où il y avait une explosion exponentielle de la demande au plan mondial. Aussi, la demande ne pouvait pas être satisfaite en même temps et les pays dont leurs compagnies n'étaient pas insérées dans ces chaines de valeur éprouvaient beaucoup de difficultés à obtenir ces équipements de masse. On a assisté ainsi à une concurrence féroce entre pays pour se les procurer[10].

La Chine a renforcé ses positions au niveau international durant cette crise, du fait principalement du rôle qu'elle joue dans la configuration des chaines de valeur et de sa capacité à circonscrire, assez rapidement, la pandémie sur son territoire et à relancer son économie ; ainsi que les flux qui alimentent les chaines de valeur qu'elle contrôle. Cela lui a permis de renforcer ses ambitions à l'échelle mondiale, mais également de raviver les rivalités stratégiques qui existent entre elle et les États-Unis. En effet, au cours de ces dernières années, les relations entre ces deux pays ont connu de vives tensions. Ces tensions ont atteint leur point d'orgue durant cette crise, car la Chine est sortie renforcée[11] alors que les États-Unis étaient dans une posture de repli, de tensions raciales, de dénégation concernant la gravité du virus et de la faiblesse des

---

[9] L'Asie du Sud-Est est la région du monde qui attire le plus ces chaines de valeur.

[10] On peut évoquer dans cette rubrique la concurrence entre les USA et certains pays et le détournement de cargaisons de matériels sanitaires au plus fort de la crise.

[11] Bruno Trertrais : L'année du Rat. Conséquences stratégiques de la crise du coronavirus. Note de la FRS n° 15/2020

mesures prises par son administration pour lutter de manière efficace contre cette pandémie à travers une approche basée sur le multilatéralisme[12].

## IV. La crise sanitaire comme facteur d'aggravation de la crise du multilatéralisme

Le multilatéralisme a connu des tensions depuis l'élection du président Trump à la tête des États-Unis il y a de cela quatre ans. Ces tensions ont débouché sur le retrait de ce pays de certaines organisations internationales comme l'UNESCO et de certains régimes internationaux comme l'Accord de Paris sur le climat et celui sur le nucléaire iranien. Les États-Unis, acteur central du système international depuis la fin de la Seconde Guerre mondiale, ont défié le monde en rejetant les instruments du multilatéralisme ainsi que ses modes de régulation. Ainsi, au plus fort de la pandémie, ils se sont retirés de l'OMS, alors que le bon sens plaide pour un renforcement de celle-ci en vue de juguler cette crise sanitaire. Ce rejet du multilatéralisme révèle la profondeur des rivalités qui traversent le système international. En effet, au-delà de la posture américaine durant cette crise, on a pu constater que presque tous les pays ont privilégié une approche nationale de gestion de la pandémie et de sortie de crise au lieu d'une approche fondée sur la coopération[13]. Cette tendance est encore perceptible en ce qui concerne l'accès au vaccin, qui au lieu d'être reconnu comme un bien commun, mondial accessible à tous, est devenu un objet de

[12] Retrait des USA de l'OMS et les tensions avec ses alliés européens sur plusieurs questions : commerciales, politiques, environnementales, etc.

[13] Les pays membres de l'Union européenne ont privilégié une approche nationale. Cela se traduit par une compétition à outrance pour accéder aux équipements sanitaires. La solidarité qui est au cœur du projet européen n'a pas bien fonctionné au début de cette crise. On observe également la même tendance en ce qui concerne l'accès au vaccin. En Amérique du Sud, le Brésil a privilégié une approche nationale, le Mercosur n'a pas montré un leadership fédérateur. L'Union africaine, au-delà des déclarations, n'a pas pu peser de manière décisive pour gérer la pandémie sur le continent. Elle vient, toutefois, de prendre des initiatives pour faciliter l'accès au vaccin à ses pays membres.

Sur un autre plan, les partis et mouvements populistes ont cherché à conforter leurs positions en mettant tous les torts sur l'étranger. Pour Donald Trump en particulier, la Chine est le principal et unique responsable de la crise sanitaire, car le virus qui a provoqué cette pandémie est un virus chinois selon lui.

concurrence féroce entre pays. Son accès doit être facilité à tous les pays en période de crise comme le prévoit l'Organisation mondiale du Commerce (OMC) sur les droits de propriété intellectuelle en ce qui concerne certains produits sanitaires. La mondialisation ultra libérale, celle qui régit les relations internationales, notamment les chaines de valeur internationales, considère ces biens comme de simples biens marchands qui doivent être régis par la loi de l'offre et de la demande.

Les campagnes de vaccination en cours contre le coronavirus illustrent une fois de plus l'état des inégalités à travers le monde. Les pays nantis ont soit préfinancé la recherche et la fabrication des vaccins disponibles soit acheté la quasi-totalité des doses disponibles, notamment ceux fabriqués en Europe et aux États-Unis. Cette stratégie du chacun pour soi, appelée « nationalisme vaccinal », montre que cette crise sanitaire a plutôt renforcé la compétition entre États et non pas la solidarité. Les pays africains paient une fois de plus leur manque d'autonomie stratégique, car, pour le moment, aucun vaccin contre la COVID-19 n'est produit en Afrique. Le continent ne compte que 6 unités de production de vaccins et aucune n'a les capacités de produire des vaccins comme Astra Zeneca ou Pfizer. Même si aujourd'hui il y avait une levée temporaire des droits de propriété sur ces vaccins, dans l'immédiat l'Afrique n'allait pas en profiter. Il faudrait donc revoir toutes les politiques en matière d'industrie pharmaceutique et de recherche pour pouvoir disposer d'une autonomie en matière de production de vaccins au niveau du continent[14].

Pour le moment, les espoirs placés au niveau de l'initiative COVAX[15] n'ont pas porté leurs fruits. L'Afrique n'a reçu que 15,2 millions de doses sur les 600 millions promis, ce qui pousse plusieurs

---

[14] Laurence Caramel : Vaccins contre le COVID-19 : l'Afrique rêve de s'affranchir des laboratoires occidentaux https://www.lemonde.fr/afrique/article/2021/03/24/vaccins-contre-le- COVID-19-l-afrique-reve-de-s-affranchir-des-laboratoires-occidentaux_6074333_3212.html

[15] L'initiative COVAX est une alliance qui regroupe l'OMS, GAVI Alliance et la CEPI (Coalition for Epidemic Preparedness Innovations). Elle vise à offrir à 20% des populations de 92 pays à revenus faibles et intermédiaires d'ici la fin de l'année 2021 un accès gratuit aux vaccins contre la COVID-19. Cependant, pour avoir une immunité collective, les scientifiques disent qu'il faut vacciner au moins 60 % de la population d'un pays. Elle ne parvient à sécuriser cette quantité de vaccins auprès des fabriquants. Pour Thomas Abgrall, les pays pauvres sont les grands perdants dans l'accès aux vaccins contre le Covid, http://www.slate.fr/story/200730/vaccins- COVID-19-pays-pauvres-derniers-servis-covax-inegalites-acces-monde.

pays comme le Sénégal à privilégier une approche bilatérale pour disposer du vaccin. Ce dernier vient de recevoir ses premières doses de vaccins en provenance de la Chine, qui, à travers de tels accords, veut renforcer son positionnement stratégique et sa capacité d'influence. À travers la diplomatie du vaccin, la Chine se positionne comme un des principaux fournisseurs de vaccins aux pays africains, asiatiques et latino-américains afin de lutter contre la propagation de la COVID-19. Elle va ainsi renforcer son soft power et redorer son image passablement ternie au début de la pandémie, notamment au sujet de l'origine du virus. Cependant, cette disponibilité de la Chine à « aider » ces pays à disposer du vaccin anti-COVID-19 n'est pas de la philanthropie. Ainsi, la Chine vend ses vaccins et n'adhère pas pour le moment à la campagne qui consiste à considérer les vaccins anti-COVID-19 comme des biens communs mondiaux qui devraient être gratuits et accessibles à tous.

Cette crise du multilatéralisme est aussi perceptible en ce qui concerne l'attitude de l'Organisation des Nations unies (ONU) durant cette crise. Celle-ci était en retrait sur les problématiques majeures engendrées par cette crise multiforme. Son Secrétaire général s'est contenté de rappeler certains principes ou de dresser un tableau alarmiste sur l'évolution de la pandémie notamment en Afrique, alors qu'on l'attendait sur des propositions et des initiatives concrètes pour mobiliser les acteurs et les ressources à travers des programmes pertinents et plausibles en vue d'appuyer les pays en voie de développement, et ce conformément à sa Charte. En effet, la crise de COVID-19 est devenue une menace très sérieuse pour la paix et la stabilité mondiale. Elle a ébranlé les fondements économiques et sociaux des États et fragilisé le système international.

Cette attitude onusienne renforce les arguments de ceux qui estiment qu'elle n'est plus pertinente, ni adaptée aux réalités du XXIe siècle pour résoudre des crises d'envergure et protéiforme comme celle que nous vivons actuellement[16].

---

[16] L'ONU née au lendemain de la Deuxième Guerre mondiale ne traduit pas les rapports de force actuels qui régissent les relations internationales. Sa réforme est souvent envisagée depuis la fin de la Guerre froide. Mais, à chaque fois, elle est différée à cause du manque de consensus entre ses acteurs autour de questions centrales comme la composition du Conseil de sécurité, son fonctionnement avec la question du droit de véto, etc.

# V. L'Afrique entre résilience et quête d'autonomie stratégique

Cette crise a montré une fois de plus le manque d'autonomie stratégique de l'Afrique. Le continent a connu d'énormes difficultés pour faire face à cette pandémie en termes d'accès aux matériels sanitaires de base et au vaccin. Elle a également mis en exergue le peu d'emprise que le continent a sur la maîtrise des chaines de valeur stratégiques au plan sanitaire et économique mais a renforcé sa vulnérabilité sur plusieurs plans : scientifique, commercial, etc. Face à ces chocs exogènes, l'Afrique a montré son manque d'autonomie stratégique. Cette question n'est pas nouvelle. En effet, depuis le XVIIIe siècle, le continent est inséré dans une division internationale du travail, qui commence avec le commerce Atlantique, en passant par la période coloniale et pour culminer avec la période post-indépendance. Durant toute cette longue durée, le continent éprouve beaucoup de difficultés pour faire face aux chocs exogènes. L'Afrique importe une grande partie de ce qu'elle consomme et ne transforme pas suffisamment ses produits primaires et elle a du mal à assurer sa sécurité de manière globale. Depuis plusieurs années, des voix se lèvent pour demander des ruptures significatives pour inverser cette tendance lourde en vue de renforcer l'autonomie stratégique des pays africains en cette période de mondialisation accélérée[17]. L'Afrique doit relever ce défi, car les pays ou les ensembles qui pèsent dans les relations internationales sont ceux qui disposent d'une autonomie stratégique comme la Chine et de plus en plus les pays de l'Asie du Sud-Est dont la Malaisie, Singapour, la Corée du Sud, le Japon et la Thaïlande.

Cependant, au-delà delà de sa fulgurance et des prévisions alarmistes sur le nombre de ses victimes notamment en Afrique, la progression de pandémie a été contenue sur le continent, du moins lors de la première vague et ce à travers des initiatives hardies prises par les États sur le plan sanitaire, financier et social, mais également au niveau communautaire par les populations et les associations. Dans ce cadre, il convient de signaler les nombreuses actions initiées par les populations pour confectionner des masques, produire du gel hydroalcoolique et

[17] Carlos Lopes, 2021, L'Afrique est l'avenir du monde. Repenser le développement, Paris, Seuil.

transformer des produits locaux en vue d'alimenter les marchés. On a noté une adhésion des populations pour respecter les mesures d'hygiène et de distanciation physique édictées par les autorités sanitaires et étatiques. Tout cela traduit une résilience certaine des populations pour affronter la pandémie et faire face aux chocs qu'elle engendre sur tous les plans. Les populations et les États ont vite compris qu'ils ne peuvent pas compter sur l'aide extérieure et les partenaires techniques et financiers pour faire face à cette crise et amoindrir ses chocs dans le court terme.[18] La crise a produit un déclic dans plusieurs pays dont le Sénégal en termes de mobilisation des acteurs dans plusieurs secteurs dont celui de la santé. Au plus fort de la première vague, on a senti une grande mobilisation de l'État, du Ministère de la Santé, des chercheurs, des médecins, etc. Ils se sont mobilisés pour apporter des réponses endogènes sur le plan sanitaire qui ont permis au Sénégal de contenir la pandémie et de figurer parmi les pays les plus performants en matière lutte contre la COVID-19 et ce en dépit de ses modestes moyens.

Une telle résilience et ce leadership sont à encourager, car un pays ne peut pas toujours compter sur l'aide extérieure pour faire face à une crise de cette envergure pour s'en sortir. Il faut créer à l'interne les conditions de mobilisations des populations, des chercheurs, du personnel de santé pour trouver d'abord des réponses endogènes aux chocs exogènes. Cette posture est indispensable pour relever les défis de la souveraineté et de l'autonomie stratégique. Si l'Afrique veut triompher des crises d'envergure comme celle de la COVID-19 à laquelle elle fait face, elle a besoin de plus d'autonomie stratégique, mais également d'une plus grande valorisation de son potentiel endogène en matière de savoirs, de connaissances et de pratiques. Sous ce rapport, les chercheurs africains ont plusieurs défis à relever pour valoriser la pharmacopée et trouver les passerelles entre la médecine traditionnelle et moderne[19]. Mais le plus grand défi est celui de la

---

[18] Les limites de l'aide, voir l'ouvrage de Dambisa Moyo sur l'aide fatale. Il faut également lutter contre la corruption et l'évasion fiscale (rapport Tabo Mbeki de 2014 révèle que l'Afrique perd en moyenne chaque année 60 milliards de dollars US dans les transactions financières illicites). Il convient également de renforcer les capacités du secteur privé national afin de transformer les produits primaires en vue de promouvoir une industrialisation pour insérer l'Afrique dans les chaines de valeur de la mondialisation.

[19] La crise en cours a montré une fois de plus l'urgence de repenser la recherche et l'enseignement en Afrique. Il faut promouvoir une nouvelle école et des universités

refondation de nos systèmes d'enseignement et de recherche qui sont encore à la traîne dans un monde de plus en plus marqué par le numérique, l'intelligence artificielle, la robotique et l'innovation.

## Conclusion

La crise sanitaire que le monde vit a perturbé le fonctionnement du système international et plongé les États dans une situation de fragilités et de vulnérabilités. Cette crise systémique a également montré toutes les faiblesses de nos systèmes de santé et le manque d'anticipation concernant la survenue des menaces émergentes.

Elle a aussi amplifié les multiples tensions qui caractérisent les relations internationales, en particulier les tensions entre la Chine et les États-Unis.

L'Afrique n'a pas été épargnée par cette crise. Si le continent a fait preuve de résilience lors de la première vague de l'épidémie, celle-ci a mis en exergue ses faiblesses structurelles et son manque d'autonomie stratégique pour assurer sa sécurité sur le plan sanitaire, économique et scientifique. Finalement, la principale leçon que l'Afrique devrait tirer de cette crise, c'est de se battre pour être autonome et devenir un acteur majeur dans le déploiement des chaines de valeur mondiales. Plus que jamais, ce continent a besoin d'une vision pour réussir ce projet et d'un leadership transformateur qui peut mobiliser ses forces vives, car comme l'écrivait Cheikh Alioune Ndao, « un peuple a besoin de mythes qui le galvanisent et le portent en avant[20]. » Cette crise sanitaire que nous traversons doit nous donner des raisons d'espérer pour construire un futur maîtrisé pour notre continent et le monde.

---

adaptées à nos réalités, notre histoire, mais tournées vers les sciences et la technique. Cheikh Anta Diop disait qu'il faut s'armer de science pour transformer l'Afrique.

[20] Cheikh Alioune Ndao, 1985, L'Exil d'Albouri, Dakar, Nouvelles Éditions africaines.

# Bibliographie


Abgrall, T : Les pays pauvres, grands perdants dans l'accès aux vaccins contre le Covid, Slate France (2021) : http://www.slate.fr/story/200730/vaccins - COVID-19-pays-pauvres-derniers-servis-covax-inegalites-acces-monde.

Arriel, R et Gian LS, 2020, La mondialisation des chaînes de valeur : entretien avec Ariell Reshef et Gianluca Santoni

http://ses.ens-lyon.fr/articles/la-mondialisation-des-chaines-de-valeur

Augé, B. 2020. Coronavirus : un nouveau désastre à prévoir pour les pays pétroliers du golfe de Guinée. Policy Brief, Policy Center for the New South.

Diop, C A, 2001, Civilisation ou Barbarie, Paris, Présence africaine.

FMI, 2020, Perspectives économiques régionales, Afrique subsaharienne. COVID-19 : une menace sans précédent pour le développement.

Gaye, S B, 2019, Dix leçons apprises en matière d'évaluation des politiques publiques en Afrique, communication au colloque sur l'évaluation des politiques publiques dans les pays en développement, organisé par l'Université Cheikh Anta Diop et l'Université internationale de Rabat à Dakar en janvier 2019.

Gwenaël Vourc'h François Moutou, Serge Morand, Elsa Jourdain, 2021, Les zoonoses : Ces maladies qui nous lient aux animaux, Paris, Quae

Institut Montaigne : Le monde paradoxal de l'après-COVID-19 ; Trois questions à Ivan Krastev https://www.institutmontaigne.org/blog/le-monde-paradoxal-de-lapres- COVID-19

LY, M, Azeroual, F. 2020. Économies africaines post-COVID-19 : au-delà de l'émotion, des politiques économiques audacieuses. Policy Brief. Policy Center for the New South.

Lopes, C, 2021 L'Afrique est l'avenir du monde. Repenser le développement, Paris, Seuil.

Michel, J D, 2020 ; Anatomie d'une crise sanitaire, Paris, HumenScience.

Keller, F, 2012, Rapport d'information, les nouvelles menaces des maladies infectieuses émergentes, no 638, Sénat, Paris.

Laurence Caramel, L, : Vaccins contre le Covid-19 : l'Afrique rêve de s'affranchir des laboratoires occidentaux https://www.lemonde.fr/afrique/article/2021/03/24/vaccins-contre-le- Covid-19-l-afrique-reve-de-s-affranchir-des-laboratoires-occidentaux_6074333_3212.html

Moyo, D, L'Aide fatale (2009). Les ravages d'une aide inutile et de nouvelles solutions pour l'Afrique, Paris, JC Lattès.

Ndao, C A, 1985, L'exil d'Albouri, Dakar, Nouvelles Éditions africaines.

Nassim, N, Taleb,, Y , 2020, The UK's coronavirus policy may sound scientific. It isn't , The Guardian, 25 mars 2020

Ny, J (200): The American exceptionalism in the Age of Trump : https://www.project-syndicate.org/commentary/ameircan-exceptionalism-in-trump-era-by-joseph-s-nye-2020-06

OCDE, 2003, Risques systémiques émergents : accidents nucléaires, catastrophes naturelles, maladies infectieuses, Paris, 2003.

Trertrais, B, L'année du Rat. Conséquences stratégiques de la crise du coronavirus Note de la FRS n° 15/2020

Testard, H, 2021, Pandémie, le basculement du monde, Paris, Éditions de l'Aube

Schwab, K., Malleret, T 2020, COVID-19 La grande réinitialisation : interdépendance, la vitesse et la complexité : les trois forces dominantes qui façonnent notre monde, Forum Publishing, Genève, Suisse

Walt, S, « A World Less Open, Prosperous, and Free », Foreign Policy, 20 mars 2020.

**Sites** :

Observatoire de la santé mondiale

https://www.iris-france.org/observatoires/observatoire-de-la-sante-mondiale-global-health/

Les frontières à l'heure de la COVID-19 : dynamiques, tendances et impacts

https://dandurand.uqam.ca/evenement/les-frontieres-a-lheure-de-la-COVID-19-dynamiques-tendances-et-impacts/

# Table des matières

## Structures éditoriales du groupe L'Harmattan

**L'Harmattan Italie**
Via degli Artisti, 15
10124 Torino
harmattan.italia@gmail.com

**L'Harmattan Hongrie**
Kossuth l. u. 14-16.
1053 Budapest
harmattan@harmattan.hu

---

**L'Harmattan Sénégal**
10 VDN en face Mermoz
BP 45034 Dakar-Fann
senharmattan@gmail.com

**L'Harmattan Cameroun**
TSINGA/FECAFOOT
BP 11486 Yaoundé
inkoukam@gmail.com

**L'Harmattan Burkina Faso**
Achille Somé – tengnule@hotmail.fr

**L'Harmattan Guinée**
Almamya, rue KA 028 OKB Agency
BP 3470 Conakry
harmattanguinee@yahoo.fr

**L'Harmattan RDC**
185, avenue Nyangwe
Commune de Lingwala – Kinshasa
matangilamusadila@yahoo.fr

**L'Harmattan Congo**
67, boulevard Denis-Sassou-N'Guesso
BP 2874 Brazzaville
harmattan.congo@yahoo.fr

**L'Harmattan Mali**
ACI 2000 - Immeuble Mgr Jean Marie Cisse
Bureau 10
BP 145 Bamako-Mali
mali@harmattan.fr

**L'Harmattan Togo**
Djidjole – Lomé
Maison Amela
face EPP BATOME
ddamela@aol.com

**L'Harmattan Côte d'Ivoire**
Résidence Karl – Cité des Arts
Abidjan-Cocody
03 BP 1588 Abidjan
espace_harmattan.ci@hotmail.fr

---

## Nos librairies en France

**Librairie internationale**
16, rue des Écoles
75005 Paris
librairie.internationale@harmattan.fr
01 40 46 79 11
www.librairieharmattan.com

**Librairie des savoirs**
21, rue des Écoles
75005 Paris
librairie.sh@harmattan.fr
01 46 34 13 71
www.librairieharmattansh.com

**Librairie Le Lucernaire**
53, rue Notre-Dame-des-Champs
75006 Paris
librairie@lucernaire.fr
01 42 22 67 13

www.ingramcontent.com/pod-product-compliance
Lightning Source LLC
LaVergne TN
LVHW050643051026
849532LV00002B/510